中 华 中 医 药 学 会 肿 瘤 分 会
中华中医药中和医派杨建宇京畿豫医工作室 　组织编写

抗癌食疗药膳方
KANGAI SHILIAO YAOSHANFANG

◎ 魏素丽 杨建宇 林才志 主编　　第3版

化学工业出版社
·北京·

本书在概述肿瘤药膳食疗的理论、配膳原则及饮食禁忌的基础上，对26种人体各部位癌症分别介绍了有针对作用的治疗性药膳和化疗、放疗与术后恢复药膳。所选药膳功效明确、操作简易、原料易得，不但适用于各级中医师、中西医结合的临床医师，癌症患者及家属和关注健康的普通大众也可参考使用。

图书在版编目（CIP）数据

抗癌食疗药膳方/魏素丽，杨建宇，林才志主编.
—3版. —北京：化学工业出版社，2019.6（2025.2重印）
ISBN 978-7-122-34149-5

Ⅰ.①抗…　Ⅱ.①魏…②杨…③林…　Ⅲ.①癌-食物疗法　Ⅳ.①R247.1

中国版本图书馆 CIP 数据核字（2019）第 052898 号

责任编辑：李少华　　　　　　　　　装帧设计：刘丽华
责任校对：张雨彤

出版发行：化学工业出版社（北京市东城区青年湖南街13号　邮政编码100011）
印　　装：北京盛通数码印刷有限公司
850mm×1168mm　1/32　印张 8¾　字数 228 千字
2025 年 2 月北京第 3 版第 8 次印刷

购书咨询：010-64518888　　　　　　售后服务：010-64518899
网　　址：http://www.cip.com.cn
凡购买本书，如有缺损质量问题，本社销售中心负责调换。

定　　价：39.80 元　　　　　　　　版权所有　违者必究

本书编写人员

主　　编　　魏素丽　　杨建宇　　林才志

副主编　　郭正刚　　王睿林　　孙国安

编写人员　　（按姓氏笔画排序）

王　蔓　　王文方　　王文丽

王丽苹　　王丽娟　　王睿林

朱　云　　任岳波　　刘白云

孙国安　　孙金玲　　张朝杰

杨建宇　　杨冠琼　　邹梓洁

宋雪艾　　张暮枫　　陈文英

林才志　　林泽华　　周　珣

贾　耿　　郭正刚　　崔学刚

康媛媛　　戴明明　　魏素丽

　　由于社会、环境、生活等多种因素的综合作用，目前癌症已成为导致死亡的首位病因，严重威胁人民的健康。中医药在防癌抗癌、减少放化疗不良反应、延长生存期、提高生存质量等方面一直被认为具有肯定的疗效，在攻克癌症方面被寄予很大希望。

　　药膳是以药物为膳食，以膳食为药物，将药物与食物相配伍，烹制成融抗癌、滋补为一体的美味佳肴。本书所介绍的抗癌药膳是根据各种癌症不同阶段的病因病机及人体生理特点，选用具有防癌和抗癌作用的药材食材，根据中医药辨证、辨病论治的配伍理论，并辅以正确的烹调方式，使药膳达到功效显著、色味俱美、营养均衡的目标。

　　本书共分为三章，第一章概述了肿瘤药膳食疗的理论基础、配膳原则及饮食禁忌；第二章对常见的60余种具有抗癌功效的食材进行了简要介绍；第三章介绍了对26种人体各部位癌症有针对作用的治疗性药膳和化疗、放疗与术后康复药膳。所选药膳功效明确、操作简易、原料易得，不但适用于各级中医师、中西医结合的临床医师，癌症患者及家属，关注健康的普通大众也可参考使用。需要说明的是本书所载食疗药膳方仅可作为辅助治疗，不能替代医院专业治疗。

　　由于时间有限，疏漏之处在所难免，敬请广大读者指正！

编者
2019年2月

目录

第三章　临床药膳治疗方案 / 39

第一章

肿瘤的食疗

我国医家在 2000 多年前对肿瘤就有认识。《说文》、《尔雅》、《正字通》等著作中，有"肿是痈、瘤是流，因气血聚所以生肿瘤"等论述，《周礼·天官》一书中就有"疡医"的记载，而疡医为专掌"肿疡"者。当时的"肿疡"即包括了肿瘤。据考证我国现存最早的一部医学经典著作《黄帝内经》中提到的"肠蕈""石瘕"，《难经》中的"积聚"，隋代《诸病源候论》中的"癥瘕"等，就包括了子宫、胃肠、胰腺肿瘤在内，或者就是指这些脏器的肿瘤。宋代《三因方》中的"瘿瘤"，就是指甲状腺肿瘤。宋代《卫济宝书》中第一次使用"癌"字，并对癌作了描述。宋代窦汉卿在《疮疡经验全书》中说的"乳岩"，就是现今的乳腺癌。他说："若未破可疗，已破即难治，捻之内如山岩，故名之。"而汉、唐医家所论述的"噎膈""反胃"，相当于现今的食管癌、胃癌，"茧唇""舌菌"类似现今的唇癌和舌癌。在元代《丹溪心法》一书中，首先提到了"乳癌"。明代《医学正传》对乳癌又做了更为详尽的论述。该书说，"乳岩始有核，肿结如鳖棋子大，不痛不痒，五七年方成疮……如成疮之后，则如岩穴之凹，或如人口有唇"，噎膈有"食管中的系有形之物阻扼其间，而非无故窄隘也"的记载。此外，祖国医学对肿瘤病因、病机及治疗也进行了论述。

茧唇：《外科心法要诀》云，"初起如豆粒，渐长若蚕茧，坚硬疼痛，妨碍饮食……若溃后如翻花，时津血水者属逆"。此证的描述与现代医学唇癌的表现颇类似。

舌菌：乃中医病名，类似现代医学的舌癌。《外科心法要诀》谓，"其症最恶，初如豆，次如菌，头大蒂小，又名舌菌。疼痛红烂无皮……若失于调治，以致焮肿，突如泛莲，或有状如鸡冠，舌本短缩，不能伸舒，妨碍饮食言语，时津臭涎。"以上所述符合舌癌的临床表现。

瘿瘤：瘿疾即甲状腺肿块。《三因方》中将瘿瘤分为五瘿六瘤。五瘿描述如下："坚硬不可移者名曰'石瘿'，皮色不变者名曰'肉瘿'，筋脉露结者名曰'筋瘿'，赤脉交结者名曰'血瘿'，随忧愁消长者名曰'气瘿'。五瘿皆不可妄决破，决破则脓血崩溃，多致夭枉。"五瘿之中，石瘿相当于甲状腺癌，肉瘿相当于甲状腺腺瘤，筋瘿相当于浅表静脉瘤，血瘿相当于颈部血管瘤，气瘿相当于地方性甲状腺肿。《三因方》中记载："瘤则有六，骨瘤、脂瘤、气瘤、肉瘤、脓瘤、血瘤，亦不可决溃。"而六瘤中之骨瘤相当于骨肿瘤，脂瘤相当于脂肪瘤，气瘤相当于软组织肿瘤，肉瘤相当于良性肿瘤，脓瘤可能是恶性肿瘤溃疡化脓病证，血瘤则与血管瘤相类似。

肺积：乃中医病名。《济生方》谓："息贲之状，在右胁下，大如覆杯，喘息奔溢，是为肺积。"上述描述一般是指恶性肿瘤由肺经淋巴结转移而出现的腋下及锁骨上淋巴结肿大而言。

噎膈：《灵枢经》曰，"脾脉……微急为膈中，食饮入而还出，后沃沫"。这些症状为饮水可下，而食物难入之证，相当于食管癌的梗阻反食。

乳岩：《诸病源候论》中谓，"乳石痈之状，微强不甚大，不赤，微痛热……但结核如石"。《外科正宗》述："聚结成核，初如豆大，渐若棋子……日后肿如堆栗，或如覆碗，紫色气秽……疼痛连心，出血作臭，其时五脏俱衰，四大不救，名曰乳岩。凡犯此者，百人百必死"。这些描述与现今的乳腺癌相似。

反胃：《金匮要略》云，"朝食暮吐，暮食朝吐，宿谷不化，名曰胃反"。此症对食物虽可食，但食之即复出。相当于胃窦部癌。

肠蕈：《黄帝内经》中描述，初大如鸡蛋，可渐而增大，继而发硬，推之可动者是也。妇人肠蕈其形似妊娠，但月事仍按时以下。肠蕈之症，大致与子宫肌瘤、卵巢肿瘤或盆腔肿块相类似。

癥瘕：《诸病源候论》谓，"其病不动者，直名为癥。若病虽有结瘕而可推移者，名为瘕，瘕者假也，谓虚假可动也"。《肘后备急方》曰："凡癥坚之起，多以渐生，如有卒觉便牢大，自难治也。腹中症有结积，便害饮食，转羸瘦。"可见癥瘕相当于腹腔内的恶性肿瘤或肿块。

积聚：《难经》谓："气之所积名曰积，气之所聚名曰聚，故积者五脏所生，聚者六腑所成也。"《金匮要略》中谓："积者脏病也，终不移。聚者腑病也，发作有时，辗转痛移为可活。"由上述可见"积"是固定不移的肿块，而"聚"是推之可动之痞块。积聚与癥瘕相类似，积类于癥，聚类于瘕。大致相当于腹中恶性肿瘤一类的病证。

石疽：石疽为"痈疽肿硬如石，久不作脓者是也"。《医宗金鉴》谓石疽是"生于颈项两旁，形如桃李，皮色如常，坚硬如石……难消难溃"。这些描述，相当于颈部淋巴结转移癌或恶性淋巴瘤。

失荣：乃中医病名。相当于颈部的肿块，如颈部之淋巴瘤、转移性淋巴结肿块等。《医宗金鉴》谓："失荣证，生于耳之前后及肩项，其证初起，状如痰核，推之不动，坚硬如石，皮色如常，日渐长大……日久难愈，形气渐衰，肌肉削瘦，愈溃愈硬，色现紫斑，腐烂浸淫，渗流血水，疮口开大，胬肉高突，形似翻花瘤症。"以上描述说明失荣是颈部和锁骨上区的淋巴恶性肿瘤。

肉瘤：《外科正宗》谓："肉瘤者，软若绵，高似馒，皮色不变。"这些描述，与现代医学中之软组织瘤，如脂肪瘤或软组织肉瘤等相类似。

伏梁：《黄帝内经》曰："病有少腹盛者，上下左右皆有根……病名伏梁。"《济生方》又谓："伏梁之状，起于脐下，其大如臂，上至心下，犹梁之横架于胸膈者，是为心积。"上述描述，大致与现代医学的腹部肿块，如胃、肝、胆、胰腺肿瘤的描述相类似。

肾岩：又称肾岩翻花，乃中医病名。《疡科心得集》曰："初起马口之内，生肉一粒，如竖肉之状，坚硬而痒，即有脂水，延至一二年或五六载，时觉疼痛应心，玉茎渐渐肿胀，其马口之竖肉处，翻花若榴子样，此肾岩已成也。"古医籍中还有"肾岩翻花""肾头生疮""蜡烛花""包茎疮"等论述，其含义均属肾岩之证。本证按临床表现，与现代医学之阴茎癌相似。

崩漏带下：古人称妇女病带下，称妇科医生为"带下医"。《千金要方》中载述："崩中漏下，赤白青黑，腐臭不可近，令人面黑无颜色，皮骨相连，月经失度，往来无常，小腹弦急……两胁肿胀，食不生肌肤，令人偏枯，气息乏力，腰背痛连胁，不能久立，嗜卧困懒"。从上述可见妇女阴道不规则出血、阴道分泌物颜色异常、白带恶臭，再加上贫血、消瘦、腰背痛等症状，大致相当于宫颈癌。

一、食疗理论基础

中医食疗的基本内容可见于有关食疗本草之类的书籍，其次则散见于某些医书或中医临床书籍中，如《本草求真》中所记载"食物入口，等于药之治病，同为一理"，即"食疗"或"食治"。唐·孙思邈《千金要方》"食治"一卷既分类介绍了果实、蔬菜、谷米、鸟兽及虫鱼的性能、应用，又在卷绪论中论述了食疗的意义、原则和饮食宜忌。而《伤寒杂病论》、《肘后备急方》、《外台秘要》、《古今医统大全》等书籍，均有关于饮食调补的论述。"民以食为天"，食物是人们生活必不可少的物质。人体生命活动必须依靠摄取食物来维持。人类为了生活与健康，必须寻找食物，并进一步认识食物，探索食物维护健康以及治疗疾病的作用。从这一点说，自从有了人类，饮食调补就在自觉或不自觉地探索之中了。故远古时代，有"神农尝百草"之传说。

自夏朝发明了发酵酿酒后，到了殷商时代，我国酿酒和酒的应用已经非常普遍了。酒，除了供饮用外，还广泛用于医药。医用汤液在当时也从烹调中产生出来。可见此时中医饮食调补已经萌芽。

西周时期，宫廷里就有了专管饮食调补官职的"食医"，专做帝王的饮食调补保健工作，膳食的制作已向多样化发展，饮食调补的理论随着饮食调补经验和知识的积累，也逐渐产生。战国时期（公元前2世纪）我国第一部医学专著《黄帝内经》中，除了系统地阐述了人体生理、病理以及疾病诊断和预防等问题外，还对饮食调补提出不少正确的论述。如《素问·脏气法时论》："毒药攻邪，五谷为养，五果为助，五畜为益，五菜为充，气味合而服之，以补精益气。"《素问·五常政大论》又云："谷肉果菜，食养尽之。"它既说明了用药的同时辅以食疗的重要性，又说明了各类食物都需要摄取。此外，《黄帝内经》中还论述了脏腑生理特性和食物性味的关系，以及对饮食性味的选择与配合等，为饮食调补学确定了基础，如《五脏生成篇》："色味当五脏，白当肺，辛；赤当心，苦；青当肝，酸；黄当脾，甘；黑当肾，咸。"又指出："是故多食咸，则脉凝泣而变色；多食苦，则皮槁而毛拔；多食辛，则筋急而爪枯；多食酸，则肉胝䐈而唇揭；多食甘，则骨痛而发落。此五味之所伤也。故心欲苦，肺欲辛，肝欲酸，脾欲甘，肾欲咸，此五味之所合也。"

东汉末年产生了现存最早的药学专著《神农本草经》，原书已佚，现存的各版本系经明清以来学者考订、辑佚、整理而成。全书共三卷，载药365种，是汉以前药学知识和经验的总结，书中记述了药学的基本理论，如四气五味、有毒无毒、配伍法变、服药方法及丸、散、膏、酒等剂型。为中药学和饮食调补学的发展奠定了初步基础。书中收载了能补益强身，防老抗衰的食物和药物，如薏苡仁、枸杞子、大枣、茯苓、鸡、雁脂肪、蜜、藕、莲子、火麻仁、葡萄等。当时著名的医学家张仲景还创造了许多饮食调补方，如当归生姜羊肉汤、猪肤汤、小建中汤、桂枝汤等。

晋南北朝时期，用食物防病治病的知识有明显增长。如晋·葛洪《肘后备急方》所记载的许多简、便、验方中，属于饮食调补性质的不少，对饮食卫生与禁忌的记载也较详细。南朝·陶弘景著《本草经集注》，充分注意了食物的特殊性。在分类上，他把果、菜、米等食物与草、木等并列。在该书"诸病通用药"中列有食物的也不少见，如在"大腹水肿"项下就列举了海藻、昆布、小豆、大豆、苦瓜、鲤鱼、鲫鱼等；在"消渴"项下列举了白茅根、冬瓜、牛乳、马乳、小麦等。对中医调补学都有重大的贡献。

唐代饮食调补学有很大的发展，并形成了独立的学说。如《唐本草》记载用肝治夜盲症。《本草拾遗》记录人胞作为强壮补剂。《千金方》指出羊的甲状腺和鹿的甲状腺治甲状腺病。医药学家孙思邈的《千金要方》首先将"食治"立为专篇，并指出："安身之本，必资于食……食能排邪而安脏腑，悦神爽志以资气血。若能用食平疴，释情遣疾，可谓良工。"强调在一般情况下，应把食疗放在首位。其后孟诜的《食疗本草》，李珣的《海药本草》等著作，对饮食调补作了专门的研究，扩大了药物和饮食研究范围和应用形式，进一步丰富了中医饮食调补学的内容。

宋末至金元时期，随着医学的发展，出现了各具特色的医学流派，其中有代表性的是刘完素、张从正、李东垣、朱丹溪。各医家用食物防治疾病已很普遍。如《太平圣惠方》、《圣济总录》均专门设有"食治"门，所载食疗方均有百首以上。而陈直的《奉亲养老书》还专门记述了老年疾病的调补疗法，以及大多比较简便的饮食调补方。元代的饮食调补学有了新的发展。专著除了吴瑞的《日用本草》，忽思慧的《饮膳正要》最有价值，记录了不少回、蒙民族的饮食调补方药，首次记载了用蒸馏法制酒，并明确指出注意日常食物合理调配和添加适当的药物，以达健康强身、防病治病之目的。

明代由于药学和饮食调补学的发展，载入"本草"中的食物也大为增加。如李时珍的《本草纲目》所载谷、菜、果、鳞、介、禽、兽等食物就有 500 种左右，各种食物的应用，多附有验方。有关饮食调补学著作的种类也较多。如卢和的《食物本草》和吴禄的《食品集》、高濂的《饮馔服食笺》等，均有代表性。

清代饮食调补学已得到医家的普遍重视，著作亦多。王士雄的《随息居饮食谱》、章穆的《调疾饮食辨》、袁枚的《随园食单》等，

都很有价值，内容涉及面广，既有基础知识方面的，也有应用方面
的；既有用于防病治病的，也有用于日常生活的。

1. 药食同源

食物同药物一样，是古代劳动人民在长期的生活实践中为生
存、繁衍的需要，从众多的动、植物中筛选出来的。这种选择有益
食物，摒弃有害食物的阶段，就是原始食疗思想的萌芽过程。《礼
纬·含文嘉》中记载："燧人氏始钻木取火，炮生而熟，令人无腹
疾"，这种由生食到熟食的过渡，就是最原始的食疗。相传商代伊
尹以姜、桂等作烹调原料，既用来调味，又作药用，并由此创造了
治病的汤液。《周礼·天宫》中载有专管食疗的医官即食医，并指
出，以五味、五谷、五药养其病，把药、食相提并论，已充分注意
到饮食与治病的关系了。可见，古代就有"医食同源"的说法，后
世医家及其著作又进一步丰富、发展了该理论，形成了以中医基础
理论为指导，具有鲜明中医特色的中医食疗营养学。

2. 食物性味

药物有药性，食物也有食性，食物和药物一样，可分为寒热温
凉四气和酸苦甘辛咸五味，以本身的性味之所偏，来调整人体气血
阴阳，扶正祛邪，使机体恢复健康，达到阴平阳秘的平衡状态。

食物性能有四种，也称为四性，即寒、凉、温、热。食物四性
不像药物四性那样分明，实际上是寒性、热性、平性。寒性的食物
具有清热泻火，清热解毒，清热通便，清热燥湿等作用。如西瓜、
苦瓜、丝瓜、萝卜、梨子、紫菜、白菜等。热性食物具有温中散
寒，助阳补火，补肾壮阳，益气补中等作用。如生姜、葱、韭菜、
辣椒、胡椒、羊肉、狗肉、牛肉、鸡肉等。如扁豆、莲子等寒热作
用不明显的食物，属于平性。

五味，即酸、苦、甘、辛、咸。主要来自味觉器官对饮食的感
受。食物的五味与治病的关系也非常密切，不同味的食物具有不同
的治疗作用，如辛能散能行，长于行气导滞，解表散寒和活血止
痛；甘能补、能缓、能和，长于补益和中缓急；酸能收、能涩，善
于收敛固涩；苦能泄、能燥，有通泄热结，降泄肺气和清热泻火燥

湿的作用；咸能软、能下，有软坚散结和泻下的作用。《素问·脏气法时论》说："五谷为养，五果为助，五畜为益，五菜为充，气味合而服之，以补精益气。"正是由于食物有寒热温凉之异，酸苦甘辛咸之别，补泻之殊，所以才能同药物一样发挥扶正祛邪、调和阴阳平衡的作用，虽然其作用可能比较缓慢，但这样却更适合于正虚邪恋的肿瘤病人。酸味具有敛汗，止泻，涩精等作用，如梅子、山楂、酸杨桃、五味子等。苦味具有清热泻火，止咳平喘，泻下通便的作用，如苦瓜、青果、枸杞苗、蒲公英、芥菜等。甘味具有补虚和中，缓急止痛等作用，如栗子、杏仁、南瓜、葡萄、大枣、饴糖、蜜糖、猪瘦肉、羊肉、牛肉、鸡肉、鸭肉等。辛味具有发汗解表，行气活血，化湿开胃等作用，如葱、生姜、辣椒、胡椒、玫瑰花、茉莉花、薤白等。咸味具有软坚散结作用，如海带、海藻、紫菜、海虾、海马、海参、海胆、鱿鱼、章鱼等。淡味具有利尿除湿作用，如薏苡仁、冬瓜、荠菜、白茅根等。

在食疗配膳时，食物之间的性味乘侮需引起注意。如甘能补能缓，但又有壅中之弊，宜配以辛散行气的姜、葱、椒及蔬果之类，以助运化；水产海味性寒凉，应辅以辛温行散的酒、姜、葱、椒之品，以制约寒凉；酸性收涩，湿热蕴结、痰涎壅盛者不宜多食，以防敛邪；苦能泻能燥，阳气虚弱、津血不足者慎用，以免匮乏；咸能软坚散结，过剂又恐伤血。

二、肿瘤食疗原则

（一）辨证配膳

辨证论治认为，疾病是动态变化的，随着病因、体质、气候等因素的变化，一种病可能出现不同的证，不同的病可能出现相同的证。根据不同病证的需要而分别配制膳食的原则，称为辨证施食。选择具有不同性能的食物，或通过食物与中药配伍，经过烹调加工，可以制成体现中医汗、下、温、清等不同法则的饮食。

1. 辨证原则

（1）肺气虚证可见于肺癌，症见喘息短气，语声低怯，易感冒汗出等。可用补益肺气法，选用补益肺气的食物，或补益肺气的中药与食物配伍，经烹调加工制成饮食。如选用大枣、饴糖、蜂蜜、鸡肉和人参、党参、黄芪，制成补虚正气粥、芪参糖等。

（2）脾气虚证可见于食管癌、胃癌、大肠癌、宫颈癌、子宫体癌、白血病、肾癌等，症见精神困顿，四肢无力，食少便溏，气短声怯，大便滑泄，脱肛，子宫下垂，胃下垂，崩漏带下，吐血、便血、齿衄、肌衄等。

补益脾气法，选用补益脾气的食物，或补益脾气的中药与食物配伍，经烹调加工制成饮食，如糯米、大枣、猪肚、鸡肉、鹌鹑和党参、白术、山药等，制成大枣粥、山药面等。益气升陷法，选用补益元气的食物，或补气升阳的中药与食物配伍，经烹调加工制成饮食，如选用鸡肉、羊肉、鸽肉、鲫鱼、大枣、糯米和人参、党参、黄芪、升麻等，制成归芪鸡、人参粥等，用于证属中气下陷者。益气摄血法，选用益气摄血的食物或中药与食物配伍，经烹调加工制成饮食，如选用花生、大枣、龙眼肉、鳝鱼、墨鱼和黄芪、三七等，制成花生红枣糖、归芪鸡等，用于气不摄血证，症见吐血、便血、齿衄、肌衄、崩漏等。健脾除湿法，选用健脾除湿的食物，或健脾除湿的中药与食物配伍，经烹调加工制成饮食，如选用莲子、芡实、薏苡仁、赤小豆、扁豆、鲫鱼、鳝鱼和茯苓、白术等，制成莲子猪肚、赤小豆鲤鱼汤等。

（3）血亏虚证可见于白血病、纵隔肿瘤、肝癌、颅内肿瘤、胃癌、肾癌等，症见面色苍白，爪甲无华，眩晕，心悸怔忡，健忘失眠，视物昏花，眩晕胁痛，惊惕肉瞤，手足麻木等。

益气生血法，选用具有益气生血功效的食物，或补气养血中药与食物配伍，经烹调加工制成饮食。如选用胡萝卜、菠菜、花生、大枣、龙眼肉、鸡肉、猪肝、羊肉和黄芪、当归等，制成归参鳝鱼羹、济生当归羊肉汤等。补血养心法，选用补血养心安神的食物，或具补血养心功效的中药与食物配伍，经烹调加工制成饮食，如选用龙眼肉、荔枝肉、大枣、葡萄、猪心、鸡肉和人参、当归、酸枣仁、茯苓等，制成玉灵膏、蜜饯姜枣龙眼、归参炖猪心等。补血养肝法，选用补血养肝的食物，或补血养肝的中药与食物配伍，经烹调加工制成饮食，如选用胡萝卜、菠菜、猪肝、鸡肝和枸杞子、桑椹、何首乌、当归等，制成猪肝炒枸杞苗、枸杞当归葡萄酒等。

（4）津亏液少，肺胃阴伤证可见于肺癌、食管癌、胃癌、大肠癌、宫颈癌、子宫体癌、白血病、肾癌等，症见口渴，大便燥结，鼻干，咽喉干痛，干咳无痰，或痰中带血以及肌肤干燥等。

选用养肺胃阴，生津液的食物，或益阴生津的中药与食物配伍，经烹调加工制成饮食，如选用梨、甘蔗、荸荠、藕、牛乳、芝麻、蜂蜜或麦冬、石斛等，制成五汁饮、益胃汤，或选用百合、藕、荸荠、柿、枇杷、蜂蜜、冰糖、猪肺、牛乳和沙参、麦冬等，制成雪羹汤、蜜饯雪梨、银耳百合羹等，用于胃阴不足证。

（5）气滞血瘀，湿聚痰凝证此型多见于食管癌、胃癌、大肠癌等消化道肿瘤以及肺癌、甲状腺癌、肝癌、乳腺癌、宫颈癌、恶性淋巴瘤等。因气机不调致血行不畅而瘀滞，运化失司而痰湿停聚发为瘤病。其治则为行气活血、化痰祛湿。可食海带、魔芋、辣椒、大蒜、山楂、柚子等食物，配合夏枯草、茯苓、当归、杏仁、川芎等具祛湿、散结抗癌功效的药物，取汁或与食物一起烹制成膳食，发挥抗癌功效。其中川芎、当归抗癌活血，茯苓、杏仁渗湿化痰，夏枯草消肿散结。食物中海带攻坚消积，魔芋化痰软坚，辣椒温脾开胃、消宿食、散结气，山楂、柚子健胃消食，大蒜活血祛瘀。

气滞甚者常见恶心嗳气、胸膈痞闷、吞咽不顺、腹胀疼痛等。宜食疏利气机的食物和水果，如芥菜、葱、山楂、柚子、橘、橙。忌壅气食物，如土豆、南瓜、番薯、芋子、肥肉、牛奶、豆浆、花生等。不宜食桃、苹果、香蕉，应以少食多餐为宜。消化道肿瘤以及肝癌之气滞血瘀证多有大出血隐患，宜进食半流汁或软质食物，忌坚硬、粗糙类食物，避免损伤经脉导致血不循经，溢出体外。呕恶频吐者宜少食多餐、半流质为宜。

湿滞甚者常见纳差身困、咳嗽喘满、臌胀，宜食益气化痰祛湿类食物，如冬瓜、赤小豆、鲤鱼、黄豆芽、薏苡仁等，忌生冷、甜腻、不易消化的食物，不宜饮酒。寒湿肢冷者宜食温肾健脾、温化寒湿类食物，如芥菜、辣椒、薤白、大蒜等温热食物。湿热症见便下脓血、咳痰者宜食清热利湿类食物和药物，如萝卜、马齿苋、薏苡仁、蕺菜（鱼腥草）、茯苓等。其中马齿苋不宜于便溏者。

（6）阴虚内热，热毒内蕴证此型多见于鼻咽癌、肺癌、胃癌、乳腺癌、大肠癌、肝癌、子宫癌、膀胱癌、骨肿瘤、白血病等。因外感毒邪、热邪或阴虚、痰湿郁而化热，热毒积聚发为瘤病。其治则宜滋阴、清热、解毒。此类食物中具有抗癌功效的有无花果、甘蔗、西瓜、苦瓜、河蚌、茄子、萝卜、薏苡仁、芝麻、莼菜、猕猴桃等，可适配药物白毛藤、黄药子等，其中无花果、茄子、河蚌、萝卜、薏苡仁、黄药子、白毛藤清热解毒、消肿排脓，甘蔗、苦瓜、河蚌、猕猴桃养阴生津，莼菜清胃热，西瓜解暑清热，猕猴桃、甘蔗、茄子、萝卜可用于癌症发热和放化疗后发热者。

阴虚内热者常症见干咳少痰，低热盗汗，目眩，心悸，咳血、吐血、便血等。宜进食牛奶、甲鱼、乌龟、木耳、鸭、海参、鲍鱼以及黑糯米等滋阴补血、止血之品，忌韭菜、鳝鱼、鸡等性温助阳之品，忌煎炸食物。

热盛者常症见身热口苦，咽干，鼻血、吐血，便结，尿赤等。宜进食冬瓜、番茄、黑木耳、藕、丝瓜、茄子、苦瓜、马齿苋等凉血止血、生津止渴之品，忌葱、蒜、姜及煎炸伤阴食物。夏天宜多食西瓜，冬天可食生梨、甘蔗汁，有清热功效。

（7）气血两亏型多见于各种肿瘤病久体虚及术后、放化疗后气血耗损、元气大伤者。临床症见乏力气短、形体羸瘦、头晕目眩、动则喘促等。其治则为益气养血。宜进食牛肉、鸡肉、海参、银耳、香菇、牡蛎、芦笋、菱角、芝麻、龙眼肉、胡萝卜等食物，以炖、煮法为宜，亦可配伍人参、冬虫夏草、当归、枸杞子、茯苓、黄芪等补中益气药。上述食物和中药均有实验证明对肿瘤有防治作用。其中人参、冬虫夏草补气养神，海参、银耳、芝麻、牡蛎、芦笋、当归、枸杞子养阴补血，菱角、香菇、黄芪、牛肉、胡萝卜健脾益气，龙眼肉大补气血。

调补脾胃，饮食以泡饭、粥等软质易消化食物为主，忌坚硬油腻生冷食物，忌过饱，宜少食多餐。宜进食猪瘦肉、鲫鱼、火腿、香菇等补脾之品。恶心呕吐者可频服生姜汁、甘蔗汁。

2. 辨证施食

（1）同病异食指相同的疾病，因证的不同而食用不同的饮食。如胃脘痛，因病因、体质、生活环境、治疗经过的不同，可表现为不相同的证，选择的膳食也就有区别。饮食所伤，应食山楂糕、萝卜粥等以消食和胃；寒伤胃阳，应食高良姜粥、豆蔻鸡等温胃止痛；肝气犯胃，应食梅花粥，饮佛手酒、玫瑰花茶等疏肝和胃；脾胃虚寒，宜食鱼羹、大麦汤等健脾温胃；胃阴不足，宜食沙参粥、益胃汤等养阴益胃。又如麻疹，系小儿感受麻毒后的常见传染病，随着病理的演变经过，出现初、中、末三期不同证的变化，饮食也应辨证配制。初期症见麻疹未透，宜食荸荠酒酿等发表透疹；中期症见肺热壅盛，宜食石膏粥等清热解毒；后期余热未尽，肺胃阴伤证，宜饮甘蔗茅根汁等养阴清热。

（2）异病同食指不同的疾病，如果出现相同的证，可选食相同的饮食。如患久泻、脱肛、便血、崩漏、子宫下垂等，这些不同疾病，在各自发展过程中，可出现同一病理过程，表现为相同的中气下陷证，都可选用参苓粥、归芪鸡等升提中气的饮食。

同病异食与异病同食，是辨证论治在饮食调补学上的体现，它们都是根据疾病的本质，有针对性地选择饮食，故辨证施食是提高食疗效果的基本原则。

（二）三因制宜

1. 因时制宜

四时气候的变化，对人体的生理功能、病理变化均产生一定的影响。故应用饮食调补时，应注意气候特点。春季气候转温，万物生发，机体以肝主疏泄为特征，饮食应以补肝疏散为主，可选食韭菜炒猪肝、桑菊薄荷饮等；夏季炎热酷暑，万物争荣，腠理开泄，机体以心喜凉为特征，饮食应以消暑生津为主，可选食绿豆粥、荷叶粥等；秋季凉爽干燥，万物肃杀，机体以肺喜润为特征，饮食应平补润肺，可选食柿饼、银耳羹等；冬季气候寒冷，万物收藏，机体以肾喜藏为特征，饮食应补肾温阳，如选食羊肉羹、狗肉汤等。对于疾病辨证施食时，也应注意季节气候特点。如春夏感冒，应选食桑菊薄荷饮、荷叶粥等辛凉食品；秋冬感冒，又应选食生姜红糖茶、葱豉粥等辛温解表食品，所以饮食调补应适应气候，因时制宜。

2. 因地制宜

我国地域辽阔，不同地区由于地势高低、气候条件及生活习惯各异，人的生理活动和病变特点也不尽相同，所以进行饮食调补时，应照顾不同的地域分别配制膳食。如我国东南沿海地区，气候温暖潮湿，居民易感湿热，宜食清淡除湿的食物；西北高原地区，气候寒冷干燥，居民易受寒伤燥，宜食温阳散寒或生津润燥的食物。又如感冒病，在西北宜用葱豉粥、姜糖苏叶饮等解表，在东南地区宜选食干葛粥、桑菊薄荷饮等解表。各地区口味习惯不同，如山西、陕西多喜吃酸；云贵川等喜吃辛辣；江浙等地则喜吃甜咸味；东北、华北各地又喜吃咸与辛辣；沿海居民喜吃海味；西北居民喜吃乳酪等，在选择食物配料和调味时应予以兼顾。

3. 因人制宜

人们的生理特征，气血盛衰是随年龄而变化的，饮食调补应根据年龄特征而配制膳食。

儿童生机旺盛，稚阴稚阳，易伤食罹虫，饮食应健脾消食，选食怀山粥、蜜饯山楂等，慎食温热峻补食物。

老年人生机减退，气血不足，阴阳渐衰，饮食宜易消化而补益，如选食琼玉膏、羊肝羹等，慎食难于消化及寒凉等食物。

体质的差异，使膳食有宜凉宜温，宜补不宜补的不同。

阳盛阴虚之体，饮食宜凉，宜食养阴食品，如银耳羹、法制黑豆、羊蜜膏等，慎食温热补阳食物。

阳虚阴盛之体，饮食宜温，宜食补阳食物，如羊肉羹、狗肉汤等，慎食寒凉伤阳食物。

气虚之体食宜补气，如人参粥、益脾饼等。血虚之体食宜补血，如玉灵膏、当归生姜羊肉羹等。

性别的不同，男女生理各有特点，配制膳食时应注意男女的区别。

妇女有经孕产乳，屡伤于血，血偏不足而气偏有余，平时应食以补血为主的膳食。在经期、妊娠期宜食鸡子羹、阿胶糯米粥等养血补肾食物，慎食苋菜粥、当归生姜羊肉汤等滑利动血食物。如因脾虚白带过多，宜食山药粥、益脾饼等健脾除湿的食物。

产后应考虑气血亏虚及乳汁不足等，宜选食归参鳝鱼羹、归参炖母鸡、葱炖猪蹄等益气血、通乳汁的食物。

（三）抗癌防癌膳食原则

合理的膳食，是获得足够营养素的源泉，而合理的营养能减少癌症的发生。一旦发生了癌症，由于病人饮食不振，营养摄入不足，体质每况愈下，所以对肿瘤病人的膳食治疗就显得更为重要。因为通过膳食治疗可使患者的机体状态改善，从而提高了患者对化疗和放疗的耐受性，有利于疾病的治疗和康复。

膳食治疗的原则是：癌症患者的饮食应当是低脂肪、适量蛋白、高热量、高维生素和高无机盐，多样化饮食、平衡膳食，使癌症病人能摄取人体所需要的足够营养素，从而提高机体对癌症的抵抗力，有助于提高疗效。

1. 低脂肪低盐的膳食

含脂肪多的食物，不论是动物脂肪，还是植物脂肪，都不宜吃得过多，若超过了人体正常的需要，剩余的则储存于体内，容易变成有利于癌细胞生成的脂肪组织。脂肪的摄食一般以动物、植物脂肪混合食用最佳，切忌食用含胆固醇高的脂肪，因为肠道中某些细菌可将胆固醇和胆酸转化为类雌性激素的致癌物质，易于诱发乳腺癌、卵巢癌等。近年来，有不少专家研究发现，吃盐太多，食味过咸，也是引起癌症的重要因素。所以，提出并主张低盐膳食的观点。

2. 适量的蛋白质膳食

给病人补充各种必需的氨基酸。氨基酸的平衡会抑制癌症的发展。正常人体每日蛋白质供给量以每千克体重 1 克已经足够。如过分追求高蛋白食品，摄入蛋白质量过高，超过了人体的需要量，则会变成脂肪，也就易于激发癌症，或促进肿瘤的发展。据一些肿瘤专家的意见，畜肉类，特别是牛肉，应有所限制，含硒丰富的畜肉、鱼肉、海产品等也应适可而止。有专家认为，鸡蛋、牛奶的蛋白质最好，豆类的蛋白质也是理想的。菌菇类如蘑菇、香菇、平菇、猴头菇、白木耳、黑木耳、凤尾菇等也较好。

3. 高热量膳食

癌症患者因食欲极差，如果不能按计划吃下足够量的平衡膳食时，必须提高膳食的热量和进食易于消化吸收的脂肪、甜食，如蜂蜜、蜂王浆、蔗糖以及植物油、黄油、奶油等。此外，还可以喝些啤酒。啤酒有"液体面包"之称，能提供热能和其他的营养素，还能健脾开胃，增加食欲。

4. 高维生素膳食

科学家研究证实，维生素 A、维生素 C、维生素 E、维生素 K、叶酸等，在人体与癌症的"战斗"中具有特殊的功能，能保护人体组织不受癌症侵犯，因而具有防癌治癌作用。纤维素有助于胃肠蠕动，保证排便通畅，从而使各种致癌物质通过粪便排出体外，这对直肠癌和结肠癌有着非常有效的预防作用。专家们还认为，如果人们每天能吃 0.5 千克左右的新鲜蔬菜和水果，患癌的危险性就会大大地减少。维生素 A 和维生素 E，主要存在于动物的肝脏和脂肪中，维生素 E 存在于谷类胚芽中；维生素 C 与叶酸主要存在于新鲜蔬菜、水果中。动物肝脏中也含有较多的叶酸，胡萝卜中含有胡萝卜素，它进入人体后可转化为维生素 A，所以癌症患者应多吃动物肝脏，同时还应多吃些新鲜蔬菜和水果，如萝卜、菜花、南瓜、竹笋、芦笋、龙须豆、豌豆、菠菜、黄花菜、白菜、苹果、乌梅、猕猴桃、刺梨、沙棘果、无花果、大枣等。

5. 高无机盐膳食

无机盐，即矿物质。营养学家把无机盐（矿物质）分为两类：常量元素，如钙、镁、钠、钾、磷、铁等；微量元素，如硒、铝、锌、碘、铜、锰、锗等。科学家发现，硒、镁、碘、钼、铁等矿物质具有抗癌作用。癌症患者应多吃含有抗癌作用的微量元素食品，如大蒜、香菇、芦笋、玉米、海藻、海带、紫菜、蛤、海鱼、蛋黄、糙米、豆类、全麦面包、坚果、南瓜、大白菜、大头菜和动物的肝、肾以及人参、枸杞子、山药、灵芝等。

6. 多样化的平衡膳食

我国最早的医学专著《黄帝内经》中，曾提出一个平衡膳食的内容，即"五谷为养，五果为助，五畜为益，五菜为充"。如果日常膳食中做到谷、肉、果、菜齐备，就会使机体获得坚实的抗癌物质基础。如果长期偏食同一样食品或几种食品，食物过于单调，则会引起营养缺乏，抗癌免疫力下降，会大大地增加患癌的可能性。现代研究发现，精制的米、面中丢失了过多的维生素和无机盐。特别是丢失了大部分与抗癌防癌有关的无机盐，如锌、镁、硒、维生素 E 等。所以有人将精制米、面看作是"致癌物质"。因此，平时的膳食种类要多、要杂，粗粮、精粮要互相搭配，克服偏食习惯，饮食要多样化，使营养成分达到平衡，从而增强机体的免疫功能，发挥抗癌作用。食糙米、全麦粉，兼食些玉米、红薯之类的粗粮和杂粮，不仅可给人体提供各种维生素，而且还能保证人体所需的各种微量元素，从而有助于机体的抗癌，能防止癌症的发生。

7. 平衡膳食

因癌症病人消耗较大，所以必须保证充足的营养素。衡量患者的营养状况是好是坏，最简单的方法就是能否维持原来的体重。而要使体重能维持正常的水平，最好的办法就是要保持平衡膳食。这种膳食方法一般是给病人进食富含热能，富含优质蛋白、维生素的食物，如鱼类、瘦肉、奶类、蛋类、豆类、甲鱼、龟、蘑菇、香菇、白木耳、海藻、海带、海参、牡蛎等。此外，还应多食新鲜蔬菜，而且一半以上是绿叶蔬菜。

此外，癌症病人在放疗期间，应多食具有抗辐射作用的食物，如银耳、茶（以乌龙茶最佳）等。如果要进行手术治疗，术前一定要注意供给充足的营养，选用一些有补益强壮，扶正强身作用的药膳，使患者接受手术治疗后，降低死亡率，缩短术后恢复的时间。

三、饮食禁忌

（1）忌食"发物"。我国民间有患肿瘤须忌食发物的说法。所谓"发物"，是指这类食物可促进疾病的复发和发作。民间流传的发物有：公鸡、鲤鱼、虾、猪头肉、母猪肉、狗肉等。

（2）忌辛辣、煎炒、油腻、荤腥、炙煿、陈腐、发霉等食物。因为这些食物对人体有刺激性，有的甚至含有病毒或其他的致癌物质，如亚硝胺类、黄曲霉毒素等。

（3）病证食忌。《黄帝内经》："辛甘发散为阳，酸苦涌泄为阴，咸味涌泄为阴，淡味渗泄为阳"。据此，癌症表现为热证、阳证者，应忌辛辣、温燥、煎炒、炙煿等热性食物；而癌症表现为寒证、阴证者，应忌苦酸、咸味、油腻、荤腥等食物；癌症表现为湿证、痰证者，应忌甘甜、黏腻的食物；癌症为气滞、血瘀者，则忌壅滞气血的食物，如马铃薯、花生、生冷的瓜果及寒凉的蔬菜等。

除此之外，癌症病人还应不酗酒、不吸烟，并保持乐观情绪，心情要愉快。据精神病学专家说："人在极度紧张和失望的情况下，往往容易患癌症，而快乐的人却极少得癌症。"

参 考 文 献

[1]　谭芳. 浅谈肿瘤患者的中医饮食护理. 湖南中医学院学报，1999，19（3）：64-65.
[2]　广州中医药大学. 中医饮食调补学，广州：广东科学技术出版社，2002.

第二章

抗癌食物介绍

白菜

为十字花科植物菘菜（青菜）、结球白菜（大白菜）的地上部分。味甘，性平。入肠、胃经。具有解热除烦，通利肠胃之功效。

【应用】凡癌症患者症见痰多，咳嗽，小便不利，大便燥结，发热口渴等均可用之。

【按语】白菜营养丰富，含维生素 C 和钙质较多，具有除烦、解毒醒酒、消食下气、和中、利大小便之功效。实验证实，白菜除了多种营养物质之外，其活性成分吲哚-3-甲醇能帮助体内分解与乳腺癌发生相关的雌激素。[涩庆森，中药事业报，1992-3-18]

扁豆

为豆科植物扁豆的种子。味甘，性平。入脾、胃经。具有健脾和中，利水化湿之功效。

【应用】凡癌症患者症见暑湿吐泻，脾虚呕逆，食少久泻，水停消渴，赤白带下等均可用之。

【按语】白扁豆等豆类能增强细胞免疫功能，刺激骨髓造血组织，减少粒细胞的破坏，提高造血功能，对白细胞减少症有效。[钏达锦，中西医结合浙江分会年会论文汇编，1986：30]

莼菜

为睡莲科植物的茎叶。味甘，性寒。入肝、脾经。具有清热解毒，消肿利水之功效。

【应用】凡癌症患者症见热痢、黄疸、水肿、痈肿等均可用之。

【按语】莼菜黏液中的多糖，对实验动物的某些肿瘤有抑制作用。

胡萝卜

为伞形科植物胡萝卜的根。味甘，性平。入肺、脾经。具有健脾化滞，暖肾壮阳的功效。

【应用】凡癌症患者症见消化不良、久痢、咳嗽、下焦寒湿等均可使用。

【按语】胡萝卜、白萝卜中的木质素，有提高免疫能力，间接地消灭癌细胞的功能。

葫芦

为葫芦科植物瓢瓜的果实。原种葫芦也可以作本品应用。味甘淡，性平。入心、胃、大小肠、肺经。具有清热除黄，利水消肿的功效。

【应用】凡癌症患者症见心中烦热、水肿、腹胀、黄疸、淋病、肺燥咳嗽等均可应用。

【按语】葫芦素有较强的细胞素作用，在体内外抗癌试验中均有一定的效价。

苦瓜

为葫芦科植物苦瓜（凉瓜）的果实。味苦，性寒。入心、肝、肺经。具有清热解毒，益气明目的功效。

【应用】凡癌症患者症见发热、烦渴引饮、腹泻、赤眼疼痛均可用之。

【按语】苦瓜汁中含有类奎宁的蛋白质，这种蛋白质可以刺激体内免疫系统，临床上对淋巴肉瘤和白血病有效。

卷心菜

为十字花科植物甘蓝（洋白菜、包心菜）的茎叶。味甘，性平。入心、肾经。具有补肾健脑，通利五脏的功效。

【应用】凡癌症患者症见嗜睡、乏力、关节不利、胃部溃疡、黄疸等均可使用。

【按语】实验提示，在肝癌高发区普及甘蓝蔬菜，有可能在抗AFB1 致癌作用中起到阻断及保护机体的作用。

芦笋

为百合科植物石刁柏的可食用部分。味甘而苦，性凉。入肾、肺经。具有润肺，祛痰杀虫的功效。

【应用】凡癌症患者症见肺热咳嗽，咳痰，便血尿血等均可应用。

【按语】芦笋含有特别丰富的组蛋白，也含丰富的叶酸，其含量仅次于肝脏，更含丰富的核酸。

马铃薯

为茄科植物洋番薯（土豆、洋芋）的块茎。味甘淡，性平。入脾、胃经。具有补气健脾，消炎通便的功效。

【应用】凡癌症患者症见便秘、呕恶、食欲不振等均可用之。

【按语】马铃薯中含两种特殊的酚类和醌类物质。这两种物质进入人体后，醌类成分把致癌物质改变为水溶性物质而排出体外；酚类成分则是抑制了致癌物本身的代谢而发挥抗癌作用。

芦荟

为百合科植物库拉索芦荟、好望角芦荟、斑纹芦荟的新鲜液汁或干燥品或其鲜叶。味苦，性寒。入心、肝、脾经。具有清热通便，健胃解毒的功效。

【应用】凡癌症患者症见热结便秘、疮热、瘰疬、烦渴、胸膈气热等均可使用。

【按语】芦荟乙醇提取物对 ESC 实体瘤抑制率达 50％以上；对肉瘤 S180 抑制率为 32％～36％；对 B16 黑色素瘤抑制率为 58.3％；对肝癌 Heps 抑制率为 40％。[李伟芳，类亦军．芦荟醇提物及芦荟苦素的抗肿瘤作用．中国中药杂志，1991，16（11）：688]

西红柿

为茄科植物西红柿的新鲜果实。味甘酸，微寒。入肝、胃、脾经。具有健胃消食，生津止渴的功效。

【应用】凡癌症患者症见口渴、烦躁、食欲不振、消化不良、小便赤热、高血压等均可用之。

【按语】实验中证实西红柿对癌细胞有抑制作用，抑制率为23.8％，是抗癌食物中较好的一种。[钱江晚报，1993-1-12]

茄子

为茄科植物茄的果实。味甘，性凉。入脾、胃、大肠经。具有清热活血，止痛消肿的功效。

【应用】凡癌症患者症见肠风下血、热毒疮痈、皮肤溃疡等均可用之。

【按语】食用茄子可使消化液分泌增加，消化道运动增强，所以对癌症胃弱者更为合适。[［美］恩期明格．食物与营养百科金书．农业出版社，1986：202]

芹菜

为伞形科植物旱芹（香芹）的全草。味甘苦，性凉。入肝、胃经。具有平肝清热，祛风除湿的功效。

【应用】凡癌症患者症见血压偏高、眩晕头痛、面红目赤、小便淋痛等均可用之。

【按语】芹菜是高纤维食物，它经肠内消化作用产生一种木质或肠内脂的物质。这类物质是一种抗氧化剂，高浓度时可抑制肠内细菌产生的致癌物质，它还可以加快粪便在肠内的运转时间，减少致癌物质与结肠黏膜的接触。[抗癌信息，1986（17）：5]

蘑菇

为担子菌纲伞菌科洋蕈、原野蘑菇、杂蘑、松蘑、白蘑等多种蘑菇子实体的统称。花蘑味甘，性平。原野蘑菇味甘，性凉。入肠、胃、肺经。具有益神开胃，化痰理气的功效。

【应用】凡癌症患者症见精神不振、食欲不开、上呕下泻、痰核凝聚、尿浊不禁等均可用之。

【按语】从新鲜山蘑菇中提取的十八烯酸衍生物对宫颈癌细胞有杀灭作用。[国外医药·植物药分册，1992，7（5）：226]

猴头菇

为担子菌纲多孔菌目齿科猴头菌的上刺猴头菌的子实体。味甘，性平。入胃经。具有利五脏，助消化的功效。

【应用】凡癌症患者症见脾胃虚弱、消化不良、神经衰弱等均可应用。尤其对食管癌、胃癌、肠癌等消化道肿瘤有效。

【按语】本品对多种癌细胞均有抑制作用，能提高淋巴细胞转化率，升提白细胞，增强人体免疫功能。[浙江中医学院学报（增刊号），1982：218]

木耳

为担子菌纲银耳目木耳科食用木耳的统称。味甘，性平。入肝、脾、肾三经。具有补气止血，涩肠活血的功效。

【应用】凡癌症由气虚、血热所致腹泻、崩漏、尿血、齿龈疼痛、脱肛、便血者皆可应用。

【按语】木耳有一定的抗癌活性。体外试验毡盖木耳对肿瘤细胞生长抑制率为 42.6%。[日本药学杂志，1988（3）：171]黑木耳可抑制血小板凝集，对正常人及脑血栓形成患者的抗血小板凝集作用，效果可长达 12 小时以上。[中西医结合杂志，1988（10）：638]

银耳

为担子菌纲银耳科白木耳的子实体。同科属的金木耳的子实体有的地区混为银耳应用。味甘，性平。入肾、肺、心、胃经。具有强精补肾，滋阴润肺的功效。

【应用】凡癌症患者症见肺热咳嗽、肺燥干咳、久咳喉痒、咯痰带血、胁肋痛楚、大便秘结，吞酸胃热、心神不宁均可应用。

【按语】银耳多糖体内实验表明能提高白血病病人淋巴细胞转化率，不仅能激发 B 细胞转化，还具有激发 T 细胞的功能，是不可多得的免疫增强剂。[药学通报，1983（3）：40]

香菇

为担子菌纲伞菌科香蕈（冬菇）的子实体。味甘，性平。入肝、胃经。具有化痰理气，益胃助食的功效。

【应用】凡癌症患者症见胃气衰败、食欲不振、小便不禁、骨质疏松、免疫功能低下者均可使用。

【按语】香菇多糖体外实验对肉瘤 S180、S150，CCM-腺癌等均有抑制作用。[生物活性的天然物质，人民卫生出版社，1984：392]

豆腐

为豆科植物大豆种子的加工制成品。味甘，性凉。入脾、胃、大肠经。具有益气生津，清热解毒之功能。

【应用】凡癌症患者肺热咳痰、胃火上蒸、小便不利或体质虚弱等均可用之。其蛋白质可消化率达 90% 以上，故补虚尤胜。

【按语】豆腐中的蛋白质可降低亚硝胺的形成，增加损伤的组织修复能力，从而减少胃癌的发生。[杭州科技，1990，4：20]

魔芋

为天南星科植物魔芋的球茎。味辛，性温。入肺经。具有化痰散积，行瘀消肿的功效。

【应用】凡癌症患者症见痰喘、咳嗽、积滞、痈肿、丹毒等均可应用。

【按语】本品化痰软坚作用较强，可用于多种肿瘤，对癌性疼痛也有较好的治疗作用。[浙江中医学院学报（增刊号），1983：230]

白瓜子

为葫芦科植物冬瓜的种子（冬瓜子）。味甘，性凉。入肝、肺经。具有润肺化痰，消痈利水之功效。

【应用】凡癌症患者症见痰热咳嗽、肺痈、肠痈、淋病、水肿、腹内结聚、破溃脓血及心经蕴热等均可应用。

【按语】冬瓜子热水提取物有极强的抗癌活性，肿瘤生长抑制率达88.7%。[系川秀治，生药学杂志，1982，36（2）：146]

黑米

为禾本科植物菰的颖果。味微甘，性凉。具有清热除烦，止渴生津的功效。

【应用】凡癌症病人症见烦渴、口干、便秘、食欲不佳及轻度浮肿等均可用之。

【按语】黑米能增高人体免疫反应中的补体效价，从而增强机体对肿瘤的免疫能力。[健康饮食事典，1985：85]高纤维食物能预防结肠癌，而黑米中的粗纤维尤其丰富。[营养学报，1992，14（2）：210]

大豆

为豆科植物大豆种皮黄色的种子（黄大豆）。味甘，性平。入脾、大肠经。具有健脾宽中，润燥消水之功效。

【应用】凡癌症患者症见腹胀羸瘦，疳积泻痢，大便不通等均可煮汁饮用。其豆制品类，如豆浆（味甘，性寒。补脾益胃，清肺润燥）、豆芽（味甘，微寒。清热利湿，消肿除痹）等，癌症患者均可随证选用。

【按语】大豆中含有植物红细胞凝集素对腹水型淋巴瘤细胞（YAC）有凝集作用，具有抗肿瘤活性。

胡桃仁

为胡桃科植物胡桃的种仁（核桃仁）。味甘，性温。入肾、肺经。具有温肺润肠，补肾固精的功效。

【应用】凡癌症患者症见肾虚喘咳、腰痛脚弱、阳痿遗精、小便频数、大便燥结等均可用之。

【按语】从黑胡桃果实中提取的胡桃醌对小鼠自发性乳腺癌和转移性艾氏腹水癌有抑制作用。

薏苡仁

为禾本科植物薏苡的成熟种子。味甘淡，性凉。入脾、肺、肾经。具有清热利湿，健脾补肺的功效。

【应用】凡癌症患者症见水肿、热淋、排尿障碍、肺痈、肠痈等均可用之。

【按语】本品对肉瘤 S180、Yoshida 肉瘤有抑制作用；薏苡仁酯有抑制宫颈癌 U14 及艾氏腹水癌细胞的作用。[中药药理学，上海科学技术出版社，1986：295]

芝麻

为胡麻科植物胡麻的种子。有黑、白、褐三种，以黑色者为胜。具有补肝益肾，滋养五脏的功效。

【应用】肿瘤患者肝肾不足所致虚风眩晕，大便燥结，放化疗后体虚形衰等均可使用。

【按语】芝麻中可提取到一种能抑制诱发癌症的衰老物质（过氧化物）生成的天然抗氧化剂。[中国医药报，1985，12：2]

玉米

为禾本科植物玉蜀黍的种子（苞米）。味甘淡，性微寒。入大肠、胃经。具有调中开胃，益肺宁心的功效。

【应用】凡癌症患者症见脾胃不健、食欲不振、饮食减少、水湿停滞、小便不利、水肿或并有高脂血症等均可应用。

【按语】玉米中的谷胱甘肽，可与人体内多种致癌物质结合，使其失去致癌性；玉米中的类胡萝卜素（玉蜀黍黄素等）吸收后可转化为维生素 A 类物质，能阻断或延缓癌前病变；玉米中富含纤维素，能与致癌物结合，降低人肠道内致癌物质浓度，减少致癌物在肠道内滞留并加速致癌物质排出体外。[中国海洋药物，1992，43（3）：391]

甘薯

为旋花科植物番薯的块根（地瓜、红薯）。味甘，性温。入脾、肾经。具有补中和血，暖胃宽肠之功效。

【应用】凡癌症患者症见大便艰涩、湿热黄疸、胃中虚寒等均可应用。

【按语】实验表明，生甘薯和熟甘薯对癌细胞均有抑制作用，前者抑制率为 94.4%，后者为 98.7%。[钱江晚报，1993-1-12]

麦麸

为禾本科植物小麦、燕麦种子磨粉后筛下的种皮。味甘，性凉。入大肠经。具有益气通便，止汗镇痛的功效。

【应用】凡癌症患者症见大便秘结、虚热盗汗、风湿痹痛均可用之。

【按语】食用麦麸含量丰富的食品可使结肠、直肠癌细胞的生长变缓；从而降低肠癌的发病率。[中国医药报，1990-8-30]

米糠

为禾本科植物稻的种皮（杵头糠、米皮糠、细糠）。味甘辛，性平。入大肠、胃经。具有通肠开胃，下气消积的功效。

【应用】凡癌症中患者症见咽喉噎塞、饮食不下或噎膈、便秘等均可用之。

【按语】米糠多糖对动物肿瘤有抑制效果。

草莓

为蔷薇科植物草莓的果实。味甘酸，性凉。入肺、肝、脾经。具有清热润肠，止咳利咽之功效。

【应用】凡癌症患者症见风热咳嗽、口舌糜烂、咽喉肿痛、便秘及血脂高均可应用。

【按语】草莓中的鞣花酸对致癌物多环芳香烃、亚硝酸胺、黄曲霉毒素和芳香胺等具高效抑制作用。人体实验表明，鞣花酸可防止食管细胞基因受到破坏，预防食管癌的发生。[宜康，生活报（港台海外报），1990-8-31]草莓含有丰富的排毒物质，有利于抑制、消灭血液中加速癌变的物质。[编辑部，新农业，2004，3]

刺梨

为蔷薇科植物缫丝花的果实。味甘酸，性涩、平。入胃、肝经。具有健胃消食，抗癌扶正之功效。

【应用】凡癌症患者症见食后饱胀、消化不良均可用之。每日食用尚可预防某些癌症的发生。

【按语】刺梨汁能有效地阻断大鼠及人体内 N-亚硝基脯氨酸合成，并能抑制大鼠体内 N-亚硝基脲合成及其经胎盘致癌，提示刺梨汁可预防人体接触内源性 N-亚硝基化合物所造成的潜在危害。
[王普玉，中国医学论坛报，1986-10-25]

莲子

为睡莲科植物莲的成熟种仁。中心部的绿色胚芽，为莲子心。味甘涩，性平。莲子心味苦，性寒。前者入心、脾、肾经，后者入心、肺、肾经。具有养心益肾，补脾涩肠（莲子）；清心去热，止血涩精的功效（莲子心）。

【应用】凡癌症患者症见多梦、虚泻、淋浊、呕逆则用莲子；心烦、口渴、吐血、遗精则用莲子心。

【按语】莲子中的氧化黄心树宁碱有抑制鼻咽癌的效果。

大枣

为鼠李科植物枣的成熟果实。味甘，性温。入脾、胃经。具有补脾和胃，益气生津之功效。

【应用】凡癌症患者症见胃虚食少、脾弱便溏、心悸怔忡、饮食无味等均可用之。

【按语】大枣中含多种三萜类化合物，其中桦木酸、山楂酸均发现有抗癌活性。[汉方临床，1984，3：149]

甘蔗

为禾本科植物甘蔗的茎秆及其产品。味甘，性寒。入肺、胃经。具有滋阴润燥，调中和胃的功效。

【应用】凡癌症患者由于阴虚所致的咳嗽少痰、干咳、咯血、心烦口渴、大便秘结、干呕呃逆等均可用之。

【按语】甘蔗多糖具有免疫性的抗癌、抗病毒作用；口服本品尚有明显的降血脂作用；动物实验表明能抑制负荷大鼠中胰岛素浓度。[Journal of Ethnopharmacology. 1985，14（2）：261]

枸杞子

本品为茄科植物枸杞或宁夏枸杞的成熟果实。味甘，性平。入肝、肾、肺经。具有滋补肺胃，明目养肝之功效。

【应用】凡癌症患者由于肝肾阴虚所致头晕目眩、腰膝酸软、视物昏花、虚劳咳嗽、消渴等均可应用。

【按语】现代药理学认为，枸杞多糖是枸杞子中主要有效成分之一，具有增强免疫力、防衰老、增强造血功能、防止遗传损伤等作用。体外实验研究结果表明，枸杞多糖可明显抑制人宫颈癌 Hela 细胞和人胃腺癌 MGC-803 细胞的生长。[中国食物与营养，2008：5]

苹果

为蔷薇科植物苹果的果实。味甘，性凉。入心、肺、胃经。具有润肺生津，开胃除烦的功效。

【应用】凡癌症患者症见烦渴、躁热、心神不宁、胃口不开等均可用之。

【按语】苹果含丰富的选择素，可刺激淋巴细胞分裂，增加淋巴细胞数量，也可诱生 R 型干扰素，对抗癌防癌有重大意义。[星岛日报，1987-11-18]

无花果

为桑科植物无花果的干燥花托。味甘，性平。入脾、肺、大肠经。具有消肿解毒，健胃清肠的功效。

【应用】凡癌症患者症见腹泻、便秘、痔疮、喉痛、肺热声哑等均可用之。

【按语】无花果具有明显的抗癌、防癌、增强人体免疫功能的作用。无花果对肉瘤、肝癌和肺癌的抑制率分别为 41.82%、44.44%和 48.52%，而且无毒性反应。[大众日报，1989-12-5]

山楂

为蔷薇科植物山楂、野山楂等同属山楂的果实。味酸甘，性微温。入脾、胃、肝经。具有行血散瘀，消食化积的功效。

【应用】凡癌症患者症见食滞不化、脘腹胀痛或泄泻、血瘀腹痛、睾丸偏坠疼痛等均可用之。

【按语】山楂活性成分之一，谷甾醇对体外培养的 Heps、S180、EAC 细胞有显著的抑制作用。谷甾醇可能是通过促进肿瘤细胞凋亡来抑制其增殖，从而起到抗肿瘤作用。[山楂中谷甾醇抑制肿瘤细胞的研究，中国生化药物杂志，2009：8]

乌梅

为蔷薇科植物梅的干燥未成熟的果实。味酸，性温。入肝、脾、肺、大肠经。具有收敛生津，解毒驱虫的功效。

【应用】凡癌症患者症见久咳不止，虚热烦渴、久泻不止、便血尿血、蛔厥腹痛等均可用之。

【按语】乌梅水煎剂对人宫颈癌细胞 JTC-26，个体实验抑制率达 90％以上。[汉方研究，1978，11：427]乌梅可促使口腔腮腺素分泌，对化疗、放疗的病人有积极的预防副作用的效果。[自然保健，1992，5：52]

香蕉

为芭蕉科植物甘蕉的果实。味甘，性寒。入大肠、肺经。具有清热解毒，润肺通肠的功效。

【应用】凡癌症患者症见热性烦渴、便秘、便血等均可用之。

【按语】香蕉中含有的选择素有抑制链球菌对羟磷灰石的吸附反应，具有提高免疫力的作用。[国外药学，植物药分册，1982，3（4）：26]

猕猴桃

为猕猴桃科植物猕猴桃的果实。味甘酸，性寒。入胃、肾经。具有清热解毒，消肿生肌的功效。

【应用】凡癌症患者症见烦热、消渴、黄疸、石淋、消化不良、呕吐、痔疮等均可用之。

【按语】猕猴桃果汁能阻断致癌物 N-亚硝基吗啉的形成而有防癌作用。

柚子

为芸香科植物柚、文旦柚等的成熟果实。味甘酸，性寒。入肺、胃经。具有化痰止咳，消食理气的功效。

【应用】凡癌症患者症见痰热咳嗽，食少口淡，胃中有恶气均可用之。

【按语】存在于天然食品中的钙可以预防大肠癌。在 40 种水果的检测中，发现钙含量最高的是柚子，所以定时而恰当地食用柚子对预防大肠癌有益。[实用抗癌药膳，中国医药科技出版社，1991：87]

龙眼

为无患子科常绿乔木的假种皮。以片大、肉厚、质柔软、细嫩、棕黄色、半透明、味甘者为佳。味甘，性平。入心、脾经。具有补心益脾，养血安神的功效。

【应用】肿瘤症见心脾气血两虚所致的心悸怔忡、失眠多梦、记忆力减退、头晕眼花、气短神疲、食欲不振、腹泻便溏、肢体浮肿、月经先期、月经量多以及贫血、神经衰弱、脑功能减退者都可应用。

【按语】以干龙眼肉热水提取液体外实验，对人宫颈癌细胞（JTC-26）抑制率达 90％以上。[汉方研究，1979，2：51]

橘

为芸香科植物红柑（红橘）、赤蜜柑（朱橘）、温州蜜柑（蜜橘）等的果实。味甘酸，性凉。入肺、胃经。具有开胃理气，止咳润肺的功效。

【应用】凡癌症患者症见胸膈结气，呕逆，消渴，止痢等均可用之。

【按语】维生素 C 可阻止亚硝胺的形成，并可加速另一类致癌物多环芳烃的排泻。在盛产柑橘地区大肠癌发生率极少，这和橘子含大量的维生素 C 有关。[抗癌信息，1986，5：12]

菱角

为菱科植物两角菱、四角菱或其同属植物的果肉、果皮。味甘，性凉。入胃、肠经。生食具有除烦止渴的功能；熟食具有益气健脾之功效。

【应用】凡癌症患者症见消渴、烦热、脾胃虚弱、饮食不化均可用之。

【按语】四角菱水提取液对肿瘤细胞抑制率达 60%，乙醇（浓度 50%）浸出物抑瘤率为 38.8%。[生药杂志，1982，36（2）：145]

李子

为蔷薇科植物李的果实（李实）。味甘酸，性平。入肝、肾经。具有清肝退热，生津利水的功效。

【应用】凡癌症患者症见虚劳骨蒸、消渴、腹水等均可应用。

【按语】李子的果汁能抑制致癌物 N-亚硝基化合物的形成。

蚌肉

为蚌科动物背角无齿蚌（河蛤蜊、河蚌）、褶纹冠蚌、三角帆蚌等蚌类的肉。味咸，性寒。具有清热滋阴，解毒明目之功效。

【应用】凡癌症患者症见烦渴、视物不清、双目红赤、血崩下血、毒热蕴积皆可用之。脾胃素有虚寒者慎用。

【按语】背角无齿蚌肉的匀浆液有明显的抑制肿瘤生长的作用。[曹庆田，等，中草药研究，1978，12：49]

海参

为刺参科动物刺参、花刺参等的全体。味咸，性温。入心、肾经。具有补肾益精，养血润燥的功效。

【应用】凡癌症患者症见虚火便结、小便频数、精血亏损、虚弱怯劳、阳痿梦遗者可使用。

【按语】刺参中的酸性黏多糖有抗肿瘤的作用。这种黏多糖可促进恢复癌症患者的免疫功能，促进骨髓造血功能，并增加癌瘤组织的血流量，提高药物在癌瘤组织的浓度。[第14届国际化疗会议论文摘要，1985：18]

甲鱼

为鳖科动物中华鳖的食用部分。味甘，性平，入肝经。具有滋阴凉血，益气调中的功效。

【应用】凡癌症患者症见骨蒸劳热、虚劳、崩漏带下、瘰疬、阴虚诸症均可用之。

【按语】体外实验表明鳖的上甲壳能抑制人体肝癌、胃癌细胞；对肝癌、胃癌、急性淋巴细胞型白血病细胞有效。[浙江中医学院学报（增刊号），1982：248]

牡蛎

为牡蛎科动物近江牡蛎、长牡蛎、大连湾牡蛎等的肉。味甘咸，性平。入肺、心经。具有滋阴养血，清肺补心的功效。

【应用】凡癌症患者由于阴虚血虚所致烦热失眠、心神不安、潮热盗汗等均可使用。

【按语】牡蛎中的鲍灵，对很多癌细胞株的动物肿瘤都有抑制作用。[实用抗癌药膳，中国医药科技出版社，1991：33]牡蛎提取物对小鼠免疫功能有正向调节作用，不仅增加淋巴细胞和NK细胞活性，并可恢复和缓解环磷酰胺引起的免疫反应低下，在此基础上进一步研究表明牡蛎提取物通过增强免疫系统的功能而抑癌，而且该药对T细胞缺陷的裸鼠体内的人体肿瘤仍有作用。[牡蛎提取物抗肿瘤作用的实验研究，中国海洋药物，1997：1]

海带

为海带科植物海带、昆布、裙带菜等的叶状体。味咸，性寒。入脾、胃经。具有清热利水，破积软坚之功效。

【应用】凡癌症患者症见瘰疬、瘿瘤、噎膈、水肿、睾丸肿痛等均可用之。

【按语】海带可以通过改变大便菌群活性而改变结肠的肠道生态学，可选择性地减少或杀灭产生致癌物质的某些结肠内的细菌。[福建中医药，1985，1：53]

海藻

为马尾藻科植物羊栖菜、海蒿子等褐藻全草。味苦咸，性寒。入肺、脾、肾经。具有软坚消痰，清热利水的功效。

【应用】凡癌症患者症见瘰疬、瘿瘤、积聚、水肿、睾丸肿痛等均可用之。

【按语】海藻多糖具有多种生物活性及药用功能，如抗辐射、抗肿瘤、防衰老、抗病毒、抗氧化和增强免疫力等。在肿瘤的放射治疗方面，海藻多糖通过提高机体免疫力、抗氧化和抗辐射等机制，与放疗协同抑制肿瘤生长，增强瘤细胞放射敏感性，对肿瘤的放射治疗具有减毒增效作用。[海藻多糖在肿瘤放疗中的应用进展，

中国辐射卫生，2009：2]

鸡蛋

为雉科动物家鸡的卵。味甘，性平。入心、肺经。具有补血安神，滋阴润燥的功效。

【应用】肿瘤病人症见血虚或阴虚所致五心烦热、心悸心慌、头晕目眩、干咳少痰、咽喉干燥、声音嘶哑均可应用。

【按语】蛋清中含的光黄素和光色素具有抑制致癌病毒繁殖、防止细胞癌变的作用。目前深入的试验正在进行之中。[中国医药报，1990-2-1]

蜂蜜

为蜜蜂科动物中华蜜蜂、意大利蜂所采集的花蜜酿成的黏稠液体。工蜂咽腺分泌的乳白色胶状物和蜂蜜配制而成的液体，又称蜂乳、蜂王浆。蜂蜜味甘，性平。入肺、脾、大肠经。蜂乳味甘酸，性平。入肝、脾经。具有滋阴补血，健脾益肝的功效。

【应用】凡癌症患者兼见形体消瘦、心悸、心烦、干咳少痰、肝区隐痛、大便干燥、消化不良、面色无华、失眠多梦、气短乏力等均可使用。

【按语】蜂蜜有中度抗肿瘤疗效，而且可减少其毒性作用。[国外医学中医中药分册，1992，14（1）：64]

杏仁

为蔷薇科植物杏的果仁（种子）。味苦，性温。入肺、大肠经。具有祛痰止咳，平喘润肠的功效。

【应用】凡癌症患者症见肺寒咳嗽、长期哮喘、大肠燥结、喉痹等均可用之。

【按语】杏仁的热水提取物体外实验，对人宫颈癌细胞JTC-26抑制率为 $50\%\sim70\%$。[汉方研究，1979（2）：55]

茶叶

为山茶科植物茶的芽叶。具有清目解毒，化痰利尿之功效。

【应用】凡癌症患者症见头痛、目昏、多睡善寐、心烦口渴、食积痰滞等均可用之。

【按语】科学研究表明，饮茶对人类各种疾病有预防作用。儿茶素是茶叶中最主要的抗癌成分，不仅能够抑制人体对许多致癌物的吸收，而且对机体本身基因突变和免疫系统紊乱等引起的癌症有预防作用。[陈勋，等，湖北农业科学，2011：2]

黄酱

为豆科植物大豆种子的蒸罨发酵后的糊状物。味咸甘，性寒。入胃、脾、肾三经。具有清热解毒，开胃和中之功效。

【应用】凡癌症患者症见食欲不佳、胃口不开、心中烦热等均可用之。癌症有腹水者慎用。

【按语】黄酱（豆酱）具有抗氧化成分，可防止致癌的氧化物储存在细胞中，因而有抗癌效果。[中国抗癌报，1991-9-20]

葱

为百合科植物葱的鳞茎（葱白）和葱叶。味辛，性温。入肺、胃、肝经。具有发散通气，解毒活血之功效。

【应用】凡癌症患者症见伤风头痛、阴寒腹痛、二便不通、寒湿痢疾、喉痹不通等均可用之。

【按语】葱属植物中富含的甾体皂苷类化合物具有抗真菌、抗肿瘤、解痉、降血糖、降血脂等多种生物活性。[张欣茹，等．葱属植物中甾体皂苷及其药理作用最新研究进展．解放军药学学报，2009：2]

辣椒

为茄科植物辣椒的果实。味辛，性热。入心、脾经。具有温中祛寒，开胃消食的功效。

【应用】凡癌症患者症见寒滞腹痛、呕吐、泻痢、噎膈等均可用之。

【按语】实验证明，辣椒煎液可使胃黏膜上皮细胞加速合成前列腺素，从而提高胃黏膜的屏障作用，降低胃癌的发生率。［中国抗癌报，1991-12-5］

花椒

为芸香科植物花椒的果实。味辛，性温。入脾、肺、肾经。具有温中散寒，除湿止痛之功效。

【应用】凡癌症患者症见寒性积食、心腹冷痛、冷咳气逆、风寒湿痹及泄泻等均可用之。

【按语】研究发现，花椒对黄曲霉菌抑制率为49%，对杂色曲霉菌抑制率为83%。［大本太一，等．生药学杂志，1981，35（2）：97］

干姜

为姜科植物姜的干燥根茎。味辛，性热。入脾、胃、肺经。具有温中祛寒，回阳通脉之功能。

【应用】凡癌症患者症见心腹冷痛、肢冷脉微、寒饮喘咳、阳虚吐衄下血及吐泻等均可用之。

【按语】实验证实，生姜水提取物对小鼠S180细胞抑制率为82.2%。［生药学杂志，1979，2：50］

大蒜

为百合科植物大蒜的鳞茎。味辛，性温。入脾、胃、肺经。具有行滞消积，解毒健脾之功效。

【应用】凡癌症患者症见饮食积滞、脘腹冷痛、水肿胀满、腹泻痢疾、痈疽肿毒、吐血心痛等皆可用之。

【按语】大蒜素又名大蒜新素，具有较强的杀菌力，抗菌谱也很广，被誉为天然的广谱抗生素。随着国内外学者对大蒜素的化学、药理和临床研究的不断深入，发现它还具有抗肿瘤、抗炎、抗氧化等作用。［浅谈大蒜素的临床应用．基层医学论坛，2011，13：471］

第三章

临床药膳治疗方案

第一节　颅内肿瘤

颅内肿瘤简称脑瘤，系指生长于颅腔内的新生物。原发于颅内的脑膜、脑、神经、血管、颅骨及脑的附件如脉络丛、脑下垂体、松果体等处的肿瘤，称为原发性颅内肿瘤。若是发生于身体其他组织或脏器的肿瘤，转移侵入颅内称为继发性或转移性颅内肿瘤。本病的临床特点为病情持续进展，具体表现形式则决定于肿瘤的性质、大小、生长速度和部位。一般可见部位固定的局限头痛、局部颅骨外压痛、短期记忆障碍、人格改变、个人整洁习惯的逐渐丧失、情感易于波动等；严重者可呈卒中样起病；后期多有颅内压增高引起的剧烈头痛、恶心呕吐、视力障碍、肢体瘫痪等症状。本病的治疗，应采取以手术为主的综合措施。包括手术、放疗、化疗、免疫治疗、代谢治疗及神经活性药物的应用。

根据其临床表现，一般属中医"头痛""癫狂""癫痫""痴呆"等病范畴。常因风寒湿热之邪或痰浊、瘀血阻滞清窍，致使气、血、痰、火郁结于脑，进而发为本病。中药治疗亦属综合措施内容之一，如在手术治疗的同时，配合使用中药，既可提高手术成功率，又能促使病人早日恢复。中医将本病分为肝肾阴虚、脾肾阳虚、痰湿内阻和瘀毒内结等型，进行辨证施治。

一、辨病施膳良方

主食类

白菊花决明粥

【组成】白菊花 20 克，炒决明子 15 克，粳米 100 克，冰糖少许。

【制法】先把决明子放入锅内炒至微有香气，取出即为炒决明子，待冷后和白菊花一起加清水同煎取汁，去渣，放入粳米煮粥。粥将成时，放入冰糖，煮至溶化即可。

【功效】清肝降火，养神通便。本膳主要适用于脑肿瘤目涩、口干者。

【按语】白菊花为菊科植物的头状花序，以杭州产（杭白菊）最为名贵。用噬菌体实验法已提示其有抗癌活性；以热水提取物做动物体内实验，证明其对 S180（腹水型）抑制率为 54.8%，超过了国际抗癌协会制定的标准（30%）。所以，临床上用白菊花治疗癌症常有疗效。日本民间尚以白菊花瓣 2 撮，加水 200 毫升，文火煎煮，1 日 3 次，治疗各种癌症。

菜品类

炸雪魔芋片

【组成】雪魔芋（即加工成半成品的魔芋）250 克，豆粉、面粉各适量，精盐、五香粉（或其他调味粉）少许，油 250 克。

【制法】将雪魔芋用温水泡软，洗净，挤掉水分，切成象眼片。将豆粉、面粉、五香粉及精盐拌匀，调成糊状。将切好的雪魔芋片挂糊后入热油锅中炸，即成酥脆的雪魔芋片。有的地方出售一种袋装魔芋，取出后即可按上法制作，若放入冰箱冷冻后有蜂窝状孔隙，则更易入味。

【功效】行瘀消肿，解毒止痛。主要适用于脑肿瘤疼痛者。

【按语】雪魔芋为天南星科植物，其化痰、软坚、散结作用较强。所含的魔芋甘露聚糖对癌细胞代谢有干扰作用，可用于多种恶性肿瘤，对癌性疼痛亦有较好疗效，目前常用于头、颈部肿瘤和恶性淋巴肉瘤等。魔芋有一定毒性，但作为癌症治疗，不必完全灭毒（久煮），适当减毒即可，以收"以毒攻毒"之功。

【来源】浙江中医学院学报（增刊号），1982：229

魔芋粗丝

【组成】魔芋 1.5 个，胡萝卜 1 个，牛蒡 100 克，蒜苗 100 克。色拉油、调料（料酒 120 毫升，酱油 100 毫升，砂糖 25 克配制而成）各适量。

【制法】魔芋切成适当大小，胡萝卜切成与之同样大小。牛蒡切细并加水煮 5～6 分钟。蒜苗切成 3～4 厘米之段。在锅内将色拉油烧热，放入魔芋、牛蒡同炒，加调料煮 10 分钟，另加胡萝卜煮 5～6 分钟，最后放入蒜苗，再烧片刻，即成。

【功效】行瘀消肿，解毒止痛。本膳主要适用于脑部肿瘤而症见头痛，便秘者。

炒牛蒡

【组成】牛蒡 300 克，牛肉丝 75 克，葱段 30 克，豆油 75 毫升，酱油 25 毫升，冷水 100 毫升，淀粉 10 克，盐 5 克，鸡蛋 1/3 个，味精、麻油少许。

【制法】将牛蒡去皮，擦成丝，泡入盐水中备用。将牛肉丝用淀粉、酱油、鸡蛋腌 10 分钟，过油后备用。在油锅内爆香葱段，放入牛蒡翻炒片刻。在锅内加水，略焖煮后入牛肉炒，用盐、味精调味，淋上少许麻油，即可食用。

【功效】除邪止痛，补中益气。本膳主要适用于脑肿瘤疼痛者。

【按语】牛蒡为菊科植物，味甘无毒，食药两用。《箧中方》治脑掣痛不可禁者，用牛蒡茎叶，捣取浓汁，加酒和盐适量，熳火煎令稠成膏，以摩痛处。冬月无苗，用根代之亦可。日本研究发现，牛蒡子对宫颈癌 JTC-26 抑制率高达 90％以上。

【来源】汉方研究，1979，1：22

通气肉辣皮

【组成】鲜黄瓜 300 克，粉皮 250 克，猪瘦肉 125 克，花生油、酱油、食盐、香油、芥末面、葱丝、味精各适量。

【制法】黄瓜切丝装盘，粉皮切丝放在黄瓜丝上。猪瘦肉切丝，加葱丝、酱油腌渍；炒锅加花生油烧热，投入肉丝翻炒，熟后倒在粉皮丝上。将一汤勺芥末放碗内，加适量凉开水搅成稠糊，上笼蒸出辛辣味后出锅，和香油、味精、食盐一起倒在肉丝上即可。

【功效】通气健脑，开膈散郁。本膳主要适用于脑肿瘤食欲不振，不闻香臭者。

【按语】膳中鲜黄瓜系葫芦科植物，它不但是美味佳肴，最近还发现它含有许多营养物质，而且还含丙醇二酸，可抑制人体内糖类转化为脂肪，也有减肥作用；特别是黄瓜中大量的葫芦素有抑制 EB 肿瘤细胞的作用。

【来源】开卷有益，1989，1：38

麻辣牛肉

【组成】牛瘦肉 500 克，姜 100 克，干红辣椒 20 枚，花椒、酱油、味精、花生油适量。

【制法】牛肉剔去筋膜，切成片。姜切细丝，红辣椒切成 2 厘米长的段，保留籽。花椒微火烘干，碾成面，放入碗中，加进酱油、味精调匀备用。炒锅加油，旺火烧热，放入牛肉片翻炒，待牛肉炒至水分快干时，再依次放入辣椒籽、辣椒段翻炒几下，加入姜丝，亦翻炒片刻，待姜丝软熟后将碗中酱油等倾入锅中，在旺火上煮开即成。

【功效】补气益血，活血温经。本膳主要适用于脑肿瘤症见形寒肢冷、食欲不振者，此症多见于垂体嫌色细胞癌、颅咽管瘤等。

【按语】李时珍云："牛肉补气，与黄芪同功。"

高丽碧螺春

【组成】碧螺春茶叶 15 克，鸡脯肉 150 克，鸡蛋 4 个，干淀粉 10 克，精面粉 7.5 克，黄酒、食盐、味精、油适量。

【制法】茶叶用少量沸水泡开，沥去水。鸡肉切成薄片，用黄酒、食盐、味精与鸡肉片搅拌入味，然后每片卷包一小撮茶叶，卷成蚕茧形。用鸡蛋清（4 个）搅打起泡，加干淀粉、精面粉，拌成蛋泡糊，然后将油入锅，烧到三成热时，将茶叶鸡片挂上一层蛋泡糊，投入油炸。炸至糊浆凝固、松软，略有酥脆之壳，色奶白即可。

【功效】清解蕴毒，补虚扶正。本膳主要适用于脑肿瘤早期出现精神障碍、精神不振者。

【按语】鸡脯肉中的氨基酸，鸡蛋中的维生素 B_1，加上茶叶中的咖啡因等，均有保护脑神经细胞的功能，这对脑肿瘤的康复极有意义。本膳在临床上用于脑肿瘤患者多例，均收到良好效果。

汤羹类

宁神排骨汤

【组成】黄芪 9.8 克，怀山药 19.6 克，玉竹 24.5 克，陈皮 1.9 克，百合 19.6 克，龙眼肉 14.8 克，枸杞子 9.8 克。猪排骨 300 克或整鸡 1 只，食盐、胡椒粉适量。

【制法】先将黄芪、山药等药材放入布袋中，扎紧口，放约 5000 毫升水中浸 5～10 分钟，再加入排骨，先大火后小火，煮 3～4 小时。捞出布袋，加入盐、胡椒粉等佐料即可食用。

【功效】健脾开胃，补气宁神，降低颅压。本膳主要适用于脑肿瘤颅压增高而气阴两虚者，颅压增高可出现头晕、耳鸣等精神症状。

天麻猪脑盅

【组成】天麻片 15 克，猪脑 1 副，冬菇 3 朵，葱、姜、盐、料酒、味精、鸡汤等各适量。

【制法】天麻片用温水洗净，猪脑挑去血筋，冬菇洗净泡软。小盅内倒入适量鸡汤，加入以上调味品，隔水蒸 20 分钟。

【功效】养心补脑，镇静安神。本膳主要适用于脑肿瘤出现精神症状（对周围事物反应淡漠，迟钝，记忆和思维能力低下，定向力、理解力减退等）者。

【按语】天麻注射液给小鼠静脉注射，可产生显著的镇静作用；采用小白鼠热板法试验，证明天麻浸膏具有镇痛作用。由于天麻这种明显的镇静和一定的镇痛作用，使之对脑肿瘤患者可产生改善症状的效果。

【来源】中草药通讯，1974，5：33

茶饮类

龙眼枣仁饮

【组成】龙眼肉、炒枣仁各 15 克，芡实 10 克，白糖少许。

【制法】枣仁、芡实洗净，与龙眼肉一起放入锅内，加水适量，武火煮沸，再用文火煎熬 20 分钟，滤去药渣，放入白糖搅匀，装入茶壶内即成。每晚睡前服用最佳。

【功效】养血安神，益肾固精。本膳主要适用于脑肿瘤失眠、神倦、遗精者。

【按语】日本学者佐藤昭彦曾筛选了 800 余种天然药物，发现龙眼肉、枣仁热水提取物对人宫颈癌 JTC-26 细胞抑制率分别为 90% 以上和 50%～70% 之间，显示了良好的抗癌活性。本膳不仅用于脑肿瘤，而且对骨癌疼痛也有缓解作用。

【来源】汉方研究，1979，2：60

龙眼洋参饮

【组成】龙眼肉 30 克，西洋参 10 克，蜂蜜少许。

【制法】龙眼肉、西洋参、蜂蜜放入杯中，加凉开水少许，置沸水锅内煮 40～50 分钟即成。每日早、晚口服。龙眼肉和西洋参亦可吃下。

【功效】养心安神，滋阴生血。本膳主要适用于脑肿瘤贫血、低热不退者。

【按语】龙眼肉补血，西洋参滋阴，加之两者对中枢神经均有调整作用，故可用于脑肿瘤病人的调理。另有报道：以西洋参6克，银耳15克，冰糖15克，文火煎取汁当茶饮，治疗1例胃癌伴肺转移者，辨证为气阴两虚。症见神倦乏力，低热绵绵，口干少津，欲饮冷水，动则汗出，手足心热，舌质红，脉细数，骨瘦如柴，体温37.8℃，服本方后，精神好转，食欲增加，低热消失，白细胞、血红蛋白均恢复至正常水平。

【来源】中国抗癌报，1992-1-20

二、放化疗反应与术后调理药膳

田七炖鸡

【组成】嫩母鸡1只（约重1千克），三七（田七）12克，红枣10个，枸杞子10克，桂圆肉10克。生姜、料酒、食盐、酱油适量。

【制法】将鸡宰杀后，净毛，剖腹去内脏，剁去头、爪，冲洗干净。三七用料酒适量浸软后，切成薄片。将三七及枸杞子、红枣、桂圆肉、生姜片、料酒、食盐、酱油拌匀，装入鸡腹内，再把整只鸡放入搪瓷或陶瓷盆中（鸡腹部朝上），加盖后置笼中或铁锅内蒸炖。2~3小时后，出笼即可食用。

【功效】补血益气，化瘀安神。

参须肉汤

【组成】人参须6克，黄芪15克，山药28克，枸杞子28克，党参28克，排骨300克或整光鸡1只。

【制法】人参须、黄芪等中药用布袋装好。扎口后和排骨或鸡一起入锅中，加水5大碗。先大火后小火，煮3~4小时，捞出布袋，即食，饮汤食肉，每次 1 小碗，每天 1 次。多余的放冰箱保存，用时取出煮沸后食用。

【功效】补气提神，健脾开胃。

【来源】抗癌本草，1984：233

第二节 鼻 咽 癌

鼻咽癌是指发生于鼻咽腔顶部和侧壁、鼻咽部黏膜上皮的恶性肿瘤，大多数为鳞状细胞癌。是我国最常见的恶性肿瘤之一。发病率各地不一，以广东省为最高发区。鼻咽癌的死亡数占恶性肿瘤死亡数的 2.81%，居第八位，其中男性死亡数占男性恶性肿瘤死亡总数的 3.1%，占第七位；女性死亡数占女性恶性肿瘤死亡总数的 2.34%，占第九位。其发病男女之比约为 3.5：1。本病好发年龄在 40~60 岁，一般认为与 EB 病毒感染、环境、饮食和遗传因素有关。

鼻咽癌发生部位隐匿，与眼、耳、鼻、咽喉、颅底骨、脑神经等重要器官相邻，具有易于在黏膜下向邻近器官直接浸润或淋巴结转移的生物学行为，早期鼻咽部症状多变或症状不明显，往往被误认为呼吸道炎症，直至颈淋巴结肿大，才被人们注意，常见的症状有：回缩性血涕或鼻出血，常发生在早晨起床后，口中咯出带血的鼻涕，血量不多，是鼻咽癌的早期症状。耳鸣、听力减退、耳内闭塞感也是鼻咽癌早期症状。

本病属于中医"鼻渊""头痛""鼻痔""鼻衄""失荣""上石疽"等范畴。认为肺热痰火及肝胆热毒上扰为鼻咽癌发病的主要原因。中医中药对本病治疗也有一定的疗效，基本治疗原则为养阴益气，疏肝理气，化痰散结，清热解毒，活血通络等。

一、辨病施膳良方

主食类

金针菜香菇包

【组成】青菜 3000 克，白糖 150 克，精盐 100 克，味精 50 克，金针菜 50 克，香菇 30 克，生油 100 克，麻油适量。

【制法】青菜洗净，放沸水锅中稍烫捞出，置冷水中激冷，斩碎挤出水分，便为净菜。香菇、金针菜用热水浸发，香菇剪蒂；金针菜去花梗后，各自剁碎，和净菜搅一起，放入糖、盐、味精、生油、麻油一起拌和，即可待包。常规法包成包子，蒸熟即可食用。

【功效】益脑醒神，滑肠通便。本膳主要适用于鼻咽癌头晕、头胀者。

【按语】大便秘结是导致头晕、头胀的主要原因。本品青菜含大量纤维素促进排便，金针菜健脑醒神。下通上清，对鼻咽癌头晕症状可望缓解。金针菜又名忘忧草，《本草正义》云：金针菜"禀凉降之性……治气火上升，夜少安寐，其效颇著。"

乌梅山楂粥

【组成】乌梅 10 克（中药店有售），炒山楂 15 克，大米 30 克。

【制法】先将乌梅捣碎，再与炒山楂共装入纱布袋中并扎口。最后把此二味与大米同放入砂锅中煮粥，粥熟后除去药袋即可食用。每天 1 剂，分早、晚食用。

【功效】生津止渴，消食开胃。适用于鼻咽癌患者放疗后食欲减退、口中乏味、疲乏无力等症。

【按语】乌梅是古今皆用的一味抗癌中药。近年来的药理研究表明，乌梅中所含的某些有效成分具有杀伤癌细胞和抑制肿瘤细胞的作用，并可缓解癌性疼痛；而山楂也具有一定的抗癌抑癌活性。二药合用不仅可抗癌防癌，还能增进食欲，促进消化。

【来源】医药养生保健报，2003-10-13

莲子粥

【组成】莲子（去芯）30 克，粳米 100 克，白糖少量。

【制法】将莲子研如泥状，与粳米同置于锅中，加水如常法煮成粥，加入白糖调味服食。每日服食 1～2 次，空腹温热食之，可以久食。

【功效】健脾益气，益心宁神，抗鼻咽癌。用于各型的鼻咽癌。

菜品类

鸡蛋全蝎

【组成】生鸡蛋1只，全蝎2条。

【制法】鸡蛋去蛋黄，将全蝎2条纳入蛋白中，煮熟。也可制成荷包蛋，再油炸全蝎。鸡蛋与全蝎共食。

清炒苦瓜

【组成】新鲜苦瓜适量。

【制法】清炒即可，宜常食。

【功效】清热解毒，防癌抗癌。适用于各类型鼻咽癌，对鼻咽癌患者出现的"上火"症状颇有疗效。

【按语】现代药理研究表明，从苦瓜中提取出来的蛋白质类成分具有抗癌作用。其中苦瓜素在达到一定浓度时，可使人的舌、喉、口腔底部、鼻咽部癌细胞及动物实验中大鼠的肝细胞瘤、小鼠黑色素瘤生长完全受到抑制。并且黑色素瘤和人绒毛膜癌JAR细胞对苦瓜素异常敏感，与正常细胞相比，至少敏感20倍。故看似普普通通的苦瓜实可用于鼻咽癌的防治。

高汤芦笋尖

【组成】绿芦笋400克，调料A（高汤480毫升，盐15克）1料，调料B（高汤240毫升，麻油50毫升，酒5毫升，盐5克，淀粉5克）1料。

【制法】芦笋洗净去掉老皮。在锅内将调料A烧开，放入芦笋煮约2分钟，沥于盘上，汤汁不用。另将调料B（麻油除外）在锅内加热，边煮边搅，至沸后加入麻油拌匀。将加热拌入麻油的调料B，撒于盘中的绿芦笋上即可。

【功效】清热生津，健脾益肺。本膳主要适用于鼻咽癌舌红口臭者。

【按语】中国医学科学院肿瘤医院内科实验室以一定浓度的芦笋原汁实验，发现对人鼻咽癌离体细胞有明显的细胞毒性作用；对克隆源性癌细胞的杀伤程度与芦笋汁浓度和接触时间成正相关，但超过一定浓度后，杀伤效应不再明显增加。

【来源】全国第二届补益药中西医结合研究学术研讨会论文汇编，1988，251

蜜汁莲藕

【组成】鲜藕 750 克，蜂蜜 50 克，糯米 150 克，桂花 5 克，白糖 200 克，淀粉适量。

【制法】鲜藕洗净，切下一段藕节。糯米淘净，入清水内浸 2 小时，捞出后沥干水。将泡好的糯米从藕节的一端灌入藕孔中，灌满为止，并用筷子捣实，然后上笼蒸熟透，放入凉水中浸泡 2 分钟，取出后去藕皮，切为约 0.5 厘米厚的片，放碗内，加 125 克白糖，上笼蒸约 10 分钟，扣于盘内。锅内放清水 50 克，加白糖 75 克，蜂蜜、桂花煮沸后勾芡，浇在藕片上即可。色泽美观，质地软糯，甜香美味。

【功效】清热生津，凉血止血。本膳主要适用于鼻咽癌口舌干燥者。

【按语】鼻咽癌放化疗后常出现血热症状，而鲜藕、蜂蜜均有清润之性，故用于本症常有好的疗效。

菊蚌怀珠

【组成】净蚌肉 10 个，猪肉馅 100 克，鸡蛋清 1 具，黄酒 15 克，鲜菊花 10 克，鲜竹叶数片，浙贝粉 3 克，葱、姜、盐、味精、胡椒粉适量。

【制法】蚌肉用木槌轻轻捶松，放入锅中用小火煮至肉烂，将肉取出置凉。把肉馅与浙贝粉、鸡蛋清、葱、姜搅拌均匀，制成 20 个小丸子，入沸水煮熟。然后将每个蚌肉一分为二，夹肉丸 2 个即为蚌肉怀珠。大汤碗中铺垫数片竹叶，将蚌肉怀珠摆放在竹叶上，兑上少许黄酒，上笼蒸5～10分钟取下。同时，另用一锅倒入肉清汤，烧沸，加适量盐、味精、菊花。将菊花汤浇在蚌肉上，配一小碟胡椒粉，即可食用。

【功效】清泻肺热，消肿止痛。本膳主要用于鼻咽癌有热者。

【按语】本方可以化简，即生蚌连壳2.5千克洗净，用开水，煮5小时，吃肉喝汤，连服40剂，效果颇佳，值得重视，尚有用蚌液治疗鼻疗等症的报道。

【来源】明报，1969，2：15

蛤烩黑豆

【组成】蛤蜊30克，黑豆100克，豆油25毫升，酱油100毫升，姜、葱、蒜、味精、盐均适量。

【制法】将姜切成丝，葱切末，蒜拍碎，蛤蜊洗净后加盐稍腌去沙。在锅内将豆油烧热，放入姜丝，加酱油，盖锅盖，用中火烧开。放入蛤蜊、黑豆、蒜及味精，再盖上锅盖。烧开后，放入葱末即可。味美可口，略有辣味，十分下饭。

【功效】清热解毒，滋阴补肾。本膳主要用于鼻咽癌口干舌燥者。

【来源】明报，1969，2：15

银花鹌鹑

【组成】鹌鹑2只，金银花30克，葱、姜、酱油、盐、植物油适量。

【制法】鹌鹑去毛，剖腹去内脏洗净，用适量植物油略炸鹌鹑，把金银花用单层纱布包后填入鹌鹑腹内（每只中放15克金银花）。入锅内加水和酱油、盐、葱、姜等。用小火煮烂，弃去金银花药纱布即可食用。

【功效】清热解毒，和中补气。本膳主要适用于鼻咽癌有感染者。

【按语】金银花味甘，其性微寒，善于清热解毒。药理实验表明，其乙醇提取物对小鼠肉瘤S180抑制率为22.2%。以金银花粉末，鼻中吸入，每 2 小时一次。或者以金银花 30 克，蜈蚣 10 条水煎，治疗鼻腔腺癌，效果颇好。

鸡腿烧莲子

【组成】鸡腿 2 只，新鲜莲子 200 克，香菇 2 朵，酱油 30 毫升，冰糖、色拉油适量。

【制法】将鸡腿剥皮（防油腻太多）；香菇去蒂、洗净，泡软。同莲子一起放入锅中，加 200～250 毫升冷水和酱油，加盖，用大火烧开后，改用小火煮 20 分钟，熄火后闷片刻。打开锅盖，加少许冰糖、色拉油，用中火煮至汤汁将干时熄火，取出即可食用。

【功效】清心解热，开胃进食。本膳主要适用于鼻咽癌症见食欲不振，头晕，微有低热者。

【按语】使用本膳应注意的是，最好把浮在汤汁上面的浮油掠掉不要，以免有油多碍胃之副作用。

汤羹类

银耳莲子羹

【组成】莲子 100 克，银耳 15 克，冰糖 150 克。

【制法】将莲子、银耳分别水发，然后和冰糖一起放碗中，加适量开水，上笼用旺火蒸约 1 小时，即可出锅。冷、热食均可。

【功效】清心解热，开胃进食。本膳主要适用于鼻咽癌涕中带血或晨起痰有血丝者。

【按语】莲子为睡莲科植物，其味甘涩，气平寒，其含多量的淀粉、棉籽糖及蛋白质、脂肪、碳水化合物、钙、磷、铁等。子芯中含有的氧化黄心树宁碱已证明有抑制鼻咽癌的能力，本膳在应用时，最好使用带有莲子心（绿色胚芽）的全莲子，对上述鼻咽癌症状疗效会更好。

百合芦笋汤

【组成】百合 50 克，罐头芦笋 250 克，黄酒、味精、精盐、素鲜汤各适量。

【制法】将百合放入温水浸泡，发好洗净；锅中加入素鲜汤，将发好的百合放入汤锅内，加热烧几分钟，加黄酒、精盐、味精调味，倒入盛有芦笋的碗中，即成。佐餐当菜，吃菜饮汤。

【功效】润肺养胃，滋阴抗癌。主治肺胃阴虚型鼻咽癌等多种癌症。

蛇莲肉汤

【组成】白花蛇舌草 20 克，半枝莲 20 克，全蝎、蜈蚣各 0.5 克（研末），精猪肉 100 克，盐、味精适量。

【制法】将猪肉切成小块，与蛇舌草、半枝莲同放入砂锅内，加水适量，烧开后，移至文火，炖至肉熟透，去药材，取肉与汤，加入全蝎、蜈蚣粉及盐、味精。饮汤吃肉，每日 1 剂。

【功效】解毒抗癌，通络止痛。

茶饮类

石竹茶

【组成】石竹 30～60 克。

【制法】将石竹洗净，入锅，加水适量，煎煮 30 分钟，去渣留汁即成。代茶频频饮用，当日饮完。

【功效】活血化瘀，清热利尿。主治气滞血瘀型鼻咽癌。

桑菊枸杞饮

【组成】桑叶、菊花、枸杞子各 9 克，决明子 6 克。

【制法】将以上 4 味洗净，入锅，加水适量，大火煮沸，改小火煎煮 30 分钟，去渣取汁即成。上下午分服。

【功效】清热泻火，平肝解毒。主治邪毒肺热型鼻咽癌，头痛头晕，视物模糊，口苦咽干，心烦失眠，颧部潮红等症。

大蒜萝卜汁

【组成】大蒜 15～30 克，白萝卜 30 克，白糖适量。

【制法】将大蒜去皮捣烂，白萝卜洗净捣烂，同用开水浸泡4～5 小时，用洁净的纱布包牢绞取汁液，去渣，加入白糖少许调匀，即可饮用。分 2～3 次服食，每次 15 毫升。

【功效】杀菌解毒，理气化痰，防癌抗癌，行滞健胃。主治痰毒凝结型鼻咽癌等多种癌症。

参须清热茶

【组成】人参须 5 克，麦冬 2 克，熟地黄 3 克。

【制法】将人参须、麦冬、熟地黄放入杯中，冲入沸水，盖上盖子，至 20 分钟左右即可饮用，本品须长期使用，方有效果。

【功效】补气滋阴，清热除烦。本膳主要适用于鼻咽癌症见气阴两虚者。病情伤阴较重，正气亦衰，主症常见头晕、耳鸣、气短、心悸、倦怠、乏力、口干等。

【按语】人参中的有效成分为人参皂苷，据分析人参须中的皂苷成分明显高于人参的主根。其人参总皂苷量主根（人参）为3.3%，参须为 6.5%。

二、放化疗反应与术后调理药膳

开胃海参

【组成】水发海参 500 克，猪肉 80 克，竹笋 40 克，青、红椒各 1 个、盐、料酒、味精、糖、豆瓣酱、水淀粉、姜、葱各适量。

【制法】海参刮去腔内壁膜，切片。猪肉切小块。竹笋切片。青、红椒切粗条。葱、姜一半切成碎末，另一半分别切成段和片。

海参用普通汤加入姜、葱、料酒氽两遍捞出，挑出姜、葱。烧热锅下油，油热时下豆瓣酱煸炒，待油变红时，加入汤煮 5 分钟，捞去渣，倒入碗内，使其沉淀。再烧热油，下猪肉块、豆瓣酱汤、海参、竹笋片、青红椒。小火煮 10 分钟，加盐、糖、味精，以水淀粉勾芡即可。

【功效】滋阴补血，开胃健脾。本膳主要适用于鼻咽癌放疗后食欲不振及贫血者。

【按语】研究表明，海参是一种潜在的抗癌药物。

【来源】月刊药事，1987，6：19

酱汁扁豆

【组成】扁豆 500 克，猪肉 100 克，甜面酱 15 克，白糖 25 克，酱油 10 克，植物油 50 克，味精、麻油、葱花、姜末各少许。

【制法】扁豆去两端尖头和筋衣洗净，沥干水分。猪肉剁成肉糜。炒锅倒油烧至五成熟，投入扁豆滑炒片刻，断生捞出。锅留底油，下肉糜炒散，放葱花、姜末、甜面酱煸透，加酱油、白糖、味精拌匀，再投入扁豆，在旺火上反复煸炒，待酱汁包牢扁豆，淋入麻油颠翻几下即可。呈紫酱色泽，咸中带甜，别具一格。

【功效】健脾利湿，补胃生血。本膳主要适用于鼻咽癌放化疗后白细胞减少症。

【按语】白扁豆等豆类能增强细胞免疫功能，刺激骨髓造血组织，减少粒细胞的破坏，提高造血功能。临床对 116 例粒细胞减少者应用白扁豆复方，粒细胞总数上升明显者 94 例，有效率 81%。

【来源】中西医结合浙江分会年会报道汇编，1986，30

杨梅肉丸

【组成】猪肉 350 克，鸡蛋 1 个，面包屑 20 克，醋 15 克，精盐 4 克，白糖适量，湿淀粉 15 克，杨梅汁 75 克，油 750 克（约实耗 50 克）。

【制法】猪肉剁成泥状，打入鸡蛋，加精盐和水 100 克，搅至上劲时放面包屑拌匀，即成馅。炒锅中烧至油五成热时，将肉馅挤成杨梅大小的圆球，下锅炸至肉丸浮起，呈金黄色时倒入漏勺沥油。原锅放炉火上，放入白糖、醋、杨梅汁和水 100 克，待烧开溶化时，用湿淀粉勾薄芡，将肉丸倒入锅中滚匀，洒入熟油 10 克出锅即可。色呈浅玫瑰红，甜中带酸，形味酷似杨梅。

【功效】生津止渴，和胃解毒。本膳主要适用于鼻咽癌化疗后有虚热及饮食减少者。

【按语】本膳营养甚为丰富，可改善癌性体质。《泉州本草》曾有一治鼻息肉方：杨梅连核合冷饭粒捣极烂敷患处。若能以此法外敷，平时再适当地应用本膳，对鼻咽癌可望有一定效果。

黄芪枸杞子炖甲鱼

【组成】黄芪 50 克，枸杞子 30 克，甲鱼 500 克，盐、麻油各适量。

【制法】黄芪切片，纱布包扎；枸杞子洗净，甲鱼去内脏后切细。三者放入锅内，加适量冷水，炖熟，去药渣，用麻油、盐调味即成。

【功效】补中益气，滋阴生血。本膳主要适用于鼻咽癌放疗所致眩晕或白细胞减少者。

【按语】有报道：以黄芪 30 克，人参 15 克，小枣 20 个煎服，治疗他巴唑引起的粒细胞减少症 14 例，疗效较好（云南中医杂志，1980，2：28）。枸杞能"补血生营"，内蒙古医学院肿瘤科报道：灌服枸杞煎剂，对正常小鼠的造血功能有促进作用，可使白细胞增多；对化疗药环磷酰胺引起的抑制白细胞（主要是淋巴细胞）生成作用也具有保护性的效果。

【来源】内蒙古医学院学报，1974，4：76

灵芝煲乌龟

【组成】灵芝 30 克，大枣 10 枚，乌龟 1 只。

【制法】先将乌龟宰杀去内脏，放锅内，清水煮沸，捞出，切块略炒。然后与去核红枣、灵芝一起用瓦罐煲汤，煮至熟烂时即成。吃肉喝汤，空腹饮用最佳。

【功效】滋阴补血，清热降脂。本膳主要适用于鼻咽癌放化疗后白细胞下降症。

【按语】小鼠实验表明，灵芝多糖 D6 有促进肝脏合成血清蛋白质的作用，小剂量时作用较弱，剂量增大，血清蛋白质合成速度相应增加。核酸和蛋白质的代谢情况，与机体多种结构及功能有关。灵芝多糖 D6 促进血清蛋白质合成，是其扶正固本作用的体现（林志彬. 灵芝多糖研究取得进展. 北京医学院学报，1980，3：209）。这项研究提示灵芝在肿瘤病人身上有广泛的应用，可以有效地提高肿瘤病人的抗癌功能。

猴头菇炖银耳

【组成】猴头菇 50 克，银耳 30 克，冰糖 20 克，碱适量。

【制法】将猴头菇用开水浸泡，反复冲洗后，剪去根部，再换温水加适量碱泡发，直到酥软，捞出，再漂洗干净碱性，沥干水。银耳用温水浸透，洗干净。将猴头菇、银耳共入碗内，加冰糖隔水炖熟即成。当甜点，随量食用。

【功效】滋阴润燥，健脾和胃，扶正抗癌。主治鼻咽癌放化疗毒副反应。

归参龙眼炖乌鸡

【组成】当归 20 克，吉林参 6 克，龙眼肉 30 克，乌骨鸡 1 只（约 500 克），料酒、葱、姜、精盐、味精、香油适量。

【制法】将当归、吉林参分别拣杂，洗净，晒干或烘干。当归切成片，放入纱布袋中，扎紧袋口，备用；吉林参切成片或研成极细末，待用。将龙眼肉洗净，放入碗中，待用。

将乌骨鸡宰杀，去毛及内脏，洗净，入沸水锅中焯透，捞出，用冷水过凉，转入砂锅，加入洗净的龙眼肉、当归药袋及鸡汤、清水适量，大火煮沸，烹入料酒，改用小火煨炖 1 小时，待乌骨鸡肉熟烂如酥，加葱花、姜末，取出药袋，滤尽药汁，调入吉林参细末（或饮片），拌匀，再煨煮至沸，加少许精盐、味精，淋入香油，拌和即成。佐餐当菜，随意服食，吃乌骨鸡肉，饮汤汁，嚼食人参片、龙眼肉。

【功效】益气养血，增强抵抗力。主治气血两虚型鼻咽癌、鼻咽癌术后及放化疗后身体虚弱，对鼻咽癌晚期或放化疗后脏腑气衰、邪毒内聚者尤为适宜。

第三节 舌 癌

舌癌是指发生于舌前 2/3 游动部的恶性肿瘤，是常见口腔癌之一，占口腔癌的 32.3%～50.6%，居第一位，占头颈恶性肿瘤的 5.0%～7.8%，占全身恶性肿瘤的 0.8%～1.5%。本病好发于 40～60 岁男性稍多，男女比例为 （1.5～1.7）：1，与牙的残根或残冠、锐利的牙尖等长期刺激，口腔卫生不良，长期过度嗜烟酒，营养和代谢障碍等因素有关。此外，舌黏膜长期溃疡，白斑与外伤，可致上皮增生，也可变成舌癌。临床表现为初起为黏膜小硬结，逐渐形成明显肿块，继而在其中心区出现边缘隆起的小溃疡。疼痛初起微痛，合并感染时疼痛剧烈，并向同侧颜面和耳部放射。晚期病变累及舌肌，可引起舌体运动受限，影响说话、进食及吞咽，并有多量流涎。

本病属于中医舌疳、舌菌等范畴，《医宗金鉴》云："此证由心、脾火毒所致。"心脾郁火循经上行于舌，灼津为痰，阻塞经络，痰瘀互结而成本病。

辨病施膳良方

菜品类

升麻炖大肠

【组成】升麻 15 克，黑芝麻 100 克，猪大肠 1 段（约 30 厘米长），生姜、葱、食盐、料酒各适量。

【制法】将猪大肠洗净，把升麻、黑芝麻装入猪大肠内，放入砂锅内，加生姜、葱、食盐、料酒、水适量。将砂锅置炉上，先用武火烧沸，再用文火炖 3 小时即成。

【功效】升提中气，补肝益肾。本膳主要适用于舌癌热毒蕴结者。

【按语】升麻性能升散，并擅解热毒。是传统上治疗阳明热邪所致头痛，牙龈肿痛，口舌生疮的要药。加拿大民间以升麻制成浸膏，配上另外一些植物药，掺上碘化钾和水，口服，对舌癌以及乳腺肿瘤乳房切除后腋腺转移癌有一定效果。药理实验还表明：升麻对人宫颈癌细胞 JTC-26 抑制率高达 90％以上，引起了人们高度重视。

白糖五丁

【组成】西红柿 2 只，苹果 1 只，嫩梨 1 只，香蕉 1 支，黄瓜 1 根，白糖 100 克，精盐少许。

【制法】黄瓜去瓤切丁，用盐渍 30 分钟，沥干水分。西红柿、苹果、梨、香蕉各去皮斩成丁，然后和黄瓜一起撒上白糖 50 克，腌 30 分钟。吃时再撒上 50 克白糖，也可放上一块冰砖，拌匀后吃更佳。

【功效】清解内热，调理胃口。本膳主要适用于舌癌合并感染有热者，可有灼痛感，有时流涎，口气腥臭，间有烦躁、便秘等症状，本膳尚可用于预防结肠癌。

【按语】苹果等水果中的果胶在动物实验中，能使其结肠癌的发生率减少 50%，同时还能使胆固醇水平降低 30%。他们推测这是果胶与纤维素干扰了结肠细胞中遗传物质致癌原的缘故。

茶饮类

西瓜玉米须饴糖

【组成】西瓜 1 个（约 3000 克），玉米须约 125 克。

【制法】将西瓜洗净，切开，瓜瓤切细后，同玉米须一起放入锅内冷水中。用大火煮沸约 30 分钟（注意勿使沸后溢出锅），待西瓜、玉米须汁已呈现胶状时熄火，用纱布滤去渣滓。将西瓜胶汁倒入小布袋内，放回锅中，另加冷开水，再用大火煮 2 小时，仅存浓饴 240～480 毫升。用小火慢熬 3 小时，果糖呈咖啡色，再熬 2 小时，即呈黏稠麦芽糖状，将其移放于玻璃罐中，放在冷暗处即成。每次 20～50 克，开水烊化后服用。

【功效】清热通淋，解毒消肿。本膳主要适用于口腔舌癌热毒肿胀者。

梅肉红茶

【组成】梅干 1 颗，红茶 50 克，甘蓝菜汁少许。

【制法】将梅干去果核，将果肉切细。将切细之果肉放入大陶瓷碗中，另加红茶一同混合。将热开水倒入碗内，搅拌即成。饮前加少许甘蓝菜汁，味道更佳。不拘时饮之。

【功效】生津止渴，健脾消食。本膳主要适用于舌癌疼痛者。

【按语】梅干、红茶、甘蓝汁均有良好的抗癌活性。梅干即蔷薇科植物梅的干燥未成熟的果实。以新鲜梅的果肉制成果酱，每天少量饮用，也有防癌抗癌作用。

第四节 喉 癌

喉癌是头颈部常见的恶性肿瘤之一，发生在会厌喉面以下喉的内部，占头颈部恶性肿瘤的 3.3%～8.1%。本病好发于 55～70 岁（其中男性多见于 40～69 岁，女性多见于 55～60 岁）。病理多见鳞状细胞癌。病因尚未明了，但与吸烟、饮酒、空气污染、病毒感染、发声劳累等有关。临床表现为音哑，是声门区肿瘤的首发症状，音哑进行性加重，肿块增大阻塞声门，可出现喉鸣或呼吸困难。声门上区肿瘤早期无音哑，在肿瘤侵及室带或声门时才继发音哑。咽喉部异物感、紧迫感或吞咽不适等是声门上区肿瘤的首发症状，病史发展可有吞咽痛或咽下阻挡感。肿瘤增大后使气管内分泌物排出不畅，可引起呼吸道感染，可见刺激性干咳，痰中带血。肿瘤合并溃疡、炎症或软骨膜炎时，可引起迷走神经反射性疼痛，表现为同侧头痛、耳痛，多见于声门型肿瘤患者。肿瘤阻塞呼吸道可致呼吸困难，多见于声门或声门上区喉癌患者。

本病属中医"喉菌""喉疳""喉百叶""喉瘤"等范畴，其主要病因病机外邪以风热为主，内伤为脾气素虚，过食炙烤，肺经受热，或郁怒伤肝，肝气郁结，气滞痰凝，壅于咽喉，肝肾不足，阴伤失养所致。

一、辨病施膳良方

主食类

牛蒡粥

【组成】牛蒡根 30 克，粳米 50 克。

【制法】鲜牛蒡根研滤取汁备用。常规煮米成粥，将熟时兑入牛蒡根汁，煮熟即可。不拘时间进食。

【功效】清热消肿，利咽止痛。适用于喉癌疼痛、热肿者。

【按语】牛蒡为菊科植物，其根中含有抗癌物质，可用二氯甲烷和乙醇提取出来，加以精制，抑制率可达90％以上。对小鼠肉瘤 S180（腹水型）抑制率在 10.5％～22.2％之间。原陕西中医研究所名老中医华文卿最善用牛蒡根治疗癌症，他用牛蒡根和楮实子研成粉，冲服，临床治疗宫颈癌，甚效。

甘蔗粥

【组成】甘蔗汁 150 毫升，粳米 100 克。

【制法】用新鲜甘蔗，榨取汁约 150 毫升，加清水适量，与粳米同煮成粥。煮制时不宜稠厚，以稀薄为好。

【功效】清热止津，养阴润燥。本膳主要适用于喉癌吞咽不利而胸膈有热者。

菜品类

土豆知了

【组成】土豆 100 克，知了 10 只，植物油、椒盐或西红柿酱各少许。

【制法】土豆洗净，削皮，切成薄片，在油中炸熟。知了洗净，稍晾干，也在油中炸酥。两者均放入盘中，蘸椒盐或西红柿酱食用即可。

【功效】健脾益胃，祛风除热。本膳主要适用于咽喉癌局部痒疼者。

【按语】膳中知了即蝉科昆虫蝉，学名为黑蚱。

清炒绿豆芽

【组成】绿豆芽 500 克，葱白 3 克，花椒 1 克，植物油 15 克，食盐适量。

【制法】将花椒放入八成熟的油锅里炸焦，随后放葱白末和洗净的绿豆芽翻炒，待快熟时，加食盐炒匀即可。每日食 2 次。

【功效】消肿祛脓，清肺解毒。本膳主要适用于咽喉部癌脓肿疼痛者。

【按语】清炒绿豆芽是根据《本草纲目》中"绿豆芽方"演变而来的，在民间治疗"石蛾"（扁桃体炎、扁桃体肿瘤等）颇有效果。绿豆芽系豆科植物的种子经浸泡后发出的嫩芽。由于绿豆芽性味甘凉，脾胃虚寒者不宜久服，所以本膳加入温热的葱白、花椒，以缓和其清凉之性，增加解毒之功效。加入葱白对人宫颈癌 JTC-26 细胞有高达 90% 以上的抑制率，能使本膳的抗癌作用增加。

汤羹类

灵芝炖龟肉

【组成】灵芝 30 克，黄芪 30 克，乌龟 1 只（400～500 克），生姜 20 克，盐 8 克，大枣 10 个，香油、味精适量。

【制法】将灵芝、黄芪洗净，乌龟宰杀切成小块。先将龟肉入锅内，加水适量烧开，龟肉煮至半熟时，加入灵芝、黄芪、大枣、生姜及上述调料，待龟肉熟透，将灵芝、黄芪捞出，食肉喝汤。

【功效】补中益气，滋阴养血，安神益智，强身抗癌。适用于病后体弱、气血亏损以及白细胞减少症等。

【来源】中国食品，1999，1：8

糖参润肺汤

【组成】糖参 14 克，山药 18 克，百合 18 克，党参 14 克，南杏仁 18 克，大枣 18 克，猪排骨 300 克，冰糖少许。

【制法】糖参等用干净的纱布或布袋包好，扎口，放入排骨、冰糖，加入清水 6 大碗。先武火后文火煮 2～3 小时。捞出布袋后即可食用，每次 1 小碗。每 2 天一次。多余的放冰箱中保存。

【功效】润肺止咳，健脾益气。本膳主要适用于喉鳞癌干咳无痰者。

【按语】此症候一般在喉癌Ⅰ、Ⅱ期合并感染或放疗后出现，多为气阴两虚。以本膳滋阴润肺，补气扶正甚为合适。膳中糖参即白参，制备方法是把生晒参以沸水浸烫后，浸于糖水中，取出晒干即成。其功效主要用于气阴不足证，但力量不如生晒参，更逊于红参。

茶饮类

杏圆银耳

【组成】干银耳 30 克，干杏仁 10 克，干桂圆 20 克，冰糖 250 克。

【制法】银耳泡发洗净，放入炖锅，加清水淹没银耳，炖 1 小时取出。干杏仁以沸水浸 15 分钟捞起，去皮洗净，放入炖锅。干桂圆肉冷水洗净，放入碗内，清水浸 10 分钟，沥出原汁，倒在杏仁上，上笼蒸 2 小时取出，将银耳倒入杏仁盅内，加沸水 500 克，放入冰糖，再蒸 15 分钟即可。

【功效】滋阴养血，清喉止咳。本膳主要适用于喉癌症见咳嗽兼带血者。

【按语】银耳是胶质含量丰富的食品，最好一次食完，若过夜，就会变成黏糊状，失去脆嫩特色，银耳质地和水温有关，喜食软嫩糊状银耳者，浸泡要用冷水，炖时也要放冷水。喜食清脆银耳者，浸泡则要用温水，炖时也要加温水，使胶质浓缩。银耳又是易熟品，若与其他肉类炒、煨时，须其他食品至八成熟，方可把银耳投入。

冰糖雪蛤膏

【组成】雪蛤膏 25 克，冰糖 150 克，黄酒少许。

【制法】雪蛤膏洗净，以温水浸透，让其充分发大后，加入冰糖、黄酒隔水炖 1 小时左右，即可服用。用量因人而异，可多可少。以上配料为一天量。

【功效】补虚益精，退热止咳。本膳主要用于喉癌合并感染所致顿咳者。

【按语】雪蛤膏是一种产于黑龙江、吉林等地，学名为中国林蛙的输卵管（哈士蟆油）。以大粒、干净（没有卵子及内脏等）、微黄无异味者为上品。食用时以温水浸，即膨胀发大。雪蛤膏干品，每百克含蛋白质 43.2 克，脂肪 1.4 克，碳水化合物 36.4 克；此外尚含有维生素 A、维生素 B、维生素 C 以及磷、硫等矿物质。

橄榄罗汉果汤

【组成】罗汉果 1～2 个，橄榄 30 克。

【制法】把罗汉果、橄榄置于清水内，煮沸后小火煎 30 分钟，饮用其汤。

【功效】清热解毒，利肺化痰。适用于喉癌咽部不适，咳嗽者。

【按语】罗汉果为葫芦科植物，含有一种比蔗糖甜 300 倍的甜味素，含量约 1%。癌症合并糖尿病者可以长期饮用本膳。其性味甘凉，有润肺止咳和生津止渴两大特色。橄榄为橄榄科植物，又名青果，含有维生素 C 及香树脂醇等，味甘涩而性寒。主要功能是清肺，利咽，生津，解毒。临床上经常把两者结合使用，对喉癌确有改善症状的效果。

荔椰西瓜盅

【组成】5000 克圆形西瓜 1 个，罐头荔枝 250 克，莲子 150 克，荸荠 150 克，罐头菠萝 150 克，苹果 150 克，雪梨 250 克，椰子汁 250 克，冰糖 1000 克。

【制法】冰糖加白开水 1750 毫升，入蒸笼蒸约 15 分钟，取出过滤，滤液凉后放入冰箱。西瓜、苹果、梨凉开水洗过，削去苹果、梨皮，切去两端，取出果核，以清水浸泡。西瓜靠蒂部横切下 1/6 作盅盖用，瓜瓤挖出并浸于清水中。瓜盅中倒入冻冰糖水 1500 克，加瓜盅盖，放入冰箱。荔枝、菠萝、荸荠、苹果、雪梨均切成 0.4 厘米见方的粒。莲子剖成两半，放入盅中，并用剩余的冰糖水浸泡 30 分钟。倒入全部果料和椰子汁，加瓜盅盖，再放入冰箱冷藏 30 分钟取出便成。成甜冰状，每次挖取适量，直接吃或凉开水冲化饮用都可。有荔枝和苹果特有的芬芳。

【功效】清心润肺，解毒滋阴。本膳主要用于阴虚热毒型喉癌、舌癌等口腔癌见口干舌燥而疼者。

蝉花橄榄

【组成】蝉花 6 克，橄榄 10 克。

【制法】二味洗净，加水煎煮取汁，代茶饮。

【功效】清热利咽，宜于喉癌兼咽喉肿痛者。

【按语】蝉花性寒味甘，清热止惊，宣肺安神，治咳嗽音哑。蝉花水提物对小鼠艾氏腹水癌有较强的抑制作用。橄榄性平味甘，清热解毒，利咽化痰，生津止渴，抗癌防癌。

二、放化疗反应与术后调理药膳

雪梨浆

【组成】大雪花梨或大鸭梨 1 个。

【制法】把梨洗净，切成薄片，放碗中加凉开水适量，浸泡半日，再以纱布包后绞汁，顿服，每日数次。

【功效】生津止渴，清热除烦。本膳主要适用于口腔咽喉部癌放疗后伤阴口渴证。

【按语】本膳原出《温病条辨》，对热病口渴极有效验，该书有二方，皆可用于肿瘤放疗后的热反应。其一单纯热病口渴甚者，以"甜水梨大者一枚，薄切，新汲凉水内浸半日，（捣取汁）时时频饮"。其二是热病口渴兼有吐白沫黏滞不快者，以"梨汁、荸荠汁、鲜苇根汁、麦冬汁、藕汁（或用蔗浆）。临时斟酌多少，和匀凉服。不喜凉者，重汤炖，温服"。《圣济总录》中有一"治反胃转食，药物不下"方，用于轻度食管上皮增生症，有较好效果。方为：大雪梨 1 个，以丁香 15 粒刺入梨中，湿纸包四五重，煨热食之即可。

第五节　甲状腺肿瘤

甲状腺肿瘤包括甲状腺癌和甲状腺瘤等。甲状腺癌是发生于甲状腺腺体的恶性肿瘤。甲状腺癌依其组织学变化和临床表现不同，可分为乳头状癌、滤泡状癌及未分化癌等，前者恶性度低，后者恶性度高。临床以乳头状癌、滤泡状癌为最多见。本病较常见，好发于女性，年龄在 7～20 岁和 40～45 岁间各出现高峰，男女之比为 1∶2。甲状腺癌在甲状腺肿流行地区发病率偏高，与服用同位素、低碘饮食、致甲状腺肿物质或放射线外照射、甲状腺部分切除等多种综合因素有关。本病因其部位的淋巴与血管丰富，所以转移较早，应提高警惕，注意及早检查。

乳头状癌初起肿瘤生长缓慢，多为单发，少数为多发或双侧，质较硬，不规则，边界不清，活动度差，多伴有颈淋巴结转移。滤泡状癌病程长，生长缓慢，肿块直径一般为数厘米或更长，多为单发，少数为多发或双侧，实性，硬韧，边界不清，有的患者以骨转移为初发症状而就诊。约 30％患者有顽固性腹泻，60％患者有颈淋巴结转移。未分化癌发病前常有甲状腺肿或甲状腺结节多年病史。肿块可于短期内突然增大，发展迅速，形成双侧弥漫性甲状腺巨大肿块，固定，广泛侵犯邻近组织。患者可以出现呼吸困难，常伴有疼痛、嘶哑或呼吸困难。

本病属于中医"石瘿"范畴，其病因病机多由情志抑郁，肝气郁滞，横逆犯脾，脾失健运，痰湿内生，气、血、痰相互凝结而成。

辨病施膳良方

主食类

海带焖饭

【组成】海带 25 克，大米 200 克，黑芝麻适量。

【制法】海带洗净，放入锅内，加水煮 15 分钟。大米淘净，浸泡 2 小时后沥净水分。海带捞出，将大米放进，煮沸后移至文火焖熟成饭。食用时撒上炒熟的黑芝麻即可。

【功效】润下软坚，行水开膈。本膳主要适用于甲状腺癌合并囊肿者。

【按语】海带热水提取物，按每千克 100 毫克体重剂量给药，连续 5 次，结果表明海带对皮下移植的肉瘤 S180 小鼠抑瘤率为 13.6%。有效成分为多糖类，由中性糖和酸性糖组成。实验中另一组用狭叶海带则表现了更高的抗癌活性，抑瘤率高达 94.8%。说明不同品种的海带具有不同的抗癌强度。日本民间还以海带 40 克，加小麦 1000 克，以水煎，一日分多次服用，主治各种癌症。

紫菜蛋卷

【组成】紫菜 20 克，鸡蛋 3 个，浙贝粉 3 克，牡蛎粉 3 克，鲜橘皮 5 克，猪肉馅 100 克，生姜、葱、盐、味精等适量。

【制法】先将鸡蛋打匀，摊成蛋皮；用温水将紫菜发好；将猪肉馅与浙贝粉、牡蛎粉用水调成黏稠状，拌入橘皮末、姜末、葱末、盐、味精搅成馅。摊好蛋皮，铺上一层紫菜，抹上肉馅，卷成卷，摆在盘中。上笼蒸 20 分钟左右，出笼后切成 3 厘米左右段节，即可食用。

【功效】养血滋阴，软坚散结。本膳主要适用于甲状腺肿瘤患者偏于阴虚血虚者。

【按语】李时珍《本草纲目》云："凡瘿结积块之疾，宜常食紫菜。"我国近海产的一种坛紫菜尚有降低血浆胆固醇，加快胆固醇排出的作用。所以，兼有血脂过高的甲状腺癌或甲状腺腺瘤患者用本膳，更为合适。常年四肢不温，伴有寒性咳嗽者慎用本膳。

文蛤饼

【组成】净文蛤肉 500 克，荸荠肉 150 克，猪瘦肉 100 克，猪肥肉 50 克，鸡蛋 1 个，湿淀粉 50 克，姜末 25 克，葱末 25 克，熟猪油 150 克，面粉 150 克，芝麻油 10 克，青菜 500 克，黄酒 20

克，食盐 15 克，味精 1 克，骨头汤 50 克。

【制法】文蛤洗净，刀斩碎装钵。猪肥肉、瘦肉一起斩茸。荸荠用刀拍碎，一齐放入装蛤的钵内。打蛋于钵内，放入姜、葱、盐及酒 10 克拌和，放入面粉、湿淀粉做成饼料。炒锅上火烧热放油，把饼料捏成球形，投入锅中，煎成饼状，呈金黄色时，放入骨汤和剩下的黄酒，淋上麻油起锅。青菜用猪油煸炒，加盐、味精，起锅。将青菜沿文蛤饼四周排列成围边。本膳软嫩清香，肥而不腻。

【功效】软坚散结，清热滋阴。本膳主要适用于甲状腺恶性肿瘤口渴、咽干者。

【按语】文蛤提取液对肝癌腹水型有较高的抑制率（刘继林．食疗本草学，四川科学技术出版社，1987：384）。

夏枯草炖鲫鱼

【组成】夏枯草 30 克，鲫鱼 1 条，葱、姜、食盐适量。

【制法】鲫鱼去鳞、鳃、内脏，洗净置碗中。将夏枯草纳入鱼肚内，加葱、姜、盐少许，隔水炖熟即可。

【按语】夏枯草清热散结消瘿，有较强的抗癌作用。鲫鱼性平味甘，健脾利湿，散恶消肿。此方清热利水散结。甲状腺癌病人可连续服食。

黄药子烧鸡

【组成】黄药子 30 克，黄母鸡 1 只，葱、姜、蒜、花椒、盐、味精等调料适量。

【制法】将母鸡宰杀煺毛剖腹去杂，洗净。将黄药子放入母鸡腹内，鸡置锅中，加诸调料及水适量，煮至烂熟即成。

【按语】黄药子性寒苦味，凉血解毒，散结消瘿，可直接杀灭癌细胞。鸡肉补虚，有抗癌活性成分。此方对甲状腺肿瘤、胃癌有一定疗效。

汤羹类

萝卜海带汤

【组成】海带 50 克，陈皮 10 克，鲜牡蛎 30 克，海蛤壳 10 克，萝卜 250 克，鸡汤或肉汤、盐、味精适量。

【制法】将海带、陈皮、牡蛎、海蛤壳同煮，水沸后 40 分钟，将汤液滤出，捞出海带切丝；萝卜另切块，再放入汤液之中，加鸡汤或肉汤及其他佐料。上火煮至萝卜熟透进味为度，吃菜喝汤。

【功效】清积化痰，软坚散瘿。本膳主要适用于甲状腺肿瘤症见气滞、有痰且偏热者，尤其是食后腹胀，咳嗽痰稠者更为合适。

海带排骨汤

【组成】排骨 200 克，海带 50 克，黄酒、盐、味精、白糖、食用油、葱、姜适量。

【制法】先将海带用水泡发好，洗净切丝；排骨洗净斩块。锅内加油烧热，下排骨煸炒一段时间。加入黄酒、白糖、葱段、姜片和清水适量，烧至排骨熟透，加入海带烧至入味，加味精和盐调味，佐餐食用。

【功效】适用于皮肤瘙痒，甲状腺肿大，颈淋巴结结核等症。

【来源】梅依旧. 甲状腺肿瘤食疗药膳两款. 饮食科学，2017，05：35

紫菜豆腐瘦肉汤

【组成】豆腐 250 克，猪瘦肉 100 克，紫菜 15 克，麻油、盐各适量。

【制法】豆腐切小方块；猪瘦肉切丝。豆腐和肉丝入水煮约 30 分钟，再加入紫菜煮 10 分钟，以油、盐和味，饮汤或佐膳。

【功效】化痰软坚，清热解毒。适用于甲状腺癌、甲状腺腺瘤烦热肿痛者。

【来源】梅依旧. 甲状腺肿瘤食疗药膳两款. 饮食科学，2017，05：35

泡参田三七汤

【组成】花旗参 7 克，田三七 20 克，怀山药 25 克，枸杞子 28 克，桂圆肉 20 克，猪瘦肉 300 克，食盐、胡椒适量。

【制法】花旗参等中药放入布袋扎紧，和肉放一起，加入清水，先大火后小火，煮 2 小时，加入食盐、胡椒即可。捞除布袋，吃肉喝汤，每次 1 小碗。每天 1 次。

【功效】活血益气，生血养阴。本膳主要适用于甲状腺癌气虚血瘀型的患者，可见全身乏力，头晕目眩，形体消瘦，舌质青紫等症状。

【按语】花旗参即西洋参。三七有很好的抗癌效果，体外实验对人宫颈癌细胞 JTC-26 抑制率达 90％以上。另有报道指出三七中的皂苷和槲皮素在动物实验中尚有良好的止痛作用，对巴豆油诱发的大鼠炎症还有明显的消炎效果。

昆布薏苡仁汤

【组成】昆布（即海带）45 克，薏苡仁 45 克，盐 15 克，花生油 50 克，麻油、葱、芹菜、牡蛎肉、米各适量。

【制法】海带水中泡一夜，捞出切细；薏苡仁洗净后浸泡于水中，将泡过的海带、薏苡仁放入锅内，用小火煮约 2 小时。在另锅内放入花生油，加入大葱，随即加热，放入海带、薏苡仁和米煮成的稀粥，并加入牡蛎、芹菜。在锅内加盐、麻油少许，即成。

【功效】健脾养胃，消坚化块。本膳主要适用于甲状腺癌兼见血压高者。

【按语】昆布含碘量约 0.28％，有较明显的降压作用（中药药理学，上海科学技术出版社，1986：210）。据报道狭叶昆布对小鼠肉瘤

S180 抑制率为 94.8%；长叶昆布为 92.3%；昆布为 13.6%。推测其有效成分为中性多糖和酸性多糖。

茶饮类

夏枯草清凉茶

【组成】白茅根 22.9 克，夏枯草 11.3 克，白菊花 5.6 克，生甘草 5.6 克，淡竹叶 11.3 克，冰糖适量。

【制法】先洗净白茅根、夏枯草等中药，浸入 10 碗水中约 10 分钟，然后小火煮至 1 小时，过滤。滤液加入冰糖调味即可。每次 1 碗，每天 2 次。

【功效】清热养阴，明目散结。本膳主要适用于甲状腺癌合并囊肿者。

【按语】夏枯草为唇形科植物，其 100% 水煎剂对小鼠艾氏腹水癌和肉瘤 S180 均有抑制作用（中草药药理与临床应用，1977：203），对宫颈癌 U14 有抑制效果（中药药理学，上海科学技术出版社，1985：295）。

胖大海蜜滋

【组成】胖大海 1 个，大枣 3～5 枚，核桃仁 10 个，蜂蜜适量。

【制法】胖大海水浸泡发后去核，大枣去核，然后与核桃仁一起浸入蜜中，调匀，用杵捣烂，制成蜜滋。每天早晨空腹喝一汤勺，连服 2～3 个月为一疗程。

【功效】清咽解毒，润肺化痰。本膳主要适用于甲状腺肿瘤偏于阳证者。

【按语】方中的胖大海系梧桐科植物的种子，药理实验表明有利尿、镇痛、降压等作用。由于蜂蜜、核桃仁和胖大海均有通便作用，故有腹泻的肿瘤病人勿用。

第六节 食 管 癌

食管癌是我国常见的恶性肿瘤之一，分布很广，在我国北方较常见，是指原发于食管黏膜的恶性肿瘤。食管癌死亡率约为16.70/10万，仅次于胃癌，居第二位。食管癌男女比例为2：1。本病好发于40岁以上的男性，为男性恶性肿瘤第二位，女性恶性肿瘤的第三位。其病因至今尚未完全清楚，可能是多因素综合作用的结果，如某些微量元素的缺乏、真菌及其代谢产物、食物里亚硝胺类化合物、不良饮食习惯（如吸烟，饮烈性酒，喜食腌酸菜或食物过热、过硬，饮食过快，吃霉变食物）、生活环境、遗传等因素有关。本病早期症状不典型，多表现为胸骨后不适、烧灼感疼痛，食物通过局部有异物感或摩擦感，有时在某一部位有停滞或轻度梗噎感。中晚期常出现进行性吞咽困难等症状。食管癌的好发部位以中段最多，约占半数，其次为下段，发生在上段者最少。结合X线、钡餐、纤维内镜和病理检查不难确诊。

本病属于中医"噎膈""膈中""关格"等范畴，本病与七情所伤、饮食不节有关。其病因病机为忧思伤脾，脾伤则气结，气结则津液不得输布，遂聚而为痰，痰气交阻食道，渐生噎膈；或郁怒伤肝，肝气郁结，气滞血瘀，阻于食道，久瘀成积；或嗜酒过度，伤及肾阴，津伤血燥，痰热停留，久则痰瘀热阻于食道而成噎膈。治疗原则以疏肝解郁、泻火解毒、燥湿祛痰、活血化瘀、补益气血为主，酌情加入有针对性的抗癌中草药。

一、辨病施膳良方

主食类

豆蔻馒头

【组成】白豆蔻15克，面粉1000克，酵面50克，碱水适量。

【制法】白豆蔻筛去灰屑，打成细末待用。面粉倒入盆中，加水及酵面，揉匀成团，待其发酵后，加入碱水适量，撒入豆蔻粉，开始揉面。揉成至碱液药粉均匀后，按量切块成面坯。放笼内摆好，盖上锅盖，沸水武火蒸约15分钟即成。

【功效】健脾化湿，芳香开胃。本膳主要适用于食管癌气滞呕吐噎食者。

【按语】白豆蔻为姜科植物，含有右旋龙脑、右旋樟脑及桉叶素等成分。本品能促进胃液分泌，兴奋肠管蠕动，排出肠内积气，并抑制肠内异常发酵，以反射性地缓解食管梗阻状态，所以可在食管癌、胃癌中应用。另有实验表明，豆蔻对黄曲霉毒素 B_1 有高效抑制作用，抑制率为 100％（生药学杂志，1981，2：50）。

瓜蒌饼（散）

【组成】瓜蒌瓤（去籽）250 克，白糖 100 克，面粉 800 克。

【制法】将瓜蒌瓤放入锅内，加水适量，以文火煨熬，加入白糖，拌匀压成馅备用；将面粉发酵后，用馅包制成面饼，烙熟或蒸熟。此饼可作为餐中主食，日常随意食用。亦可用瓜蒌 2 个，明矾（如枣大）1 块，萝卜若干。将明矾放入瓜蒌内，烧煅存性，研末备用。萝卜煮汤，烂熟为度。用萝卜蘸药末食用，食前饮萝卜汤。一日内服尽。

【功效】燥湿消痰，散瘀解毒。

【按语】此方中的瓜蒌润肺化痰。明矾，即白矾，性寒味酸，具有消痰、燥湿、解毒、杀虫的功效，可治疗喉痹，痰涎壅盛。《药性论》载：明矾"生含咽津，治急喉痹。"萝卜性凉味甘辛，有降气消食，化痰止咳，散瘀解毒之功效，可治疗咳嗽痰多、胸闷气喘、食积腹胀等。萝卜有多种抗癌作用，一是所含多种酶能消除致癌物亚硝胺使细胞发生突变的作用；二是所含木质素可提高巨噬细胞的吞噬能力；三是所含维生素 C 是保持细胞间基质结构完整的必要物质，而细胞间基质是抑制体内癌细胞生长的第一道屏障；四是所含吲哚可抑制肿瘤的生长。此方直接作用到食管癌病变部位，尤宜于食管癌呼吸不畅而喘的患者。

【来源】中国中医药报，2005-7-18（8）

牛奶韭菜粥

【组成】牛奶 250 毫升，糯米 50 克，鲜韭菜 100 克，白糖适量。

【制法】先将韭菜洗净榨取汁备用。糯米洗净入锅中，加水适量煮粥，临粥熟加入牛奶、韭菜汁稍煮沸，加入白糖即可。每日晨起温热服食。

【功效】扶正补虚，温中行气。

【按语】此方中的牛奶、糯米扶正补虚，兼有抗癌作用。韭菜性温味辛，有温中行气、散血解毒的功效，可治疗胸痹、噎膈等病。唐代《千金方》用治喉卒肿不下食，"韭一把，捣熬敷之"。现代研究发现，韭菜可提高人体免疫功能，抑制体内亚硝胺的合成，从而起到抗癌作用。此方宜于食管癌不能食、食则即吐的患者。

菱角粥

【组成】菱角肉（或老菱粉）30 克，粳米 50 克，白糖少许。

【制法】将菱角肉（或老菱粉）与粳米同置锅中，加水适量煮粥，入白糖少许即可。每日早晚各 1 次，温食。

【功效】益气健脾。

【按语】此方中的菱角性平味甘，有益气、健脾、止泻之功。据报道四角菱的热水浸出物对小鼠肉瘤 S180 抑制率为 60％。实验研究还表明，菱肉对癌细胞的变性及组织增生均有效果。菱肉中有一种化合物 AH-13，对小鼠腹水型肝癌有明显抑制作用。此方除治疗食管癌外，还可用治胃癌、肝癌、乳腺癌、宫颈癌等。

鲜乳粥

【组成】新鲜牛乳或羊乳适量，粳米 100 克，白糖少许。

【制法】先用粳米加水煮粥，待煮至半熟时去米汤，加入乳汁、白糖再煮至熟。每天早晚置温热后各服食 1 次。

【功效】大助元气，补虚益损。本膳主要适用于食管癌营养不良，气血不足者。

【按语】中医认为，乳汁为气血之液，乃阴血所化，生于脾胃，是一切虚弱病的良药。传统上认为牛乳味甘，气微寒；羊乳性偏温润；马乳则味甘性凉，虽功同牛乳的补血燥，尚善清胆胃之热。所以，偏寒性体质的患者，可用羊乳；偏热性的癌症患者，则宜马乳；寒热不著者，以牛乳为佳。

鹅血粥

【组成】鹅血 250 毫升，粳米 100 克，葱、蒜、盐各少许。

【制法】先将鹅血用沸水烫熟，切成厚块，葱、蒜洗净切碎。将粳米置锅中，加水适量煮粥熟，加入鹅血、葱、蒜沸煮片刻，入盐调味。每日早、晚各 1 次温服，不限量。

【功效】解毒抗癌消积。适用于各种食管癌，尤宜热毒内结者。

【按语】现代研究证明，鹅血能抑制小鼠艾氏腹水癌的形成，使癌细胞数量减少，发生溶解，病灶减小。鹅血中的抗癌因子不被人体消化道中的酸、碱、酶所破坏，提示是一种低分子物质，具有较强的抗癌作用。国内有报道用鹅血干燥后制成鹅血片剂，治疗食管癌、胃癌、肺癌、淋巴瘤、鼻咽癌等，有效率达 65％。

菜品类

蟾蜍玉米散

【组成】活蟾蜍 50 只，玉米面 1 千克，河水 5000 毫升。

【制法】蟾蜍饿养 2 天，用水洗净，不砍头，不去皮，亦不去肠杂。把河水烧开，迅速放入活蟾蜍，盖锅盖。先武火后文火，煮熬 3~4 小时，不时用铲子捣其肉，煮至成烂糊状，用布或多层纱布过滤。滤液再入锅中煎煮，使之成 500 毫升左右的半流浸膏状态。另把玉米面炒熟，把流浸膏倒入，拌匀即成。贮罐备用。每次 10 克，以开水（或米汤）加一匙蜂蜜送服。每日 2 次，连服 3 天，停 1 天后再服。

【功效】以毒攻毒，破积定痛。本膳是食管癌的通治方。

【按语】《随息居饮食谱》称蟾蜍有"消疳化毒"之功，加之玉米面的调中健胃作用，坚持服用，必有功效。蟾蜍体内具有很强的抗癌物质，据报道，其热水溶液中的成分对人宫颈癌 JTC-26 抑制率达 90％以上。

三心烩丹参

【组成】丹参 15 克，猪心 1 只，鸡心 6 只，鸭心 6 只，酱油 30 克，白糖 30 克，鲜汤 100 克，葱花、姜末、花生油适量，味精、淀粉少许。

【制法】碗里放丹参 15 克加清水，隔水用旺火蒸 30 分钟取出。把猪心、鸡心、鸭心外的油剔除，分别切成薄片。当锅内的油烧到五成热时，将猪心、鸡心、鸭心放入爆炒，一变色即取出；在锅里所剩的余油内，放入葱花和姜末，煸香后，放 30 克酱油、30 克白糖和鲜汤，再倒入爆过的猪心、鸡心、鸭心及丹参，稍煮一下，放味精，用水淀粉勾芡并浇些熟油，撒少许葱花即可。

【功效】活血化瘀，排脓止痛。本膳适用于食管癌疼痛不安者。

【按语】丹参有良好的抗癌止痛效果，它不但可抑制小鼠艾氏腹水癌的生长，而且对中枢神经系统有抑制作用，对多种疼痛均有明显的镇痛效果，是不可多得的疗癌镇痛药（药学学报，1979，4：199）。

猪血丸子

【组成】豆腐 5 块，鸡蛋 1 个，鲜猪血 100 克，生猪肉 75 克，精盐 15 克，辣椒粉 20 克。

【制法】豆腐揉成糊状，加入猪肉末、猪血（留 25 克上色用）、精盐、辣椒粉并拌匀。包入去壳的熟鸡蛋，搓成圆球状。丸子外面蘸上一层猪血，放太阳下晒或烘干即成。食用时，切成片状，蒸煮皆可。

【功效】补血生血，抗癌解毒。本膳主要适用于食管癌严重贫血者。

【按语】猪血蛋白质是猪肉的 4 倍、鸡蛋的 5 倍，还含有 18 种氨基酸及铁、铜、锌、钴、钙、磷、钾等人体必需的微量元素。其所含铁几乎均为极易被人体吸收的二价铁（血色素型铁），所以具有良好的补血作用。此外，猪血中所含的"原卟啉钠"和卟啉衍生物已证明对消化道、呼吸道、泌尿系及皮肤等部位的早期肿瘤具有治疗作用。

黄豆煮鸡翅

【组成】黄豆 200 克，鸡翅 200 克，白糖 25 克，西瓜瓤、大蒜各少许，植物油 100 毫升，酒 20 毫升。

【制法】将黄豆用水泡一个晚上。植物油与蒜、鸡翅同在锅中炒，将泡好的黄豆捞出，放另一锅中，加水煮沸，放入炒过的鸡翅、酒、白糖，盖上锅盖，用小火煮至豆熟鸡烂，取出，放入大碗中，摆上西瓜瓤。黄红相间，营养丰富，凉热可口。

【功效】调中补气，益精生津。本膳主要适用于食管癌瘦弱无力者。

【按语】膳中鸡翅（即鸡的翅膀肉）以黄雌鸡、乌雌鸡者为佳。《食疗本草》曾云："乌雌鸡治反胃、腹痛。"

肉桂鸡肝

【组成】肉桂 5 克，雄鸡肝 1 副，盐、葱、姜、黄酒、味精各适量。

【制法】肉桂洗净，切成小块；雄鸡肝洗净，一剖四片。肉桂、雄鸡肝放入搪瓷碗内，加姜、葱、盐、黄酒、清水适量。放入锅内，隔水炖熟后，加味精即成。

【功效】和胃暖脾，温补阳气。本膳主要适用于食管癌虚寒吐沫者。

【按语】膳中肉桂可刺激嗅觉，反射性地促进上消化道蠕动增强，从而使沃沫减少。体外实验表明，以对化疗药不敏感的 JTC-26 为对象，肉桂显示了强效抗癌作用，抑瘤率达 90％以上。

山药枸杞炖牛肉

【组成】山药 15 克，枸杞子 15 克，牛肉 100 克。姜丝、葱花、蒜泥各适量，油、盐、酱油各少许。

【制法】山药洗净切片；枸杞子洗净拣去杂质；牛肉洗净切成小块儿。而后将其一并放入锅中，加水适量，放入姜丝、油、盐、酱油少许，煮沸后转慢火炖至肉熟，调以葱花、蒜泥拌匀，即可食用。佐餐食用，隔日 1 次，常食之。

【功效】益气滋阴，健脾益肾，扶正抗癌。主治气阴两虚型食管癌、胃癌等消化道癌症。

荠菜猴头条

【组成】听装鲜猴头菇 300 克，荠菜 100 克，猪油 2 匙，鲜汤（鸡、肉汤均可）250 克，葱 2 根，淀粉、盐、味精、鸡油适量。

【制法】猴头菇切宽 1.5 厘米、长 3 厘米的条。荠菜在沸水中余一下，用冷水冲凉，切成末。锅烧热，放猪油，下葱煸香，随即注入鲜汤，捞去葱，投入猴头菇及作料，焖烧 5 分钟，放荠菜末，下湿淀粉勾芡，淋上鸡油即成。色如翡翠的荠菜和软嫩的猴头菇皆有开胃作用。

【功效】开胃启膈，消食补虚。本膳主要适用于食管癌梗阻者，特点是在进食时有梗噎，其他症状不明显。

【按语】猴头菇中含有丰富的锗（有机锗），可向人体细胞提供大量的氧，从而净化血液，改善新陈代谢，促进干扰素及自然杀伤细胞（NK）的形成，起到抑制癌细胞的作用（现代家庭报，1991-9-24）。

元代河西肺

【组成】羊肺 1 个，韭菜 3000 克，面粉 1000 克，胡椒 100 克，生姜汁 100 克，食盐、味精适量（原方无味精）。

【制法】韭菜压榨取汁，用其汁和适量清水把面粉打成糊状，胡椒压成粉。然后面粉糊、姜汁、食盐、味精一起调和均匀，取一漏斗，通过肺部相连的气管把以上调料缓缓地灌入羊肺中。文火煮熟，即可食之。

【功效】通噎开膈，益气保肺。本膳主要适用于食管癌、胃贲门癌噎食梗阻（吞咽困难）者。

【按语】河西在元代系指西人。"河西肺"是古代西食的一种保健食品。原方出自元代的《饮膳正要》一书。韭菜汁直接用于食管癌或胃贲门癌，是目前中医临床最常用的方法之一，本膳韭菜汁量很大，所以可作为治疗本病的药膳应用。李时珍《本草纲目》云："病噎膈，食入即吐，胸中刺痛"，后饮韭汁和盐梅卤汁而逐渐痊愈。

阿胶炖肉

【组成】阿胶 6 克，猪瘦肉 100 克。

【制法】将猪肉洗净切块，加水适量，慢火炖至肉熟烂，加入阿胶烊化，低盐调味。食肉喝汤，1 日 1 剂，连服 10 剂。

【功效】本方主治食管癌咳血日久，贫血以及全身虚弱等症。

【按语】此方中的阿胶甘平，为补血止血、滋阴润肺之要药，尤宜于鼻燥咽干，痰中带血之证。猪肉甘平，以滋阴润燥见长，可治疗燥咳伤津，羸瘦。《随息居饮食谱》载："津枯血夺，火灼燥渴，干嗽便秘，并以猪肉煮汤，吹去油饮。"

【来源】中国中医药报，2005-7-11（8）

香菇青鱼

【组成】香菇 30 克，青鱼 1 条（约 300 克），香菜 30 克。油、盐、酱油、葱、姜、蒜各适量。

【制法】将香菇用温水浸泡发开，洗净去根蒂；青鱼去鳞鳃，剖腹去内脏，洗净切块；香菜洗净切细段。先将锅内食油烧热，下青鱼、香菇，加盐、酱油、葱、姜、蒜等调料共炒片刻，加水适量，煮至鱼和香菇熟透，离火，放入香菜即可。吃青鱼肉及香菇，喝汤，食量随意。

【功效】益气助食。

【按语】此方中的香菇性平味甘，有益气助食的功效。医学家们从香菇中分离出一种高纯度、高分子结构的具有较强抗肿瘤作用的有机物——香菇多糖。用香菇多糖浸出液 5～30 毫升对已移植肉瘤细胞的小白鼠做抗瘤试验，5 周后，其体内癌细胞全部消失，抑制率为 100％，从而发现这种浸出液不仅含有明显抗癌作用的多糖体，而且是一种宿主介质的间接反应。香菇多糖对癌细胞抑制不同于一般的抗癌药，它不是直接抑制或杀伤癌细胞，而是提供识别脾及肝脏中抗原的巨噬细胞，激活巨噬细胞素-1 的活力，促使人体防癌大军 T 淋巴细胞活化因子的产生，增强 T 淋巴细胞的活力而对癌细胞进行抑制。对辅助细胞的 T 杀伤细胞、NK 杀伤细胞的激活尤为显著 [中国中医药报，2005-7-25 (8)]。

三七蒸鸡

【组成】三七 20 克，母鸡 1500 克，绍酒 50 克，生姜 20 克，葱 50 克，味精 3 克，盐 6 克，清汤适量。

【制法】将鸡杀后除毛去内脏，剁去爪，洗净切小块，分成 10 份，装入碗内。用三七 10 克，打粉备用。将另 10 克三七上笼蒸软后，切片；姜切片，葱切节。将三七片分成 10 份，分别放入鸡肉碗中；姜、葱也分 10 份，摆在各碗鸡肉上面，再加入清汤、绍酒、盐，上笼蒸 2 个小时。将鸡肉碗出笼后，拣去姜、葱不用，调入味精，再把三七粉分成 10 份，撒入各碗内即成。每日 1 次，每次 1 碗。

【功效】活血化瘀，止痛止血，补气健脾，生精益髓。适用于食管癌患者，进食梗阻日益加重，食水难下，呕吐赤红样物，甚则胸部刺痛，面色晦暗，神疲乏力，肌肉消瘦，舌质暗红有瘀斑等。

香油炒猪大肠

【组成】猪大肠 1 节，香油、黄酱、姜、葱丝、盐适量。

【制法】将大肠用盐水洗净，用线扎住肠口，不要泄气。将大肠煮熟切断，加香油、黄酱、姜、葱丝（不可加醋）熘炒即成。本品可作佐餐，勿吃太饱，连吃 3～5 次。

【功效】补益胃肠，开胃降逆，增加食欲，补益气血。适用于食管癌患者，吞咽困难，进食则吐，面色萎黄，神疲乏力，消瘦，脉弱等。

乌龙豆腐

【组成】豆腐 200 克，香菇 5 朵，肉末 100 克，乌龙茶 10 克，湿淀粉适量。

【制法】乌龙茶叶泡开后，与香菇一起剁碎，下油锅爆香，均匀地撒在烧好的肉末豆腐上，最后用泡好的乌龙茶加湿淀粉勾芡即成。

【功效】清补祛邪，益胃利尿。本膳主要适用于食管癌虚热绵绵者。

【按语】豆腐、香菇均有抗癌活性。前者所含的大豆皂苷对 S180、YAC1 细胞的 DNA（脱氧核糖核酸）合成均有抑制作用，对 K562 和 YAC1 两种癌细胞具有细胞毒活性。说明大豆皂苷对肿瘤细胞无论直接还是间接，均有杀伤作用（白求恩医科大学学报，1992，4：333）。中国预防医学科学院营养与食品卫生研究所报道：乌龙茶能阻断大鼠体内甲基苄基亚硝胺的合成，从而使大鼠食管癌发生率明显下降，仅为对照组的 5%～19%（医药信息论坛，1991，8：22）。

海带肉冻

【组成】海带 50 克，猪肉 50 克，精盐、味精、料酒、醋、生姜丝、葱花各适量。

【制法】将海带洗净，切丝，猪肉洗净，切片，与生姜丝、葱花、料酒、醋、盐同入锅中，用小火煨炖成泥糊状，加入味精，搅匀。放入冰箱中，冻成肉冻儿，佐餐当菜，随量食用。

【功效】化痰软坚，散结清热，扶正抗癌。主治痰湿型食管癌、乳腺癌等癌症。

汤羹类

蚰蜒猪肉汤

【组成】蚰蜒 30 条，猪瘦肉 100 克，食盐少许（不加盐亦可）。

【制法】蚰蜒用凉清水稍洗。猪肉斩成肉末，加清水一同煮熟即可。口重且未有水肿者，可略加食盐。吃肉饮汤，每日一剂，至有关症状消失为止。

【功效】消泡止沫，止呕降逆。本膳主要适用于食管癌梗阻所致的"沃沫"症。

【按语】患者吐泡沫状液体，是食管癌常见的症状之一。原因是食管梗阻引起消化液不能下行通过而上逆口腔所致。泡沫液体越多，则吞咽越困难。《黄帝内经》云"食饮入而还出，后沃沫。"说明食物呕吐在先，沃沫翻出在后。浙江中医学院裘氏采用民间的"蚰蜒猪肉汤"治疗沃沫症，效果颇佳（浙江中医学会肿瘤研究会学术资料，1989，56）。蚰蜒功用历代本草记载，其和蜈蚣同类，推测其功效亦有抗癌成分在内。

莴苣三鲜汤

【组成】莴苣 25 克，核桃仁 25 克，鸡脯肉 50 克，高汤 750 克，蛋清半个，水淀粉 10 克，味精、盐各少许。

【制法】鸡脯肉、莴苣均切片状。鸡肉片放碗中，加蛋清、淀粉、盐、味精搅匀。锅架火上，加水烧开，放入鸡片，沸后捞出。莴苣片和核桃仁开水氽过，捞出和鸡片一起放入汤碗中，浇入烧开的高汤即成。汤清味美，营养丰富。

【功效】开膈降热，滋补五脏。本膳主要适用于食管癌梗阻而兼虚弱者。

【按语】莴苣我国各地均有栽培，色泽淡碧，清热解毒，深受欢迎。据报道：莴苣的热水提取物对 JTC-26 癌细胞有 90% 的抑制率。

大蒜鹅血汤

【组成】鲜大蒜 100 克，鲜鹅血 250 克，油、盐、味精各适量。

【制法】将鹅血放入沸水中烫熟，切成厚块；大蒜洗净切碎备用。锅中放少量食油烧热，入大蒜末略炒，加水适量煮沸，入鹅血略煮片刻，入盐、味精等调料即成。每日 1 次，喝汤吃鹅血。

【功效】开噎解毒，抗癌。

【按语】此方中的鹅血，别名家雁血，性平味咸，具有开噎解毒的功效。现代研究证明，鹅血能抑制小鼠艾氏腹水癌的形成，使癌细胞数量减少，发生溶解，病灶减小。鹅血中的抗癌因子不被人体消化道中的酸、碱、酶所破坏，提示是一种低分子物质，具有较强的抗癌作用。国内有报道用鹅血干燥后制成鹅血片剂，治疗食管癌、胃癌、肺癌、淋巴瘤、鼻咽癌等，有效率达65％。此方宜于各种消化道癌。大蒜具有极强的杀菌消炎作用，含有多种能够抗癌的微量元素，研究证明，大蒜水浸液对小鼠艾氏腹水癌有一定效果，大蒜热水煎液对人宫颈癌细胞 JTC-26 抑制率为70％～90％，表明大蒜有较强的抗癌作用，且其抗癌物质遇热不被破坏。鹅血与大蒜共用，增强其抗癌功效，适用于食管癌、胃癌等消化道癌。

【来源】中国中医药报，2005-8-1（8）

威灵仙龙眼肉羹

【组成】威灵仙 30 克，龙眼肉 30 克，薏苡仁 50 克。

【制法】先将威灵仙洗净，晾干后切成片，放入砂锅，加水浸泡片刻，浓煎 2 次，每次 40 分钟，合并 2 次滤汁，备用。将龙眼肉、薏苡仁分别洗净，同放入砂锅，加水适量，大火煮沸，改用小火煨煮 30 分钟，兑入威灵仙煎汁，继续用小火煨煮薏苡仁熟烂如酥，汤汁稠黏成羹。早晚 2 次分服，饮羹糊，嚼食薏苡仁、龙眼肉。

【功效】抗癌，通络，止痛。通治各型食管癌及其他消化道癌瘤等多种癌症。

皂角猪心肺汤

【组成】猪心 1 个（约 100 克），猪肺 1 具（约 400 克），皂角刺 15 克，威灵仙 15 克。

【制法】将猪心、肺洗净后放入锅内，加入适量清水，以大火炖烂，皂角刺、威灵仙另置锅中，加水煎煮，再将两者混合拌匀即可食用。

【功效】祛痰开窍，消肿排脓。适用于气滞痰凝之食管癌。

茶饮类

苏蜜饮

【组成】苏叶茎 60 克，白蜜、姜汁各 500 毫升。

【制法】将苏叶茎洗净，入锅，加水适量，煎煮 15 分钟，去渣取汁，加入姜汁，待药汁转温后兑入蜂蜜即成。上下午分食。

【功效】理气降逆，润燥止呕。主治气滞型食管癌噎膈呕吐、饮食难下等症。

山楂桃仁露

【组成】鲜山楂 500 克（或山楂片 250 克），桃仁 100 克，蜂蜜 250 毫升。

【制法】将山楂洗净，切碎或捣成粗末，与桃仁一起放入砂锅内，加水适量，用大火煮沸后，改用小火煮 30 分钟，滤出头汁，再加水适量煮 30 分钟，滤出二汁，去药渣；然后将头汁、二汁同置入瓷盆中，加入蜂蜜。瓷盆加盖，隔水蒸 1 小时，离火，冷却后装瓶备用。每日 2 次，每次 1 汤匙。饭后温开水冲服，3 个月为一疗程。

【功效】活血化瘀，消食抗癌。主治血瘀型食管癌等多种癌症。

姜汁牛奶饮

【组成】鲜生姜汁 5 毫升，鲜牛奶 250 毫升，白糖适量。

【制法】将姜汁、牛奶、白糖一起放入砂锅内煮沸，即可饮用。

早晚分服。

【功效】散寒和胃，止吐，抗癌。主治梗噎型食管癌、贲门癌、胃癌等癌症，出现呕吐、噎膈、反胃等症。

雷公藤红枣蜜饮

【组成】雷公藤（根及茎）10克，红枣20枚，蜂蜜30克。

【制法】将采挖的雷公藤去皮，连根及茎洗净，晒干或烘干，切成片或碎末，放入砂锅，加水足量，大火煮沸，放入洗净的红枣，煎煮2次，每次1小时。合并2次浓煎滤汁，用洁净纱布再过滤，取汁放入容器，兑入蜂蜜，拌匀即成。每日2次分服，红枣可一并嚼食，每日1剂，10天为一疗程。

【功效】解毒抗癌，通络止痛。主治热毒型食管癌等癌症。

天然菱叶饮料

【组成】菱角叶100千克。

【制法】清水洗净菱叶的泥沙，淘洗时要轻缓，切勿破坏其组织内所含的水汁成分。装入蒸笼内，以约100℃的蒸汽蒸熟，一般需蒸5～8小时，使其自然冷却至5～10℃。然后使其发酵，室内（发酵室）温度约维持在50℃，一般可用烘箱来发酵。发酵20天后，取出，日晒烘干，研成细粉即可。可以单独泡水用，也可混入绿茶或牛奶里饮用。

【功效】安中补阴，益气健脾。本膳主要适用于食管癌吞咽困难者。

其他类

海蛭鱼虱散

【组成】海藻、水蛭、鱼虱子各等量，鲜韭菜汁、鲜牛奶各适量。

【制法】将海藻、水蛭、鱼虱子焙干研末。韭菜汁与牛奶混合备用。每日3次，每次6g，牛奶韭菜汁送下，连服15天。

【功效】软坚消痰，破血消癥。

【按语】此方中的海藻性寒味咸，软坚，消痰，利水。善治颈间瘰疬结气，其提取物有抑制癌细胞的作用。水蛭性平味咸，有破血消癥之功能。鱼虱子系寄生于鱼类胸鳍后特别囊内的寄生虫，又叫鱼鳖、鱼寄生，性寒味咸，治噎膈逆气。三味组合，配以韭汁牛奶开膈为引，适用于食管癌滴水难下，梗阻疼痛之症［中国中医药报，2005-7-18（8）］。

小麦煮海带

【组成】海带 100 克，小麦 50 克。

【制法】将海带洗净与小麦加水同煮，至小麦烂熟时，滤取汁液，留海带。每次服汁液 10 毫升，同时拣取海带嚼食。每日数次，随时服用，不限时间。

【功效】滋阴消瘿，软坚散结，适用于食管癌、甲状腺癌患者食用。

【按语】此方中的海带含有一种海藻酸钠化合物，它与一种能致癌的放射性锶 90，有很强的亲和力，可以排出人体内的锶 90，从而抑制癌症的发生。小麦性平味甘，归心、脾经，有除热止渴之功效。小麦中含有抗自由基微量元素，每千克含硒 74 微克，具有防癌作用。实验表明，麦苗青汁饮服有抗癌作用［中国中医药报，2005-7-18（8）］。

胡椒山药散

【组成】山药 2 根，胡椒少许，玉枢丹少许，六神丸 20 粒。

【制法】将山药蒸熟备用。六神丸研末，与胡椒粉、玉枢丹粉拌匀。用熟山药条蘸食药粉，细嚼慢咽，随意服用。

【功效】益气养阴，解毒开膈。

【按语】此方中的山药性平味甘，具有益气养阴，补肺脾肾的功能。胡椒、六神丸、玉枢丹有解毒、散结、开膈的功能。此方可使药粉与病变部位接触，适用于食管癌已有吞咽困难者。

守宫粉

【组成】守宫（壁虎）若干只，白糖（或黄酒）适量。

【制法】将守宫去内脏焙干，研成粉末。每日 9 克，分 2 次服，可加入适量白糖、温水或少量黄酒调服，连服 1 周。

【功效】祛风定惊，散结解毒。

【按语】此方中的壁虎性寒味咸，有祛风、定惊、散结、解毒的功效。古代常用壁虎治疗瘰疬。现代用治食管癌，有临床报道用壁虎粉治疗 4 例食管癌患者，临床症状均消失，1 例食管下段狭窄消失，1 例食管下段狭窄较前减轻，1 例癌灶消失，1 例脱落细胞检查阴性。此方对食管癌中早期有显著效果。

二、放化疗反应与术后调理药膳

沙参薏米粥

【组成】沙参 15 克，薏米 40 克，旋覆花 10 克，莱菔子 15 克。

【制法】将沙参、旋覆花、莱菔子装入布袋中，与薏米同入锅中，加水适量，大火煮沸，改小火煮至薏米熟烂，去布袋即成。早晚分食。

【功效】养阴健脾，消食降逆。主治食管癌放化疗后阴虚、脾胃不和者。

黄芪鹌鹑

【组成】炙黄芪 15 克，鹌鹑 4 只，葱花、姜末、五香粉、精盐、味精、料酒、香油适量。

【制法】先将炙黄芪拣杂，洗净，晾干或晒干，切成饮片，备用。再将鹌鹑宰杀，去净毛，剁去爪，剖腹除去内脏，冲洗后放入沸水锅中焯透，捞出，用冷水过凉。将黄芪饮片放入鹌鹑腹内，再放入砂锅，加清水或清汤适量，以浸没鹌鹑为度，大火煮沸；烹入料酒，改用小火煨煮 40 分钟，待鹌鹑熟烂如酥，加葱花、姜末、五香粉、精盐、味精，再煮至沸，淋入香油即成。佐餐当菜，随意服食，吃鹌鹑肉，饮汤汁，嚼食黄芪饮片，缓缓咽下。

【功效】益气补虚。主治气血两虚型食管癌等癌症患者术后气血不足，身体虚弱。

清蒸人参水鱼

【组成】甲鱼 750 克，人参 6 克，火腿肉 10 克，冬笋 15 克，香菇 15 克，鸡翅 250 克，清汤 750 克，猪油 10 克，料酒、葱、姜、蒜、盐、味精、白酒、油适量。

【制法】人参切片，用白酒浸泡，制成人参白酒液 6 毫升，除去参片。将甲鱼宰杀，去壳和内脏，洗净，把软边剔下，剁成 6块。沸水锅中加少量葱、姜及料酒，下入甲鱼块氽烫，捞出用清水冲洗一次，沥干水分。火腿、冬笋切片，香菇斜片两半，冬笋、香菇用开水氽一下，葱切开，姜拍破。将火腿片、香菇、冬笋片码在蒸碗底，把甲鱼肉放在中间，甲鱼软边放在周围，再放上剩余的火腿、冬笋、香菇、鸡翅、葱、姜、蒜、料酒、盐、清汤及人参白酒液，上笼蒸 90 分钟，待肉熟烂取出，拣去葱、姜、蒜，将甲鱼翻扣大汤碗内。汤内加入味精、姜汁、料酒、盐，烧沸后打去浮沫，淋入少许明油，浇入甲鱼碗内，并将人参片放入碗内即成。本品可供佐餐食用。

【功效】滋阴补虚，活血抗癌，补肝益肾，益气生津，运脾化痰，清热。适用于食管癌化疗后白细胞减少，体虚无力，食欲不振，面色萎黄，消瘦无力，头晕心悸，长期低热，口渴，精力减退，盗汗心烦等。

【来源】药膳食疗，2004：2

第七节　纵隔肿瘤

纵隔肿瘤通常指位于纵隔内各种组织和结构中的肿瘤和囊肿。

胸闷、胸背疼痛为各种纵隔肿瘤最常见的症状。其程度不严重，但在胸腺肿瘤病例中，如出现剧烈疼痛，则是恶性的征象之一。吞咽困难为肿瘤压迫或侵犯食道所致。当肿瘤压迫或侵犯肺、支气管时，常引起咳嗽、气短，严重时则发生呼吸困难。肿瘤溃破入肺或肺组织受挤压，可产生不同程度的肺不张及肺内感染。交感神经受压表现为眼睑下垂，瞳孔缩小，眼球内陷等；压迫臂丛神经引起肩部及上肢疼痛；喉返神经受累表现为声嘶；累及膈神经可出现呃逆及膈肌麻痹。心脏受压可引起心衰、心律不齐等症状；侵蚀心包可出现心包积液；上腔静脉受压可引起面部、颈部、上胸部浮肿、静脉怒张等；压迫无名静脉，可使单侧上肢及颈静脉压升高。

本病属于中医胸痛、咳嗽、悬饮、肺积、肺胀等范畴。其病因病机为六淫侵袭，饮食不节，情志失调，气机阻遏，痰浊内蕴，气滞血瘀，痰瘀互结，阻遏胸中，发为本病。

辨病施膳良方

主食类

蚌肉粥

【组成】糙米 125 克，海带 100 克，蚌肉 100 克。盐、酒各适量。

【制法】糙米洗净，加入适量冷水，放入切碎海带，用大火在压力锅中烹煮出汁。在锅内加入盐和酒，将蚌肉撒上盐，洗净，用器具将其从壳中取出。将取出之蚌肉放锅内，与其他各料同煮，等粥至稀烂，再加肉汁，即可食用。

【功效】清热解毒，软坚消积。本膳主要适用于纵隔肿瘤侵犯胸膜肋骨引起疼痛者。

【按语】膳中海带（昆布）不但有良好的抗癌作用，而且对癌性疼痛效亦佳。

菜品类

贝母甲鱼

【组成】活甲鱼 1 只（约 500 克重），川贝母 5 克，鸡清汤 1000 克。盐、料酒、葱、姜及花椒各适量。

【制法】将甲鱼宰杀，去头及内脏后切块放入蒸钵中，加入川贝母、鸡清汤、盐、料酒、花椒、姜及葱，上笼蒸 1 小时，趁热服食。

【功效】滋阴润肺，清热止咳。本膳主要适用于纵隔肿瘤压迫肺组织所致阴虚咳痰者。

【按语】甲鱼滋阴，川贝母化痰并有缩小肿块的作用，两者并用，标本同治，效果甚佳。实验表明贝母热水提取物对人宫颈癌 JTC-26 有 70%～90% 的抑制率。

鲜冬菇炒笋丝

【组成】鲜冬菇 10 个，五香豆腐干 3 块，甘笋丝、熟笋丝各 1 杯，焯熟青豆仁 2 汤匙，植物油 2 汤匙，胡椒粉少许，酱油、麻油各适量。

【制法】鲜冬菇洗净，去蒂切丝。五香豆腐干亦切丝。起油锅依次下鲜冬菇、豆腐干、熟笋丝及甘笋丝炒拌。至材料熟透，调味，加焯熟之青豆仁拌和，炒好上盘。

【功效】升清降浊，健脾益气。本膳主要适用于纵隔肿瘤上下腔静脉压迫综合征。

【按语】冬菇即香菇。据报道：冬菇中的双链核糖核酸具有抗癌作用，可使荷瘤小鼠存活率增加 50%。进一步研究表明，可能是由于双链核糖核酸诱导干扰素产生的结果（饮食天地，1988，115：19）。

马兰根兔肉

【组成】马兰根 50 克，兔子 1 只，姜、葱、盐、植物油、糖各适量。

【**制法**】兔子去毛，剖腹，弃去内脏，把马兰根用纱布包妥，填入兔子之腹腔内，置兔于锅内，加入足量清水，用文火把兔肉煮熟。弃去腹内药袋，再置入油、姜、葱、盐、糖等，用文火把汁水收干，即可食用。

【**功效**】凉血止血，益气解毒。本膳主要适用于纵隔肿瘤口干、发热、合并感染者。

【**按语**】马兰根为菊科植物马兰的根，有散结清热等作用，《本草正义》云："最解热毒，能专入血分，止血凉血，尤为特长。"兔肉性凉，补中益气，凉血解毒为胜，加之兔肉营养丰富，所以癌症血热者用本膳最为合适。兔肉各种氨基酸比较齐全，摄入后消化率高达85％，这对癌症患者消化功能减退的状况极为有益。需注意的是病兔肉不可用。

第八节 胃 癌

胃癌是最常见的恶性肿瘤之一，居消化道癌肿之首（约50％），30～70岁多见。现代医学认为本病病因尚不清楚，一般认为与胃部疾患、饮食习惯、遗传及其他环境因素有关。胃癌一般分为早期胃癌和进展期胃癌两大类。早期癌是指癌肿浸润仅限于黏膜层或黏膜下层的胃癌，而无论淋巴结转移与否，早期胃癌70％以上可无症状，部分病人可表现为上腹部不适或疼痛，进食后症状往往加重。随着病情的进展，疼痛加剧，发作频繁，伴有食欲不振、疲倦乏力，恶心呕吐，嗳气泛酸，胃部灼热，消瘦，进展期胃癌是指癌组织已侵入胃壁肌层、浆膜层，无论病灶大小或有无转移。晚期可见恶病质，发热，左锁骨上淋巴结肿大，上腹部可触及肿块。位于贲门或幽门部的癌肿可较早地出现梗阻症状，如呃逆、咽下困难、呕吐等。常可出现上消化道出血，如呕血、便血等。

一般属中医"胃脘痛""食噎""反胃""噎膈""积聚""伏梁""翻胃"等病范畴。常因忧思伤脾，恼怒伤肝，气机不畅，久而成为积聚；或因饮酒太过，嗜食辛辣，胃有积热，津枯血燥，瘀热渐成；或因素体气血亏虚，复因情志及饮食因素，而致痰气瘀热互结，发为本病。因而中医治疗主要以活血化瘀、清热解毒、软坚散结、化痰祛湿等为法。

一、辨病施膳良方

主食类

刀鱼面

【组成】面粉 100 克，刀鱼肉 100 克，鸡蛋清 1 只，熟瘦火腿肉 40 克，熟春笋、鸡汤、盐、味精适量。

【制法】刀鱼肉拣去细刺，斩成茸，连同面粉、蛋清和成团，揉和上劲，制成刀鱼面条。火腿、熟笋切成细丝；锅上火，加水烧开，投入面条，沸后加少许冷水，稍盖，煮至无白心，捞入放有盐、味精调味的热鸡汤碗中，撒上火腿丝、笋丝即成。

【功效】暖胃补虚，泽肌润肤。本膳主要适用于胃癌虚寒证者。

【按语】这类患者大多伴有贫血，大便隐血持续阳性，血浆蛋白低，胃脘隐痛，喜温怕冷，食欲缺乏，时吐冷水，四肢发凉，大便正常或溏薄，有时下肢浮肿，神疲乏力，舌质淡白，伴有齿印，苔白润滑，脉沉而细等。刀鱼性味甘温，含大量营养物质，对本症极为适宜。

枇杷叶糯米粽

【组成】新鲜枇杷叶若干张，糯米 250 克。

【制法】糯米先用清水浸泡一宿，新鲜枇杷叶去净叶上绒毛，洗净后包粽子，蒸熟后即可食用。每日食 1～2 只即可。不可多食。

【功效】补中益气，清肺化痰。本膳主要适用于胃癌热呕并肺转移热咳者。

【按语】枇杷叶含挥发油和抗癌成分苦杏仁苷等。在蒸制过程中，糯米吸收了其主要成分，所以适量应用，对胃癌肺转移而有热象者有效。枇杷叶入胃经，可治胃热呕哕；同时又入肺经，可疗肺热咳嗽，两者并治，肺胃兼顾。另外，由于糯米性温，所以寒证亦可使用。《圣济总录》有一治疗类似胃癌症状的验方，主治哕逆不止，饮食不入。方为枇杷叶 200 克，陈皮 250 克，炙甘草 150 克，研成细末，每次 10 克，水煎服用。煎时可加生姜数片。

山药扁豆糕

【组成】山药（鲜者）100 克，鲜扁豆 25 克，陈皮丝 1 克，红枣肉 250 克。

【制法】先将山药去皮切成薄片，扁豆、陈皮捣末，再将枣肉切碎捣泥，共合匀后蒸饼即可。每次服 50～100 克。

【功效】健脾开胃，补气进食。本膳主要适用于胃癌大便溏软，面黄形瘦，倦怠乏力者。

【按语】本膳甘平滋补，与脾胃之性相和，乃食疗佳品。山药的特点是"温补而不骤，微香而不燥"（《药品化义》），所以，癌症病人大多适用。白扁豆的特点是"味甘平而不甜，气清香而不窜，性温和而色微黄，与脾性最和，为和中益气佳品"（《药品化义》）。有报道：以白扁豆、黑大豆、赤小豆等制成的"升白宁"汤剂，可治疗多种原因所致的慢性白细胞减少症，能增强细胞免疫功能，刺激骨髓造血组织，减少粒细胞的破坏，提高造血功能等（中西医结合浙江分会年会报道汇编，1986，30）。

什锦多维玉米粥

【组成】玉米面 100 克，食用油 1 汤匙，盐 2 汤匙，大葱 2 段，菠菜 2～3 棵，粉丝适量，豆腐干 2 块，白薯 2 片，花生米（煮、炸、炒熟都可），香肠 1 段。

【制法】将玉米面用水搅匀至无干面，锅烧热，用食用油、大葱炝锅，加水、盐、粉丝、白薯（切条）、豆腐干（切丁）、花生米、香肠（切片），待水烧开，速将玉米面倒入锅内搅匀，锅再开时，将洗净切好的菠菜放入即成。本膳营养丰富，适用于早、晚餐食用。

【功效】滋补营养,开胃健脾。本膳主要适用于胃癌进食困难者。

【按语】本膳有抗癌功效主要是玉米中含有抗癌因子——谷胱甘肽的缘故,它可与人体内多种致癌物质结合,使其失去致癌性;玉米中含有胡萝卜素,吸收后转化成有生理活性的维生素 A,能阻止和延缓癌前病变等(中国海洋药物,1992,3:39)。

鲜芦根粥

【组成】新鲜芦根 100 克,竹茹 20 克,粳米 100 克,生姜2 片。

【制法】每次取鲜芦根洗净后,切成小段。与竹茹同煎取汁,去渣,入粳米一并煮粥,粥欲熟时加入生姜,再稍煮即成。每日服2 次。

【功效】清热止呕,除烦生津。本膳主要适用于胃窦癌肺胃有热呕吐、呃逆者。

【按语】本方原出《太平圣惠方》,主治小儿“呕吐心烦、热渴”。现用在肺癌、胃癌及白血病放化疗副反应等方面,均有一定的减轻症状的效果。芦根为禾本植物芦苇的地下茎,其地上茎为苇茎或名芦茎,以清热排脓、治疗肺痈为长,现一般中药店均无苇茎,多以芦根代用。芦根中含有的薏苡素,已被证明有确实的抗癌作用。本品抗癌、增强免疫力的作用,可能与其代谢物参与细胞膜的稳定性有关。

参苓粥

【组成】人参 5 克,白茯苓 20 克,生姜 3 克,粳米 100 克。

【制法】先将人参、生姜切成薄片,把茯苓捣碎,三味合并,浸泡半小时,煎取药汁,再次倒入清水煎药取汁,将一二煎药汁合并,分早晚两次同粳米煮粥服食。

【功效】益气补虚,健脾益胃。适用于胃癌反胃呕吐、大便稀薄者。

【按语】参苓粥出自宋《圣济总录》，原文为："治伤寒，胃气不和，全不思食，日渐虚羸，参苓粥方。人参（锉一两），白茯苓（去黑皮锉半两），粳米（净洗二合），生姜（切二钱）。上四味，先将人参、茯苓、生姜用水三升，煎至一升，去滓下米煮作粥，临熟时下鸡子白一枚及盐少许，搅令匀，空心食之。"胃癌病人一般均有"胃气不和，全不思食，日渐虚羸"的症状，所以参苓粥用于本病，效果颇佳。本膳性质和缓，补而不腻，颇为实用。

柴胡薏米粥

【组成】柴胡 9 克，白芍 9 克，木瓜 12 克，白术 18 克，薏米 30 克，调料适量。

【制法】前四味煎汤，去渣后加薏米、调料煮粥食。早晚分食。

【功效】疏肝理气，和胃抗癌。主治肝胃不和型胃癌。

椒面粥

【组成】川椒 5 克，白面粉 150 克，生姜 3 片。

【制法】先将川椒研为极细粉末。每次取适量同面粉和匀调于水中煮粥，再加生姜稍煮即成。

【功效】暖胃散寒，温中止痛。本膳主要适用于胃癌脘腹冷痛、寒性呕吐者。

【按语】原出《普济方》，其云："椒面粥方，治久患冷气，心腹结痛，呕吐不能下食。"川椒即芸香科植物花椒的成熟果皮，性味辛而热，温中止痛、止泻和杀肠道寄生虫是其主要功能。据报道：花椒热水煎煮后的提取物对人宫颈癌 JTC-26 细胞有 70%～90% 的抑制率。动物体内实验表明，以花椒热水提取物给小鼠肉瘤 S180 腹腔注入，结果抑瘤率可达 43.5%（生药杂志，1982，2：144）。

龙眼粥

【组成】龙眼肉 25 克，红枣 5 枚，粳米 100 克。

【制法】取连壳龙眼，剥去果皮，去核取肉约 25 克，同红枣、粳米一起煮粥。每天早晚各服食 1～2 碗即可。

【功效】养心安神，健脾补血。本膳主要适用于胃癌贫血严重者。

【按语】生龙眼含热量高，碳水化合物适中，为 16％。它是铁的上等来源，但维生素 C 含量较低。然而干龙眼营养价值却是新鲜果实的 5 倍。在干燥过程中，一些物质损失了，但维生素 C 却完全保留了下来，因此，干龙眼是维生素 C 的上等来源。而维生素 C 又有很好的抗癌活性，因此龙眼粥对癌症可以应用。据报道：龙眼肉热水浸出物对 JTC-26 癌细胞有 90％以上的抑制率，几乎和长春新碱的效价相同。

菜品类

苦瓜焖鸡翅

【组成】苦瓜 250 克，鸡翅膀 1 对，姜汁、黄酒、味精、糖、盐、淀粉、蒜泥、豆豉、红辣椒丝、葱、植物油各适量。

【制法】鸡翅膀去毛，洗净，切块，放碗中，加姜汁、黄酒、糖、盐、淀粉拌匀上浆。苦瓜切成 2 厘米长、1 厘米厚的块，放入沸水内余一下，捞出，烧热锅，放油，烧油至九成熟时，放蒜泥、豆豉下锅煸香，再放入鸡翅入锅炒，至翅膀将熟时，再将苦瓜、辣椒、葱段下锅，炒几下，然后加半碗清水，用文火焖 30 分钟后，加味精搅匀即成。

【功效】清热解毒，补脾开胃。本膳主要适用于胃癌闷热疼痛者。

【按语】研究发现苦瓜里面含有的蛋白质，能够刺激免疫细胞吞噬肿瘤细胞（医药报，1985，5：6）。

仙人掌炒牛肉

【组成】鲜仙人掌 50 克，牛肉 100 克，植物油、盐等调味品适量。

【制法】鲜仙人掌洗净去刺，切细。牛肉洗净后切块，和仙人掌一起放入油锅中，旺火上炒熟，调味后吃牛肉和仙人掌。

【功效】健脾益气，活血解毒。本膳主要适用于胃癌血瘀性刺痛者。

【按语】《闽东本草》尚有一专治"久患胃痛"的食疗方。其方为：仙人掌根 50～100 克，配猪肚炖服。

辣味陈皮兔丁

【组成】兔 1 只（约 1 千克重），陈皮 20 克，干海椒 10 克，花椒 8 克，姜片 6 克，葱段 20 克，料酒 10 克，冰糖 25 克，白糖 15 克，酱油 10 克，食盐 6 克，辣椒油 20 克，菜油 1000 克（实耗 165 克）。

【制法】陈皮加水 1000 克，煮沸 10 分钟，捞去陈皮，汤汁备用。兔去皮、肠杂等后，切成肉丁，漂净血污，捞入盆中，加姜 3 克，葱 10 克，料酒 5 克，盐 2 克腌制 40 分钟左右。炒锅下菜油 15 克，白糖 15 克，稍炒，加少量清水熬糖色，倒出备用。炒锅洗净下菜油至四成熟时，肉丁下锅炸至淡黄色捞出。留底油再炒姜、葱，放入肉丁、陈皮汤及料酒、糖色、酱油、冰糖，文火熬至汤汁全部吸收至干时，倒入辣椒油，起锅放盘中，肉丁冷后放入炸酥的海椒、花椒，色泽红亮，味辣回甘，肉香无渣。

【功效】健脾化痰，补中益气。本膳主要适用于胃癌呕吐、恶心、吐沫及脘腹胀满的患者。

【按语】津亏实热者禁用。

油炒苦瓜

【组成】青苦瓜（生苦瓜）1 个，酸菜水、植物油适量。

【制法】青苦瓜剖开，挖去籽。放入酸菜水中浸泡，一周后取出。略用清水冲净，切碎块。放植物油烧热，把苦瓜块迅速推入锅中，爆炒 1 分钟以上，立刻起锅放入盘中食用。一日 2～3 次即可。

【功效】解毒消肿，收敛清热。本膳主要适用于胃癌有热，时有疼痛者。

【按语】苦瓜苦寒，有较强的抗癌作用，其经过酸菜水浸泡，增加了解毒和收敛止血的功效。

牛油炒冬菇

【组成】鲜冬菇 8 个，牛油 1 汤匙，盐、胡椒粉、香菜少许。

【制法】鲜冬菇洗净去蒂柄，沥干水分。烧热炒锅，下牛油，炒鲜冬菇，以盐、胡椒粉调味，炒熟。放入碟中，撒上香菜丝即可。

【功效】温胃散寒，养血益气。本膳主要适用于胃癌虚寒体质的患者。

【按语】香菇（冬菇）味甘性平；牛油味甘性温。两者合用，荤素结合，对唤起食欲甚有帮助。据报道从新鲜冬菇子实体中提出有效成分，投给移植于 S180 肉瘤细胞的小鼠，5 个月后，肉瘤细胞 100％被消灭。

核桃枝煮鸡蛋

【组成】核桃青枝条 250 克，鸡蛋（带壳）3 个。

【制法】核桃枝条清水洗净，切成 3 厘米左右的长条，和鸡蛋一起放入清水中，文火慢慢煮熬 4 小时。滤出液汁，取出鸡蛋。食蛋喝汤，汤可分次饮完。每天或隔天一次，一个月为一疗程。

【功效】清热解毒，消肿散结。本膳主要适用于胃淋巴肉瘤。

【按语】胃淋巴肉瘤属于胃癌范畴，比较少见，主要表现为上腹部隐痛，体重减轻，上腹部肿块等。药理实验也确实表明核桃树枝对某些肿瘤瘤体有缩小、消除的作用（中草药通报，1972，3：13）。

米酒浸马蹄

【组成】新鲜马蹄 100 克，优质米酒 500 毫升。

【制法】马蹄洗净，连皮浸于酒中，约 30 天后即可食用。只食马蹄不饮酒，食时取出马蹄，去皮，细嚼慢咽。每天 1 次，每次 3～7 枚。

【功效】清热化痰，消积开膈。本膳主要适用于胃癌吞咽困难者。

【按语】《本草汇言》认为马蹄能"疗五种膈气"，膈气即吞咽困难的一种表现。对实质性肿块，也有疗效。《本经逢原》记载："三伏时以火酒浸晒，每日空腹细嚼 7 枚，痞积渐消。"近人治疗寻常疣（病毒性良性瘤）效果很好。用法：将荸荠掰开，用其白色果肉摩擦疣体，每日 3～4 次，每次摩至疣体角质层软化，脱掉，微有痛感并露出针尖大小的点状出血为止，连用 7～10 天（中华皮肤科杂志，1996，2：74），表明其中含有抗病毒的成分。

红酒烩兔肉

【组成】兔 1 只，山药 500 克，胡萝卜 150 克，葱头 150 克，红葡萄酒 75 克，盐、胡椒粉、鸡清汤、植物油各适量。

【制法】兔宰杀后，剥皮去内脏，剁成 20 块，撒盐、胡椒粉，腌渍入味。山药去皮，胡萝卜去皮，葱头去皮，皆刀削成球形。放入油中炸上色，捞出。兔肉放入热油中，煎成金黄色，捞出。放入焖锅里，加入红葡萄酒、鸡清汤，焖至八成熟时，放入山药球等，加盐等调口味，即成。食用时，每次 4 块兔肉加原汤及 6 个山药球、2 个胡萝卜球、2 个葱头球。汁鲜味美，郁香可口。

【功效】补中益气，凉血解毒。本药膳主要适用于胃癌热呕、大便隐血的患者。

【按语】兔肉甘凉，对胃热呕逆，肠风下血有较佳疗效。山药、胡萝卜、葱头也都有抗癌效果。据报道：兔肉对宫颈癌亦有效。以兔肉炖川贝治疗 11 例宫颈癌，结果 9 例症状好转（中医药研究参考，1979，3：152）。

白菜墩

【组成】大白菜心 1 棵（约 500 克），腊肉片 20 克，葱段、姜片、料酒、味精、肉汤、白胡椒粉、鸡油、盐各少许。

【制法】将白菜心洗净、沥干水，改切成 2 段，放入搪瓷盆内，加入葱段、姜片、腊肉片、料酒、肉汤，上笼蒸约 1 小时；待白菜酥烂时，放入盐、味精、白胡椒粉、鸡油即可。

【功效】养胃通络，滑窍利水。本膳主要适用于胃癌小便不利者。

【按语】大白菜又称黄芽白菜，为十字花科植物白菜的叶球，每百克中含蛋白质 1.4 克，脂肪 0.1 克，膳食纤维 0.5 克，钙 33 毫克，磷 42 毫克，铁 0.4 毫克，胡萝卜素 0.11 毫克，硫胺素 0.02 毫克，核黄素 0.04 毫克，维生素 C 24 毫克。此外，尚含 1% 的吲哚-3-甲醇化合物，这种物质进入人体内，可以起到预防乳腺癌的作用（中国医药报，1992；8：23）。

玉液炖鸡

【组成】嫩母鸡 1 只（约 0.5 千克重），猪瘦肉 150 克，绍兴黄酒 10 克，食盐 7 克，鲜牛奶 500 毫升，姜片 10 克，高汤 500 毫升。

【制法】将鸡杀后，净毛，洗干净，去除胸骨，用开水漂净血水。然后把洗净的猪瘦肉垫底，鸡肉铺在上面，放入绍兴黄酒、食盐及煮沸的高汤 500 毫升，隔水炖约 3 小时，取出，滤去汤。另将鲜牛奶倾入，加上生姜，放回高汤，再炖 10 分钟左右。不宜炖久，以免影响鲜奶的效力。

【功效】润燥补虚，益气通结。本膳主要适用于胃贲门癌反胃及气血虚弱者。

【按语】朱震亨曾云："反胃噎膈，大便燥结，宜牛、羊乳时时咽之，并服四物汤为上策。"四物汤组成为川芎、当归、芍药、地黄。有报道以四物汤加蒲公英，干燥后研粉，每服 10～15 克，以鲜牛奶送服，治疗 2 例胃贲门癌者，有一定的临床效果。

蜂蛹健康小吃

【组成】蜂蛹 100 克，植物油、胡椒盐、面粉适量。

【制法】将蜂蛹放入干面粉中，待其全身均裹上一层面粉后，放入滚热油锅中炸，稍停即可捞出食用。食时蘸点胡椒盐，其味更佳。

【功效】解毒杀虫，祛风镇痛。本膳主要适用于胃癌疼痛而兼有热象者。

【按语】蜂蛹入药，其性甘凉，善解毒，故对有毒热症状的肿瘤病人均可适用。

香菇炒菜花

【组成】菜花 250 克，香菇 15 克，鸡汤 200 毫升，淀粉 10 克，味精 2 克，精盐 4 克，鸡油 10 克，花生油 10 克，葱、姜适量。

【制法】菜花切小块，开水焯透。香菇水发后待用，花生油烧热后放葱、姜，炒出香味，再放盐、鸡汤、味精，烧开后将葱姜末捞出，再将菜花、香菇分别码入锅内，用微火稍煨入味后，淋入淀粉、鸡油即成。

【功效】益气助食，通利胃肠。本膳主要适用于胃体腺癌症见严重贫血者。

【按语】经测定，本膳含蛋白质 10 克，脂肪 39 克，碳水化合物 25 克，热量 2054.84 焦耳（491 大卡），钙 45 毫克，磷 133 毫克，维生素 B_1、维生素 B_2、维生素 C 等营养成分。如此丰富的营养物质，形成了本膳补益阴血的特点。膳中菜花和香菇中的香菇多糖，不但有免疫增强作用，而且对癌细胞有直接的抑制活性。

双参三鲜

【组成】水发海参 100 克，人参片 5 克，水发香菇 50 克，冬笋 50 克，鸡胸脯肉 300 克，黄酒、盐、蛋清、味精、淀粉、植物油、鲜汤适量。

【制法】人参加 40 克清水，隔水蒸 20 分钟。把鸡脯肉切成 3.5 厘米长、0.5 厘米宽的条；将海参、香菇和冬笋也切成 3.5 厘米长、0.5 厘米宽的条。在鸡肉条里放少许黄酒和盐，加 1 只鸡蛋清，放 10 克淀粉调匀。将油烧至三成熟时放入锅里滑炒片刻，出锅。海参条、香菇条和冬笋条均放入锅里滑炒片刻，出锅。在炒锅里放 100 克鲜汤，15 克黄酒，少许盐和味精，把炒过的所有食材都倒进去，并倒入蒸好的人参汁，翻炒一下，盖上锅盖煮开即可。

【功效】补气生血，抗癌祛邪。本膳主要适用于胃腺癌所致白细胞减少，血红蛋白下降者。

【按语】海参中的海参苷有确实的抑制癌细胞的作用，人参中的人参苷则有促进免疫功能的效果。两相合用，效果明显。

金山银兔

【组成】鹌鹑蛋 3 个，猴头菇 100 克，鹌鹑 1 只，韭菜 20 克，净冬笋 10 克，葱白 1 段，姜片 2 片，酱油 5 克，精盐 2 克，熟猪油 10 克，整葱 1 根。

【制法】清水煮至蛋熟，去外壳，在尖头一方切 2 刀，形成兔头，大头一方中间剪一刀像兔尾。鹌鹑宰杀，去毛和内脏，锅中煮熟烂。猴头菇盐水浸 5 小时，切片蒸熟，将鹌鹑用酱油抹全身，放入锅内，炸至黄色捞出。将锅上火，放入猪油，加入冬笋丝、猴头菇片、葱白、姜片等佐料略炒。把韭菜铺在盘底，上面放蛋，猴头菇叠成山形，山旁放鹌鹑造形，即可。

【功效】补益气血，健脾抗癌。本膳主要适用于胃癌白细胞减少者。

【来源】中国食品，1992，12：10

猴头菇什锦煲

【组成】猴头菇 300 克（最好是罐头猴头），猪肉 80 克，鸡蛋 1 个，虾米 2 汤匙，木耳 12 朵，青梗菜 4 棵，火腿 20 克，清汤、盐、味精、麻油、姜、葱、胡椒粉等适量。

【制法】猴头菇顺针片切成大片。猪肉切碎，加入蛋清（1只量）、盐少许搅拌，捏成小肉丸。木耳和虾米以水浸软；火腿切成小长方形片；姜、葱切丝；青梗菜焯至断生。蛋黄打散，加盐、胡椒粉少许搅匀，摊煎成薄蛋皮，切成菱形片。将清汤烧开，下入小肉丸煮熟，再放入猴头菇片、木耳、蛋黄饼等其他辅料。烧沸15分钟，抹去浮沫，淋少许麻油即可。

【功效】补脾益气，抗癌解毒。本膳主要适用于胃癌食欲不振者。

【按语】在临床上治疗胃癌配以下方：猴头菇50克，蒲公英50克，仙鹤草30克，槟榔10克，水煎服，每日1剂，分4次徐徐饮服，常有明显效果。

人参肉酱

【组成】人参30克，精肉2000克，黄豆酱1000克，食盐200克，葱白切丝50克，川椒、茴香、陈皮各25克，绍兴黄酒适量。

【制法】人参切片，以清水200毫升，文火煮至100毫升备用，黄豆酱研细，川椒、茴香、陈皮均碾压成粉。以人参汁和黄酒适量和以上药粉拌和，再把精肉切末，一起调拌至稠粥状。盐、葱白和人参片也加入。入坛封固，烈日下晒10天，开坛品尝，若淡则再加盐，干则再加酒。然后封坛再晒10天，即可食用。

【功效】补精益气，扶正抗邪。本膳主要适用于胃癌气虚血弱，食欲不振者。

【按语】本膳是根据宋人《中馈录》中的"肉酱"加一味人参而创，主要考虑胃癌病人大多口淡无味，食欲不振，而本膳在大补脾胃之气时，把精肉浓缩、发酵，使营养更易吸收。酱味浓郁，病人也很欢迎，作为佐膳之药料，对其他类型的癌症病人也可应用。

糖醋菠萝猪肉

【组成】菠萝200克，青椒2个，猪瘦肉300克，鸡蛋半个，木耳少量，食盐、胡椒、料酒、淀粉、醋、白糖、西红柿酱及食油各适量。

【制法】把肉切成小方块。菠萝去皮和芯切成 1 厘米厚、2.5 厘米宽的方块，青椒也同样切方块。木耳用水发好。将少量盐和胡椒粉撒到肉块上，再加酒和少量淀粉拌匀，稍腌渍一下。把鸡蛋、淀粉、水混合制成面糊，将上述小肉块蘸上糊，入温油锅内炸至金黄色捞出。用 1 勺盐，8 勺白糖，6 勺醋，1 勺料酒，4 勺西红柿酱加淀粉、水适量调成味汁。炒油至热，下青椒片煸炒片刻出锅；然后再炒菠萝、木耳，加入味汁，烧开后放炸好的肉块和青椒片，出锅即成。本膳色泽鲜艳，味道甘酸而略辣，开胃爽口，促进消化。

【功效】生津散寒，健脾益气。本膳主要适用于胃癌营养摄入不足，口淡无味者。

清炖黄花鱼

【组成】黄花鱼 1 条，荜茇、砂仁、陈皮、胡椒各 3 克，油、盐、葱、姜各少许。

【制法】将黄花鱼去鳞和内脏，洗净，荜茇、砂仁、陈皮、胡椒等捣略碎。将油烧热，下黄花鱼稍煎，加水适量，入葱、姜、荜茇、砂仁、陈皮、胡椒共煮，加盐少许，炖熟即可。每日早晚各 1次，2 次食尽，连服 7 日。

【功效】既可补中健胃，又可抗癌防癌，宜于胃癌患者经常食用。

【按语】此方《家庭饮食调治》有载。黄花鱼性温味甘，补气填精，开胃安神。富含多种氨基酸，对放射治疗有增效作用。黄花鱼鳔有明显抗幽门结扎性溃疡的效果，可达到预防胃癌的目的，所以应将鱼鳔与黄花鱼同炖。《中国海洋生物》载："大黄鱼可治食道癌和胃癌。"

【来源】欧阳军.胃癌的食疗方.医疗保健器具，2006，1：60-64

猴头菇炖章鱼

【组成】猴头菇 250 克，章鱼肉 100 克，葱白、姜丝、油、盐、酒各少许。

【制法】将猴头菇温水浸泡 15 分钟，挤净水切块；章鱼肉洗净切块。二物共置锅内，加水适量煮沸，放入葱、姜、盐、酒、油适量，慢火炖熟。每日 1 次，连服 15 日，食量不限。

【按语】此方见于《食治本草》。猴头菇性平味甘，补虚损，利五脏，含有多糖、多肽和酰胺类物质，有抗癌作用，对胃癌有明显的治疗效果，可以缩小肿块，提高免疫力，延长生存期。动物实验对小鼠肉瘤 S180 有较好的抑制作用。章鱼性平味咸，益气养血，通经生肌。章鱼提取物有极强的抗病毒和抗肿瘤作用，对小鼠肉瘤 S180 抑制率达 30％以上，章鱼血亦有一定的抗癌活性。猴头菇与章鱼合用，味鲜美可口，抗癌作用强，又可益气养血，尤适宜于胃癌、食管癌、肠癌等消化道肿瘤。

【来源】胃癌的食疗方. 医疗保健器具，2006，1：60-64

香菇木耳煨海参

【组成】香菇、黑木耳各 15 克，海参 100 克，姜丝、蒜泥各 10 克，酱油、香油、盐、味精各适量。

【制法】将香菇、木耳水浸泡发洗净撕碎片；海参温水浸泡数小时，剖洗切片。起油锅倒入香油烧热，入海参略炒，加少量酱油、蒜泥、姜丝、盐同翻炒数分钟，再加香菇、木耳和清水适量，盖上锅盖慢火煨至烂熟即成，入味精少许调味。每日早晚 2 次服尽 1 剂，连食 5 日。

【功效】此方清淡可口，抗癌强身效果好，适于消化道肿瘤患者经常食用。

【按语】香菇味美，富含营养成分；香菇多糖对小鼠肉瘤 S180 抑制率达 98％。木耳营养丰富，被誉为"素中之荤"，现代研究有一定抗癌作用。海参性温味甘咸，益气补阴，止血消炎。现代实验证明海参中有多种抗癌成分，可以明显抑制肿瘤生长和转移，尤其对消化道肿瘤有治疗作用。

【来源】胃癌的食疗方．医疗保健器具，2006，1：60-64

山楂肉干

【组成】山楂 100 克，猪瘦肉 1000 克，菜油 250 克，香油 15 克，料酒 25 克，酱油 50 克，葱 30 克，姜 30 克，花椒 2 克，味精 2 克，白糖 15 克。

【制法】将山楂洗净去核，润软切片。猪瘦肉洗净，与 50 克山楂共煮至六成熟，捞出稍凉后，切成长约 5 厘米的粗条，放在盆内用酱油、葱、姜、料酒、花椒拌匀腌渍约 1 小时，沥去水。炒锅中加菜油烧热，下肉条炸至微黄色，即用漏勺捞起沥油，将锅中剩油倒出，留少许余油投入余下的山楂片，略炸后，放入肉干翻炒，小火烘干，起锅后，拌匀香油、味精、白糖即成。佐餐或随时食用，量不限。

【功效】滋阴健脾，开胃消食，活血散结，宜于消化系统肿瘤患者食用。

【按语】山楂性微温味酸甘，健脾和胃，消食化积，活血化瘀。含有多种营养要素，可增强抗癌能力，同时含有抗癌物质，如苦杏仁苷、牡荆素化合物等。山楂片水煎液可延长荷瘤小鼠的存活期，山楂提取液可明显抑制艾氏腹水癌的生长。猪瘦肉有解毒补虚的功能。

【来源】欧阳军．胃癌的食疗方．医疗保健器具，2006，1：60-64

猴菇蒸胎盘

【组成】猴头菇 60 克，鲜胎盘 1 个，大枣 10 枚，姜丝、料酒、菜油、盐适量。

【制法】将猴头菇泡发洗净切碎，鲜胎盘洗净血水切块。将胎盘盛入大瓷碗中，加姜丝、料酒、油、盐调匀，倒入猴头菇、大枣，加水少许，入锅中隔水蒸熟即成。1 次吃完，2 日 1 次，连服 3 剂。

【**功效**】适用于胃癌、肠癌、食管癌日久体虚者。

【**按语**】猴头菇性平味甘，扶正补虚，富含多种营养成分。临床观察对胃癌有明显的治疗效果。胎盘大补气血，能提高机体免疫力。大枣补气养血，含有多种抗肿瘤活性成分，可以抑制肿瘤细胞增殖，防止癌细胞扩散转移。诸味合用，大补气血，抗癌强身。方中胎盘选用人或动物的胎盘均可。

【**来源**】欧阳军. 胃癌的食疗方. 医疗保健器具，2006，1：60-64

猴菇煨兔肉

【**组成**】猴头菇100克，兔肉250克，盐、味精、香油、酱油、葱、姜丝各适量。

【**制法**】将猴头菇浸泡15分钟，捞出用手捏干，切成薄片；兔肉洗净切片。锅中入香油烧热，入葱段、姜丝炸香，下兔肉略炒，加水适量，慢火煮至兔肉将熟时，再放入猴头菇慢火煨熟，加入盐、香油、酱油、味精等调味即可。每日1次正餐，连服7日。

【**功效**】扶正抗癌，宜于胃癌等消化道肿瘤患者食用。

【**按语**】此方载于《食用菌菜谱》。猴头菇营养丰富，动物实验可明显抑制小鼠S180肉瘤。

【**来源**】欧阳军. 胃癌的食疗方. 医疗保健器具，2006，1：60-64

黄药子炖母鸡

【**组成**】黄药子10克，黄母鸡1只，葱、姜、味精、精盐、香油、五香粉适量。

【**制法**】先将黄药子去除杂质、洗净，晒干或烘干，切成片，装入纱布袋中，扎紧袋口，备用。再将母鸡宰杀，去除毛、内脏，洗净后，入沸水锅中焯透，捞出，用清水冲洗。而后，将母鸡与黄药子药袋同放入煨炖的砂锅内，加水足量（以浸没母鸡为度），大火煮沸，烹入料酒，改用小火煨炖1小时；待母鸡肉熟烂，取出药袋，滤尽药渣，加葱花、姜末，继续用小火煨炖至鸡肉酥烂，加精盐、味精、五香粉拌匀，淋入香油即成。佐餐当菜，吃鸡肉，饮汤汁，随意服食，当日吃完。

【功效】软坚散结，解毒抗癌。通治胃癌、食管癌等消化系统癌症和甲状腺肿瘤。

芝麻鸡卷

【组成】鸡脯肉 10 克，猪肥膘 50 克，白芝麻 150 克，红壳鸡蛋 3 个，干淀粉、植物油、食盐、味精、胡椒粉适量。

【制法】磕 2 个鸡蛋，加油、盐搅拌。起热锅涂油，摊成两张蛋皮。将蛋皮四周修齐，拍上少许干淀粉，把鸡茸糊（鸡脯肉 10 克和猪肥膘 50 克剁成细茸，加味精、胡椒粉调和而成）放在蛋皮一边，卷成香烟粗细长条。另一个鸡蛋加适量干淀粉调成薄蛋糊，作鸡茸卷的封口用。然后把鸡茸卷切成长 3 厘米，放在薄蛋糊中挂一层糊浆，再均匀地滚上芝麻。放入油锅中，炸至金黄喷香即可。食用时可蘸辣酱或番茄酱。

【功效】润肠通便，补血益中。本膳主要适用于胃癌贫血，便秘者。

【按语】从芝麻中成功地提取到一种天然抗氧化物质，这种抗氧化物质可有效地抑制在体内诱发癌和衰老的过氧化物质的形成，是很有希望的抗癌剂。

【来源】中国医药报，1985-12-2

无花果煮鸡蛋

【组成】鲜无花果 60 克，鸡蛋 1 个，米酒 15 克。

【制法】无花果先加水煮汁，去药渣，把鸡蛋放入煮熟，去蛋壳后再煮，最后淋入米酒，沸后即成。

【功效】活血通络，缓泻通便。本膳主要适用于胃幽门癌便秘严重者。

【按语】无花果为桑科榕属植物。它具有广谱抗癌效果，对大鼠移植性肉瘤、小鼠自发性乳腺癌、移植性腺癌、骨髓性白血病、淋巴肉瘤均有一定的抑制作用（浙江中医学院学报，增刊号，1982，50）。据报道：以无花果等中药治疗 70 例大肠癌患者，几乎所有单纯以中药治疗的病人经过一段时间治疗后，症状皆有改善，如大便中的黏液、脓血量减少，大便涩滞现象缓解，肛门坠胀感减轻，食量增加，精神好转，白细胞均有不同程度的升高等。

【来源】浙江中医学院学报，1983，6：22

茶叶鹌鹑皮蛋

【组成】茶叶 5 千克，桂皮、豆蔻、白芷、丁香各 0.5 千克，黄丹粉 160 克，食盐 5 千克，黄酒 1 千克，新鲜鹌鹑蛋（以不超过10 日的蛋为宜）适量。

【制法】将茶叶、桂皮、豆蔻、白芷、丁香用 50 千克开水浸泡于缸内，作"老汤"备用。"老汤"加入黄丹粉、食盐、黄酒配制浸泡液，将"老汤"煮沸后，待水温降至 20℃ 左右时再用。将鹌鹑蛋适量加入缸中，浸泡液倒入缸内，淹没鹌鹑蛋，室温保持在20～25℃，15～20 天后即成"松花"。将"松花"捞入稀黄泥糊中，取出再滚一层锯末屑，晒干即成"茶叶鹌鹑皮蛋"。

【功效】补中益气，利水消肿。本膳主要适用于胃癌食后作胀者。

【按语】其配料中的丁香对消化道肿瘤细胞有抑制作用，而白芷尚有良好的止痛效果。

花椒炖猪肉

【组成】鲜花椒 30 克，橘皮 10 克，生姜 6 克，猪瘦肉 40 克。

【制法】炖熟食用。佐餐当菜，随量食用。

【功效】温中散寒，化湿止痛。主治脾胃虚寒型胃癌。

凉拌马齿苋

【组成】生大蒜头 10 瓣，马齿苋 120 克（鲜品尤佳）。

【制法】先将大蒜去皮，捣泥状备用。将马齿苋鲜品洗净，入沸水中余一下，切 3 厘米的段，与蒜泥拌匀，加调味品后即成。每天 2 次，佐餐常食。

【功效】清热利湿，辅助抗癌。本方适用于胃癌或放疗、化疗后出现大肠湿热所致的腹泻夹有黏液便者。

【按语】作为胃癌一级预防的上佳食品，大蒜提取物对大鼠腹水癌细胞有抗分裂作用，与清热解毒的马齿苋合用效果更佳。

【来源】医药养生保健报，2005-3-14（5）

香卤猴头

【组成】干猴头菇 100 克，酱油 1 匙，白糖 1/4 匙，鲜汤 250 克，生油 2 匙，桂皮、茴香、味精、麻油适量。

【制法】干猴头菇加水泡，涨发后漂洗干净，挤干水分。把锅烧热，倒生油，油冒烟时下桂皮、茴香、猴头菇及鲜汤，加酱油、糖在大火上烧开，移小火焖烧 15 分钟，撒入味精。再用大火收干卤汁，淋上麻油即成。色泽金红光亮，香味浓郁，鲜咸入味。

【功效】安神补虚，助脾运化。本膳主要适用于胃癌梗阻者。

【按语】我国 1975 年便开始用猴头菇制剂治疗消化道肿瘤。胃癌总有效率 68.6%，食管癌有效率为 78.5%，其片剂（每片重 0.20 克，内含猴菇菌干浸膏 0.13 克）治疗胃癌、贲门癌等消化道恶性肿瘤有明显疗效，总有效率为 69.3%，其中显效率 15%。

【来源】植物杂志，1979，1：41

人参虾仁

【组成】人参 20 克，虾仁 200 克。

【制法】人参切片，煎少许浓汤备用，虾仁浸黄酒，拌淀粉，调料入锅炒，快熟时放入人参汤拌炒，起锅食用。

【功效】补肾壮阳，大补元气。

【按语】人参大补元气，调节机体多种功能，可提高免疫力，增强抗癌效果，胃癌者病久体虚，宜食用。

莲子赤豆虾肚

【组成】莲子、赤豆、虾、薏苡仁、火腿各 50 克，猪肚一只。

【制法】猪肚洗净，将莲子、赤豆、虾、薏苡仁、火腿扎入其中，炖烂食用。

【功效】利水渗湿，健脾止泻。胃癌属脾虚湿盛者，宜食用。

【按语】猪肚性温味甘，补虚损，健脾胃。莲子养心安神，补肾固涩。赤豆消肿解毒，利水渗湿。薏苡仁祛湿消痈，健脾止泻。虾和火腿补益壮阳，营养丰富。

【来源】中药材，1996，（06）：322

汤羹类

吉隆坡上等炖品

【组成】黄芪 11 克，党参 20 克，枸杞子 16 克，茯神 11 克，山药 26 克，桂圆肉 16 克，猪排骨 300 克或整鸡 1 只。

【制法】黄芪等药材略用清水洗淋，然后加水淹没药材，常规煎煮，煎煮液滤出药材后，加入排骨或鸡和清水。先大火后小火，煮炖 3～4 小时。每次 1 小碗，吃肉喝汤，可用 5 碗。余下的放入冰柜，用时煮开即可。每两天吃一次。

【功效】补气生血，健脾安神。本膳主要适用于胃癌血红蛋白低下者。

大蒜鸡汤

【组成】大蒜 70 克，仔鸡 1 只，盐少许。

【制法】大蒜用水洗净，用刀背压裂，除去外皮。将鸡洗净，把蒜装入鸡肚内，放入锅中，加少许盐和 1200 毫升水，盖锅盖，煮熟，即可食用。

【功效】温中健胃，活血解毒。本膳主要适用于胃癌虚寒性疼痛者。

【按语】大蒜营养丰富，有确定性防癌作用。科学实验已多次证明，大蒜有降胆固醇、降血压、杀灭细菌和消除炎症等作用。

血蘑菇汤

【组成】猪血 200 克，蘑菇 100 克，盐、植物油各适量。

【制法】猪血凝固后，清水洗一下，切小块；蘑菇发好切条块。锅内倒入植物油适量，先炒蘑菇 5 分钟后，倒入血块，旺火快速翻炒至熟透，加盐调味即可。

【功效】开瘀散结，止呕平噎。本膳主要适用于胃贲门癌食入即吐者。

【按语】猪血、蘑菇均有良好的抗癌活性。血治癌，古有先例，我国较早的医学缮本《本草从新》、《坊补本草备要》和《仿广验方新编》里，都提到用血治疗噎膈反胃（相当于食道癌、胃癌）的实例。动物实验表明，血可使小鼠艾氏腹水癌（EAC）形成减慢，癌细胞数量减少，并且能使癌细胞核发生质变，小的癌细胞可发生细胞核溶解等。

【来源】上海中医药杂志，1979，3：24

鲍鱼猪肉汤

【组成】猪瘦肉 250 克，鲍鱼 3 个，盐适量。

【制法】猪肉切块状，鲍鱼洗净，放入锅中，加入清水，文火煮至 200 毫升左右，加盐调味，饮汤吃肉。

【功效】滋阴扶正，抗癌解毒。本膳主要适用于胃癌热呕者。

鸡丝莼菜汤

【组成】瓶装西湖莼菜 1 瓶，鸡脯肉 100 克，火腿 25 克，蛋清半只，鸡清汤 1000 克，食盐 10 克，味精 3 克，料酒 5 克，湿淀粉 15 克。

【制法】鸡脯肉剔去筋皮，冷水泡浸，切成细丝。火腿切细丝。莼菜开瓶倒入碗内。将鸡丝用料酒、食盐、蛋清、湿淀粉浆好。锅上火，注入清水，烧沸，将鸡丝下锅，用筷子拨散，熟后捞出，用冷水冲净浮沫，以鸡清汤泡上。莼菜入沸水中略烫。炒锅上火，注入鸡汤，烧开去浮沫，用料酒、食盐、味精调好口味，下鸡丝、火腿丝、莼菜，烧开，起锅，注入汤碗内即成。爽滑脆嫩是本汤的特点。

【功效】清解热毒，培补胃气。本膳主要适用于胃腺癌兼有虚热者。

【按语】用莼菜的嫩芽，水煮成黏稠液，每次喝 2 大杯（约 500 毫升），每日 2～3 次，也可治疗胃癌。

【来源】中医药研究资料，1986，209（2）：6

黄笋肉丝汤

【组成】黄药子 15 克，肉丝 200 克，竹笋丝 300 克，干虾米 15 克，葱、芹菜、淀粉、盐、味精适量。

【制法】黄药子加适量水，煎成汤液，滤除黄药子，去汤液备用。在油锅内先炒用酱油腌过且加少许淀粉的肉丝 200 克，然后加入竹笋丝 300 克、干虾米 15 克，炒至 5 分熟，倒入药液，再放入 250 毫升水煮熟。在锅内放一把葱屑、芹菜，加入适量盐和味精即成。佐餐当菜，随量食用。

【功效】解毒散结，补虚抗癌。主治气滞血瘀型胃癌，对兼夹气血两虚，身体虚弱者尤为适宜。

牡蛎汤

【组成】牡蛎、石决明、海蒿子、昆布、蛤粉、紫菜各 15 克。

【制法】将以上 6 味洗净，入锅，加水适量，煎煮 40 分钟，去渣取汁即成。上下午分服。

【功效】化痰祛湿，软坚抗癌。主治痰湿内结引起的胃癌、甲状腺癌、乳腺癌等多种癌症。

红枣红糖煮南瓜

【组成】鲜南瓜 500 克，红枣（去核）15～20 克，红糖适量。

【制法】南瓜洗净去皮，切成小方块，红枣洗净，加水煮熟烂，加入红糖拌匀服食。佐餐食用，空腹时食用更佳。

【功效】健脾益气，补肺抗癌。主治气血两虚型胃癌及癌症术后体虚、大便不畅等症。

肉骨茶

【组成】川芎 11 克，枸杞子 11 克，玉竹 21 克，当归 14 克，甘草 14 克，桂皮 3 克，公丁香 3 克，川椒 3 克，八角茴香 11 克，白胡椒 9 克，大蒜 10 头，排骨 2000 克，盐、酱油等佐料适量。

【制法】将 6 大碗水煮沸后，加入大蒜，再加入用布袋扎好的川芎、枸杞子等物料，盖锅盖煮 10 分钟。加入排骨肉，再煮 15 分钟，再加入 2 茶匙酱油和 2 茶匙食盐。将盖盖严，用慢火煮 1 小时。趁热食用，吃肉喝汤。

【功效】补血滋阴，开窍活络。本膳主要适用于胃癌白细胞减少者。

【按语】此症常是化疗过程中引起的副作用，一般化疗白细胞低于 3500/ml，则应停止化疗。但应用本膳可以协助化疗的完成。

羊奶冰糖煮鸡蛋

【组成】羊奶 250 克，碎冰糖 50 克，鸡蛋 1～2 个。

【制法】用少许冷水煮溶冰糖，倒入羊奶煮沸，在锅内打入鸡蛋，搅拌均匀，煮至微沸，即可食用。

【功效】温润补虚，止呕平胃。本膳主要适用于胃癌干呕，肢体虚冷者。

【按语】羊奶中所含营养成分几乎和鸡蛋相仿。每百克羊奶中含蛋白质 3.8 克，脂肪 4.1 克，碳水化合物 5 克，钙 104 毫克，磷 106 毫克，铁 0.1 毫克，维生素 B_1 0.05 毫克，维生素 B_2 0.13 毫克，烟酸 0.3 毫克，维生素 A 80IU。本膳尚对肿瘤手术后患者的康复有益，蒙医治疗肝癌术后的病人，用鲜羊奶，再冲入一生鸡蛋饮用，效果颇佳。

栗子白果羹

【组成】栗子 500 克，白果 200 克，糖适量。

【制法】栗子、白果去壳，加水煮烂，加糖成羹，每日适量食用。

【功效】补肾固涩。

【按语】栗子性温味甘，补肾壮腰，强筋健骨。白果性平，味苦、甘、涩，收敛固涩，补肾壮阳。

红花山楂橘子羹

【组成】红花 1.5 克，山楂糕 200 克，橘子 100 克，白糖 60 克，细淀粉 60 克。

【制法】山楂糕切碎，橘子切丁，入锅加水煮 10 分钟后放入红花、橘子丁、白糖，水开后加入淀粉食用。

【功效】生津养胃，消积利尿。

【按语】红花性温，活血通经，祛瘀止痛；山楂性平，味甘酸，消食和中；橘子性平，味甘酸，生津止渴，和胃利尿。

【来源】中药材，1996，（06）：322

茶饮类

蜜饯猕猴桃

【组成】猕猴桃 500 克，蜂蜜 250 克。

【制法】将鲜猕猴桃洗净，把果肉切成丁，放入锅内加水适量，慢火煮至八成熟时，加入蜂蜜再煎煮至熟透，收汁即可。待冷，装瓶备用。每日 1～2 次，不拘数量。

【功效】滋阴清热，防癌抗癌。主治胃热伤阴型胃癌。

西瓜速溶饮

【组成】西瓜多个，白糖适量。

【制法】西瓜取瓤去籽，以洁净纱布绞取西瓜汁。放锅内先以大火，后以小火将西瓜汁熬成膏状，待冷却后，加白糖粉将膏汁吸干，混匀，晒干，压末，装入瓶中备用。每次取 15～20 克，以沸水冲化，饮用，每日 3～5 次。

【功效】清热生津，利尿通淋。本膳主要适用于胃癌实热烦渴者。

【按语】西瓜汁中含磷酸、苹果酸、果糖、葡萄糖、番茄红素、γ-胡萝卜素、维生素 C、蔗糖酶、蛋白质和多种氨基酸。味甘淡，性寒，素有"天生白虎汤"（白虎汤是汉代张仲景的特效退热方）之称。西瓜瓤中的谷氨酸、精氨酸能促进大鼠肝中尿素的形成，因而有清热利尿的效果。

半枝莲蛇舌草蜜饮

【组成】半枝莲 30 克，白花蛇舌草 60 克，蜂蜜 20 克。

【制法】将前两味混合入锅，加水 15 碗，用大火煎煮 1 小时后，去渣取汁；待药转温后兑入蜂蜜调匀即成。上下午分服。

【功效】清热解毒，活血化瘀，抗癌。主治瘀毒内阻型胃癌。

脂酒红枣

【组成】大红枣 250 克，羊脂 25 克，糯米酒或黄酒 250 毫升。

【制法】红枣用水煮软后，倒去水，加入羊脂、酒，煮沸后晾凉。将红枣酒液倒入瓶中，密闭贮 7 天即成。食用时，每次食红枣 3～5 枚，每日 2 次。

【功效】补虚健脾，养血散寒。本膳主要适用于胃癌偏于虚寒，贫血者。

【按语】大枣中含极为丰富的 cAMP，约 $100\sim500$ 微摩尔/克，具有抗癌活性（药物植物，1981，4：32）。

抗癌柿茶

【组成】柿树叶不限量。

【制法】柿叶阴干后切成 $2\sim3$ 厘米的细片，放入蒸笼中用蒸汽蒸透。取出后在室内干燥。用时和饮茶一样，以沸水冲饮即可。

【功效】养血止血，止咳平喘。本膳主要适用于胃癌贫血所致血小板减少者。

【按语】柿叶中含有很多具有药理活性的成分，如黄芪苷、杨梅树皮苷、丰富的维生素 C 和胡萝卜素等。柿茶有效物质主要是胡萝卜素和单宁等（医药信息报，1986，3：20）。

绿茶奶饮

【组成】绿茶 15 克，强化麦乳精或炼乳 30 克。

【制法】绿茶置杯中，注入适量开水，加盖。待茶叶吸足水分下沉后，再加入麦乳精或炼乳，徐徐搅拌，溶化后即可温饮。或者冷后放入冰箱后冷饮。前一种饮法适合虚寒性患者，后一种适用于虚热或实热性患者。口味柔爽，具有浓郁的麦芽（或奶香）、茶叶的芳香。

【功效】提神醒脑，补充能量。本膳主要适用于胃癌食少纳呆者。

【按语】"绿茶奶饮"一取其绿茶健脾醒胃，增进消化液分泌；二是取其奶制品保护胃黏膜，促进营养成分的吸收。

其他类

螃蟹山楂散

【组成】螃蟹 30 克，山楂 30 克。

【制法】先将螃蟹、山楂用微火焙干，共研成细末后，备用。

每天服 3 次，每次 20 克，温开水送下。

【功效】该方可养阴抗癌，活血散结。

【按语】近代医学研究发现，蟹壳具有一定的抗癌作用，其提取物具有增强机体免疫力、抑制癌细胞生长、繁殖的特殊功效。而山楂亦具抗癌功效，其所含的黄酮类药物成分可抗癌。该方对中老年早期胃癌患者不仅可增强机体的抗癌功能，而且对癌瘤实体具有活血散结疗效［医药养生保健报，2005-3-14（5）］。

二、放化疗反应与术后调理药膳

鸽肉红枣饭

【组成】肥大乳鸽 1 只，大枣 10 枚，香菇 3 个，姜 5 克。大米、白糖、黄酒、熟植物油适量。

【制法】乳鸽洗净斩块，以黄酒、白糖、熟植物油调汁腌渍。大枣、香菇、姜片同时放入鸽肉碗中拌匀，待米饭水烧得将干时，将鸽肉、红枣等铺于饭面上，盖严后文火焖熟。晚餐食用，但不宜过饱。

【功效】补阳益气，生血解毒。适用于胃癌放化疗后贫血者。

胚芽米炒饭

【组成】胚芽米饭 250 克，毛豆 50 克，胡萝卜 50 克，火腿肉 15 克，鸡蛋薄饼 1 个，香肠 10 克，芹菜 20 克，洋葱 2 个，食用油、盐、味精、胡椒粉各少许。

【制法】将胡萝卜、毛豆分别煮熟；胡萝卜、火腿、鸡蛋饼、香肠、芹菜均切成小丁，洋葱切碎。在油锅内将油烧热，爆香洋葱，再将毛豆、胡萝卜、鸡蛋饼、火腿、香肠、芹菜等放入略炒。在锅内倒入胚芽米饭，加调料拌炒均匀，即成。

【功效】健脾益气，扶正抗癌。

红烧黄豆牛腩

【组成】牛腩 900 克，黄豆 600 克，五香粉 1 袋，葱、姜适量，糖和酒少许，酱油 160 毫升。

【制法】黄豆洗净，用水泡约 4 小时；将牛腩切块，用开水煮出泡沫，除去泡沫，加入黄豆、五香粉、酒、葱、姜，用小火炖至肉七分熟，加入酱油和糖（如颜色不浓，可酌量多加点酱油）。用小火炖 3 小时即成，肉嫩豆软，汤汁浓香。

【功效】补气安中，消肿解毒。

【来源】Cancer，1972，9：143

石韦大枣汤

【组成】石韦 30 克，大枣 10 克。

【制法】石韦先用清水淋洗干净，大枣掰开。加水浸没后，先武火后文火，慢慢煮沸 20 分钟左右。即可过滤，饮用汤并吃大枣。每天早、晚各饮一碗。

【功效】养血升白，利尿除热。适用于胃癌放化疗后白细胞降低者。

【来源】湖南中医杂志，1990，6：3

阿胶糯米粥

【组成】阿胶 15 克，糯米 100 克，红糖少许。

【制法】先用糯米煮粥，待粥将熟时，放入捣碎的阿胶，边煮边搅匀，煮 2～3 沸，阿胶化尽为度。食时加红糖少许调味。每 2 天服 1 次即可。

【功效】滋阴补虚，养血止血。适用于胃癌后贫血者。

【来源】医学信息论坛，1992，1：23

地黄粥

【组成】地黄、党参、黄精、扁豆、黄芪各 10 克，粳米 100 克。

【制法】上述药材加水 800 毫升煎至 400 毫升，去渣加粳米 100 克煎至 300 毫升备用，每日 4 次，每次 60～80 毫升，至化疗结束。

【功效】健脾益气。本膳主要适用于胃癌术后化疗期间者。

【按语】中医认为，免疫功能属正气范围，补肾、补气、补血的药膳，大都有扶正固本、增强免疫力的作用。党参、黄芪等有促进组织愈合的功效，因此，地黄粥可以提高机体抗病能力，有利于增强胃癌术后化疗期间机体免疫力（护理实践与研究，2010，9：1）。

莲肉膏

【组成】莲肉、粳米各110克，茯苓50克，砂糖适量。

【制法】莲肉、粳米炒，茯苓为末，砂糖调膏备用。每日2～3次，每次5～6匙，白滚汤送服。

【功效】安神补虚，健脾利湿。适用于胃癌术后化疗期间者。

【按语】莲肉膏用于胃癌术后辅助化疗患者，可使患者化疗的副作用减轻，骨髓抑制降低，血细胞提升。

【来源】护理实践与研究，2009，9：126

人参阿胶当归羹

【组成】白参3克，阿胶（研粉）20克，当归15克，赤小豆100克，龙眼肉20克。

【制法】将白参切成饮片，阿胶敲碎后研成细末，备用。将赤小豆、当归洗干净，同放入砂锅内，加适量水，用大火煮沸后，改用小火煨煮1小时，待赤小豆熟烂如酥、羹糊将成时调入阿胶细末，并加入白参片、龙眼肉，再煨煮至沸，拌和均匀即成。早晚分服，饮羹汁，嚼食白参片和龙眼肉。

【功效】补气养血，益心健脾。主治胃癌等癌症化疗引起的骨髓抑制、白细胞减少，辨证属气血两虚者。

归芪鳝鱼羹

【组成】当归10克，黄芪30克，黄鳝500克，植物油、料酒、葱、姜、酱油、精盐、味精、五香粉、湿淀粉适量。

【制法】先将当归、黄芪洗净，晾干或晒干，放入纱布袋中，扎紧袋口，备用。再将黄鳝宰杀，用温开水略烫一下，从鳝背脊处剖开，除去骨、内脏、头、尾，清水洗净后，切成鳝鱼丝。烧锅置火上，加植物油烧至六成热，加葱花、姜末煸炒出香，即下入鳝鱼丝，急火熘炒，烹入料酒，翻炒至鳝鱼丝八成熟时，捞出，盛入碗中，待用。烧锅中加清水适量，放入归芪药袋，大火煮沸，改用小火煨煮30分钟，取出药袋，滤尽药渣，加葱花、姜末、酱油、精盐，视汤液量可酌加清水适量。煮沸后，倒入鳝鱼丝，再用小火煨炖30分钟，加味精、五香粉，以湿淀粉勾芡成羹。佐餐当菜，随意服食，吃鳝鱼丝、饮汤羹，当日吃完。

【功效】益气养血，增强免疫功能。主治胃癌术后气血不足、免疫功能下降者。

参须炖汤

【组成】当归5克，党参25克，人参须3克，枸杞子17克，山药33克，桂圆肉17克，排骨200克，猪瘦肉100克，食盐、胡椒粉适量。

【制法】当归、党参等中药用布袋扎好，和排骨、瘦肉一起炖煮，先大火后小火，煮3～4小时，捞出药袋，加盐、胡椒粉调味即可。以上可煮汤3小碗，每次饮用1小碗，喝汤吃肉，每天1次即可。

【功效】清润开胃，益气健脾。适用于胃癌手术后调理食疗。

味噌汤

【组成】新鲜鱼头、鱼尾各1副，味噌5克，豆腐2块，葱2段。

【制法】将鱼用2000毫升冷水清煮，煮约剩1500毫升水为止。豆腐切成小块，放入汤内煮透（如用的是鱼骨，须将鱼汤滤出再放豆腐）。将味噌用冷水调开溶化，倒入汤内，稍滚一下。在大碗内放一些葱花，将汤倾入，即可食用。

【功效】健脾开胃，抗癌解毒。

燕窝椰子盅

【组成】大椰子1个，鸡腿肉200克，水发鲍鱼60克，水发口蘑40克，瘦火腿40克，水发燕窝70克，奶油60克，黄酒40克，食盐适量。

【制法】大椰子剥去皮，用锯子将椰子帽顶锯开，去掉里面的水，椰肉保留。鸡肉放入开水余一下后，取出切成10块，洗净，放在椰子内。鲍鱼切成10块与燕窝、口蘑、火腿、黄酒、食盐一起放入椰子内，注满开水，椰子帽盖好。上笼蒸4小时取出，以盐调味，将奶油倒入即成。色黄汁浓，风味独特。

【功效】补脾益胃，滋阴退热。

第九节 肝　　癌

原发性肝癌简称肝癌，是指原发于肝细胞或肝内胆管上皮细胞的恶性肿瘤，是我国常见的恶性肿瘤之一。多见于40岁以上男性。病因不明，可能与病毒性肝炎、肝硬化、摄入黄曲霉毒素过多等多种因素有关。本病起病隐匿，进展迅速，早期无明显症状和体征，常通过普查或甲胎蛋白检测而发现。已出现相应症状或体征而就诊者，病程大多已进入中晚期。临床表现多见肝区疼痛。90%以上病人都有不同程度的肝区疼痛（多为钝痛或刺痛），胀满不适。初起多呈间歇性，随着病情发展，疼痛程度逐渐加重，严重者一般止痛药难以奏效，间歇期逐渐缩短，最后呈持续性疼痛，间歇性加剧，疼痛多呈胀痛、刺痛、钝痛、隐痛。消化道症状一般有胃纳减退，消化不良，腹胀，恶心、呕吐，腹泻等。发热一般为低热，在37～38℃，偶达39℃以上，呈持续低热，或弛张性高热，癌肿压迫或侵犯胆管可并发胆道感染，可见黄疸、乏力、进行性消瘦等，可出现全身衰弱，晚期少数病人可呈恶病质。10%～30%的患者可出现低血糖症；2%～10%的患者可发生红细胞增多症；其他罕见的有高脂血症、高钙血症、类癌综合征、性早熟和促性腺激素分泌综合征、异常纤维蛋白原血症等。体征主要可见肝肿大，进行性肝肿大为最常见的特性体征之一。肝质地坚硬，表面及边缘不规则，常呈结节状。脾肿大多见于合并肝硬化与门静脉高压的病例。腹水呈草黄色或血性腹水。当癌肿侵犯肝内胆管或肝门淋巴结肿大压迫胆道时，可出现黄疸。肿瘤本身血管丰富或肿瘤压迫肝内大血管时，可出现肝区血管杂音。肿瘤侵犯肝包膜时可产生肝区摩擦音，偶可闻及。

由于肝癌本身或并存的肝硬化，晚期可出现并发症，导致死亡，如肝性脑病、消化道出血、肝癌结节破裂出血、失血性休克、血性胸水、继发感染等。

本病一般属中医"积聚""臌胀""黄疸""胁痛""肝积""癥积""痞气""癖黄"等病范畴。多因饮食内伤、情志失调、湿热内蕴肝胆、素体气血亏乏等，致使肝脾受损，运化失常，气机阻滞，痰浊瘀血内停，湿热火毒蕴结，日久渐积胁下而成。故中医立法、选方、用药，应重在清热解毒、活血化瘀消积、清利湿热、理气消痰；病至后期，正气大亏，则应兼顾扶正固本，其中益气健脾尤为重要。

一、辨病施膳良方

主食类

青鱼小馅饼

【组成】青鱼肉 450 克，米酒 2 汤匙，柠檬汁 1 汤匙，酱油 2 汤匙，面粉 2 汤匙，植物油 230 毫升，番茄酱适量。

【制法】鱼肉剁成茸泥，加入所有作料搅拌均匀，做成一个个扁圆形的小饼，并把饼蘸裹上干的面粉。用一个长柄的小锅，加进油，烧热后分批放入鱼饼炸，全部炸成后装在盆中，并在盆边放上番茄酱，既可作颜色点缀，又充当蘸食的调味料。如果做鱼饼时发现鱼肉黏性不足，则可加 1 个打匀的鸡蛋和适量面包粉即可。

【功效】健脾利湿，开胃消食。本膳主要适用于肝癌食少乏力、胃口不开者。

【按语】已有报道：青鱼的提取液可抑制癌细胞的增殖。另外，吃加有柠檬汁的鱼有助防癌，这是因为柠檬汁能有效地除去炸鱼中的致癌物的关系。

【来源】生活报，港台国际版，1992，12：2

梨粥

【组成】鲜梨 5 只，粳米 100 克。

【制法】鲜梨洗净，连皮切碎，去心核，加水适量，文火煎煮30 分钟，捞去梨块。再加入淘净的粳米，文火煮成稀粥。

【功效】生津补液，健脾开胃。本膳主要适用于肝癌所致津液不足的厌食症。患者大多表现为口干烦躁，渴而欲饮，饮后作胀，低热盗汗，形体消瘦，肝大质硬并向腹壁隆突，肝功能损害，小便短赤，舌红少苔，毫无胃口，见食就厌等，一般相当于肝癌硬化型或炎症型Ⅲ期。

【按语】梨含有维生素 B、维生素 C、苹果酸、柠檬酸等，有清热生津的作用。粳米含有的烟酰胺的酶类和维生素 B_2 的酶类参与组织的生理氧化过程，促进体内的新陈代谢，从而增进食欲。

山楂粥

【组成】山楂 15 克，粳米 50 克，砂糖适量。

【制法】将山楂炒至棕黄色，同粳米置锅内，加水适量煮成稠粥，食时加入砂糖调味即可食用。每日早晚餐时趁温热服食。

【功效】化滞消食，散瘀化积，健脾抗癌。主治气滞血瘀型肝癌等癌症。

山药扁豆粥

【组成】怀山药 30 克，扁豆 10 克，粳米 100 克。

【制法】将山药洗净去皮切片，扁豆煮半熟，加粳米、山药煮成粥。每日 2 次，早、晚餐食用。

【功效】健脾化湿，用于晚期肝癌病人脾虚、泄泻等症。

【来源】上海中医药报，2005-9-9

芦笋玉米须粥

【组成】芦笋 50 克，玉米须 200 克，薏苡仁 50 克，粳米 50 克。

【制法】先将鲜芦笋洗净切碎后，盛入碗中，备用。再将玉米须洗净，切成小段，放入双层纱布袋中，扎紧袋口，与洗干净的薏苡仁、粳米同放入砂锅，加水适量，大火煮沸后，改用小火煨煮30 分钟，取出玉米须纱袋，滤尽药汁，调入切碎的芦笋，继续用小火煨煮至薏苡仁熟烂如酥，粥黏稠即成。早晚 2 次分服，食粥，嚼服薏苡仁、芦笋。

【功效】清热利湿，抗癌退黄。主治湿热内蕴型肝癌伴发黄疸。

牵牛子粥

【组成】牵牛子末 1 克，生姜 2 片，粳米 100 克。

【制法】先将粳米煮粥，待煮沸后，放入牵牛子粉末及生姜，煮成稀粥服食。

【功效】消肿泻水，通便下气。本膳主要适用于肝癌腹水胀满，小便不利，大便秘结而偏于实证者。

【按语】牵牛子味苦辛，性寒，是治疗水肿胀满的要药。只需很小的剂量，就能引起泻下的效果，所以"胃弱气虚者禁用"。牵牛子剂量上有特点，少用即可通大便，多用则泻下如水，而且兼有利尿之功，使水邪蕴毒从二便而去。

鸡肉茯苓馄饨

【组成】鸡肉 120 克，茯苓粉 60 克，面粉 180 克，豆豉 10 克，姜末、葱花、精盐、味精、香油各适量。

【制法】将鸡肉剁成肉泥，拌入茯苓粉、生姜末、葱花、精盐、味精、香油拌匀做馅；面粉加水适量制成薄面皮，包馅后制成馄饨，汤内加豆豉，放入馄饨煮熟即成。早晚随量食用。

【功效】健脾养胃，补气消肿，抗癌。主治脾胃气虚型肝癌、胃癌等多种癌症。

菜品类

清炖蛇段

【组成】食用活蛇1条，食盐、生姜、白胡椒适量。

【制法】将捕获的活蛇宰杀后，去头，剥皮，取出内脏（蛇胆可立即泡入白酒中，是明目清心的上好药酒），切成寸段。锅内加清水，蛇段放锅内，加食盐、生姜、白胡椒。先大火煮沸，再改小火炖，约煮1小时即可。汤色乳白似奶，蛇肉雪白细嫩，清香味美，营养丰富。

【功效】消肿祛风，活血止痛。本膳主要适用于肝癌局部疼痛者。

【来源】抗癌信息，1987，3：16

香荔滑鸡珠

【组成】净鸡肉300克，鲜荔枝肉200克，水发香菇25克，鸡蛋清1克，葱段、姜片、胡椒粉、芝麻油、黄酒、湿淀粉、植物油、高汤适量。

【制法】将鸡肉改刀成鸡球，放碗中，先用鸡蛋清后用湿淀粉拌匀。将高汤、湿淀粉、麻油、胡椒粉调成芡汁。炒锅中放油烧至八成熟时，放入鸡球过油，至刚熟时倒出。再向炒锅内放入葱、姜、香菇、荔枝肉、鸡球、黄酒，芡汁勾芡，淋油炒匀即可。肉质鲜嫩，带有荔枝的香甜、滑爽。

【功效】生津益血，理气止痛。本膳主要适用于肝癌症见血虚性疼痛者。

【按语】膳中荔枝肉在古代就已用于肿瘤的治疗。如《本草纲目》云其可"治瘰疬"（甲状腺肿瘤或淋巴肉瘤）；《本草衍义补遗》称其可"消瘤赤肿"（类似皮肤良性肿瘤）。本膳性质偏温热，故阴虚火旺或有实热者慎用。

乌龙茶炖牛肉

【组成】牛肉 500 克，白萝卜 250 克，乌龙茶 25 克，食盐、酱油、姜、葱适量。

【制法】茶叶用沸水泡开，茶汤备用。把牛肉与佐料一起放入烧锅炖烂，再加入乌龙茶汤烧煮片刻即成。

【功效】补血滋阴，理气抗凝。本膳主要适用于肝癌气滞疼痛及贫血者。

【按语】白萝卜含具有抗癌活性的维生素 C 较高，每百克含 30 毫克。而红萝卜为 19 毫克，青萝卜不含维生素 C，紫萝卜含 28 毫克（食物成分表，人民卫生出版社，1963）。萝卜含有的糖化酶能分解致癌物质亚硝酸，从而起到防癌作用（抗癌信息，1983，3：10）。乌龙茶也有防癌效果，据报道：对艾氏腹水癌小鼠喂以含 5％的乌龙饲料，结果可以 100％抑制癌细胞的生长，作用强度超过绿茶（Cancer Control Prev，1981，2：37）。

高良姜炖鸡

【组成】雄鸡 1 只，高良姜、草果各 10 克，陈皮、胡椒各 5 克，葱、酱油、盐、醋等各适量。

【制法】鸡洗净去毛及内脏，切块，放入锅内，加入高良姜、草果、陈皮、胡椒及葱、酱油、盐、醋等其他佐料，加清水适量。文火煨炖，肉烂脱骨即成。

【功效】补虚散寒，理气止痛。本膳主要适用于肝癌气滞型疼痛者。

【按语】利用小鼠体内肉瘤 S180 细胞的全细胞容积法测定，发现高良姜的乙醇提取物对小鼠肉瘤 S180 细胞具有明显的抑制作用。进一步分析表明，其根茎的甲醇提取物的抗癌效果优于其果实的甲醇提取物。该成分的活性基团为 1-乙酰氧基。

米酒蒸螃蟹

【组成】螃蟹2只，米酒50毫升，花生油、酱油适量。

【制法】螃蟹洗净，碟载，放锅中加盖蒸之，将要熟时，加入米酒。再蒸片刻，食蟹肉并饮汁。蟹肉可蘸花生油、酱油调味。

【功效】行气活血，滋补肝阴。本膳主要适用于肝癌疼痛不止者。

【按语】该方原出《日华子本草》，主治"产后肚痛血不下。"现在用于肝癌疼痛亦效。螃蟹功能益气、活血、散血，与米酒同用，可增强其行气活血的功效。

烧槟榔豆腐

【组成】鸡血250克，嫩豆腐250克，木耳15克，笋片15克。姜、葱、蒜各少许，酱油、味精、料酒、鲜汤、猪油、花椒油等适量。

【制法】将鸡血、豆腐切成小方块，在开水锅中浸透，捞出后沥去水分，把鸡血和豆腐放在用湿冷布铺的案板上，把布的四角往中心折叠，成方包型。上边放一木块，再用石头压住。晾凉后去掉石块、木板，解开布包，呈槟榔样，切成2厘米见方的块。木耳洗净，笋片切成雪花片，备用，锅内放入猪油至热，将"槟榔块"和配菜下锅，加入姜、葱、蒜、酱油、味精、料酒和鲜汤搅匀，收汁浓时，勾芡，浇些花椒油后，放在盘内即可。

【功效】活血益气，祛风通络。本膳主要适用于肝癌瘀血性疼痛者。对各种癌晚期食欲不振、形体消瘦、恶病质亦可使用。

红烧高丽菜

【组成】高丽菜（即包心白菜）200克，油豆腐150克。盐、冰糖、蒜末、高汤、酱油、麻油各适量。

【制法】油豆腐切片，高丽菜洗净。一起倒入锅内，加入高汤、酱油、麻油、冰糖、盐、蒜末，用大火煮开后，改用小火焖煮，待汤汁收尽入味后熄火，即可。有吃后口齿留香，回味良久之感。

【功效】调补五脏，通利六腑。本膳主要适用于肝癌疼痛者。

【按语】高丽菜即甘蓝的一个品种。甘蓝有防癌作用，并已从动物实验中得到证明。

蛤仔豆腐

【组成】嫩豆腐1块，蛤仔肉120克，水发木耳25克，瘦肉25克，熟猪油50克，味精1克，生姜5片，葱白1段，川椒少许。

【制法】蛤仔劈开洗净。豆腐改刀成菱形块，沥去水。瘦肉斩成末。木耳切小块。葱切细，生姜切末。炒锅上放猪油25克，豆腐块推入锅，两边煎黄，起锅装入盘内，肉末炒熟备用。将剩余猪油放入锅中烧热，投入蛤仔，加配料和调料，起锅倒入豆腐盘内，撒上肉末、川椒即可。鲜嫩滑爽，清香可口。

【功效】清热解毒，除黄利水。本膳主要适用于肝癌有黄疸者。

【按语】蛤仔为帘蛤科动物，又名玄蛤。由于蛤仔的肉在动物实验中，表现有明显的降压作用，所以，对素有血压高的癌症患者都可应用本膳。加之豆腐本身具有的抗癌功效，则可加强对癌症的辅助治疗作用。

醒胃花椰菜

【组成】花椰菜1朵，中等黄瓜2条，竹笋1小支，红辣椒1只，月桂树叶片2～3枚。醋2杯，白糖3汤匙，食盐1茶匙。胡椒粉、丁香、肉桂各少许。

【制法】把醋、水、白糖、盐和去籽红辣椒同放锅内煮沸，候冷。将之放入阔口瓶中，加入月桂树叶及胡椒粉、丁香、肉桂。花椰菜去硬的茎端，分小朵切开，置滚水中氽过，捞出。黄瓜洗净，横切5厘米长段。竹笋开边，切5厘米长筷子粗条状。然后把这些食料均放入阔口瓶中，腌2～3小时，即可食用。

【功效】调理脏腑，消解黄毒。本膳主要适用于肝癌早期有黄疸者。

【按语】体外实验证明花椰菜中的木质素，黄瓜中的葫芦素，竹笋中的纤维素，辣椒中的辣椒素都有不同程度的抗癌作用。

草果黄雌鸡

【组成】黄雌鸡1只，草果（或草豆蔻）25克，赤小豆30克。葱、姜各适量。

【制法】鸡去毛及肠杂，洗净。草果或草豆蔻、赤小豆洗净，一起放入砂锅内，加清水、葱、姜适量，煮至熟透即可。

【功效】利水消肿，补益元气。本膳主要适用于肝癌虚寒型黄疸者。

【按语】赤小豆作用有三：一是利水消肿，对癌性腹水可用；二是解毒消炎，对肝癌并发感染可用；三是利湿退黄，对癌性黄疸可用。草果属姜科植物，辛香浓烈，性温而燥，与赤小豆配伍，对虚寒型黄疸最为合适，而对实热型黄疸则禁用。单用赤小豆一味内服和外敷，对肝癌症状亦有改善作用。

拔丝西瓜

【组成】西瓜1个（八成熟，取瓜瓤约500克），鸡蛋清2个，淀粉50克，白糖250克，面粉少许。

【制法】西瓜切开，取出瓜瓤，去掉瓜子，切成大滚刀块，放在盘内。蛋清、淀粉、面粉加水放碗内，调匀打成糊状。炒锅置火上，放油至七成熟时，将西瓜放在面糊中滚一下，使西瓜蘸匀面糊，逐块下入炒锅内，炸至金黄色时捞出。锅内留底油，放入白糖，炒至呈黄色、起小泡时将西瓜倒入，洒水少许，翻两三个身，放在盘中即可食用。

【功效】清热止渴，利尿解毒。本膳主要适用于肝癌小便混浊者。

素海蜇

【组成】西瓜皮适量，酱油、葱末、味精、香油或花椒油少许。

【制法】将西瓜皮切成细条，洗净，用盐腌6～8小时，再用清水冲洗1～2遍，挤去瓜条中水分，放碗内，加适量酱油、葱末、味精。再根据个人口味加入香油或花椒油少许拌匀即可。松脆爽口，酷似海蜇。

【功效】退黄利水，清热养津。本膳主要适用于肝癌胸腹水且有热象的患者。

【按语】治疗癌性胸腹水，也可选下法：西瓜皮（干者佳）150克，鲜茅根100克，黄芪50克，水煎服用。本方利水较快捷，且不伤正气。西瓜皮干的制备：夏季收集西瓜皮，削去内层柔软部分，洗净，晒干。也可将外面青皮削去，仅取其中间部分。干后的果皮，薄而卷曲，气微味淡。本品碾成细粉含于口腔中，对口腔部肿瘤，如舌癌、牙龈癌等有减轻疼痛的效果。

香菇蒸鲤鱼

【组成】鲤鱼1条（重约750克），水发香菇50克，生姜100克，冬笋100克，冬瓜皮50克，火腿肉50克，料酒、盐、味精少许。

【制法】鱼洗净。冬笋、火腿切薄片，香菇切丁，姜、冬瓜皮切丝。上料一起放入鱼腹中，并加入调料品。鱼放盘中，部分剩余的火腿、笋、香菇可以围在鱼的四周，加调料，上锅蒸熟即可。

【功效】消肿利水，健脾益气。本膳主要适用于肝癌胸腹水者。

【按语】肝癌腹水，多出现在晚期，其形成原因是肝硬化、门脉高压；或癌块直接压迫门静脉、肝静脉、下腔静脉；或血浆蛋白减少等。膳中鲤鱼"乃阴中之阳，其功长于利小便，故能消肿胀黄疸"（李时珍语）；冬瓜皮、冬笋也有利尿作用；而香菇抗癌补气，火腿肉益胃补虚。相互配合，于健脾益气、抗癌扶正之中，利尿排浊，有一定效果。

龙葵煎

【组成】龙葵 120 克。

【制法】龙葵去根，加水常规煎煮。首煎留汁适量（100 毫升左右），复煎一次。两次煎液混匀，分晚睡前、次晨各服一半量。

【功效】清散血热，滑利通窍。本膳主要适用于肝癌腹水者。

【按语】据报道，以"龙葵煎"治疗 5 例癌性胸腹水，效果明显。5 例病人中肝癌 3 例，肺癌和胃癌各 1 例。服药 1 周后，日尿量均渐增多，腹胀、纳差、胸闷、气短均有改善。其中 4 例服后，未行穿刺放液，压迫症状即缓解。肺癌胸水和 2 例肝癌腹水经"B超"检查，证实胸、腹水已消失（自然保健，1991，100：8）。龙葵系茄科植物，有效成分为龙葵碱。本品对 EAC、P615、S180、S37 等癌细胞均有明显的抑制作用，是临床上应用比较有效的抗癌天然药物。

凉拌胡萝卜丝

【组成】胡萝卜 150 克，酱油 20 毫升，麻油 20 毫升，蒜 3 瓣，粉丝 200 克，盐、糖各少许。

【制法】胡萝卜切成细丝，加食盐搓软，蒜剁成末。粉丝放入开水中泡软，切成段。糖、酱油、麻油、蒜末调和均匀，拌入胡萝卜丝和粉丝，即可食用。

【功效】补血明目，清热解毒。本膳主要适用于肝癌胸胁胀满者。

【按语】胡萝卜中至少含两类抗癌物质，一类是木质素。据报道，木质素可以有效地把吞噬细胞的活力提高 2～3 倍，从而"吞食"异己的癌细胞。另一类是胡萝卜素。用新鲜的胡萝卜汁，每天饮用 300～500 毫升，有治疗白血病的效果（中草药通讯，1974，6：20）。《食物与营养百科全书》明确指出：1 毫克胡萝卜素可转化为 556～1667 国际单位的维生素 A，能防治癌症。

蛋包西红柿

【组成】鸡蛋 32 个，鲜西红柿 150 克，葱头 15 克，黄油 30 克，植物油 60 克，牛奶 40 克，食盐少许。

【制法】鸡蛋洗净磕入碗中，加牛奶、食盐用筷子搅匀成蛋糊待用。西红柿用沸水烫一下，剥去皮，挤去籽及水分，葱头切碎末待用。取煎锅放入黄油烧热，放葱头，炒至微黄时再加入西红柿炒透，倒另碗中备用。煎盘放植物油上火烧热，倒放蛋糊后转动煎盘，使其成一圆饼状，待其将完全凝结时，把西红柿放在中央，把蛋饼两端叠起成椭圆，再用铲子翻个儿，两面炒至上色即可食用。

【功效】健脾益胃，滋补营养。本膳主要适用于肝癌贫血者。

【按语】由于西红柿含丰富的维生素 C，加上鸡蛋、牛奶之营养，故对肿瘤营养不良性贫血甚有帮助。临床中不仅对肝癌，而且对肺癌也有一定效果。

鳖甲炖鸽肉

【组成】肉用鸽 1 只，鳖甲 50 克，盐、味精等调味料适量。

【制法】鳖甲洗净，捣碎放入洗净的鸽腹内，放瓦罐或大碗内，隔水炖至肉熟透，加盐、味精等调味料，即可服食。

【功效】清热解毒，滋阴生津。本膳主要适用于肝癌低热、乏力消瘦者。

【按语】鳖甲为鳖科动物中华鳖之背甲，主要含骨胶原、蛋白质、肽类、微量元素等。以美蓝法试验，对肝癌、急性淋巴性白血病细胞有效；同时对人体肝癌、胃癌细胞有抑制作用。可抑制传导组织增生，提高血浆蛋白质含量。炙鳖甲尚有提高机体免疫力等作用（中成药，1992，2：41）。鸽肉的主要作用是益气、解毒，其味甘、咸，性平。一般胃癌手术后，为促进伤口愈合，多用本膳。但要注意："鸽之毛色，于禽中品第最多，惟白鸽入药。"（《本草纲目》）

清煮猪瘦肉

【组成】猪瘦肉 250～500 克。

【制法】猪肉切小块，清水文火煮至烂熟即可。不加任何调味品，吃肉喝汤，每日 1 次或间日 1 次。

【功效】滋阴解毒，开胃进食。本膳主要适用于肝癌有气阴两虚证候者。

山药素虾仁

【组成】山药 500 克，水发冬菇 25 克，马蹄 100 克，胡萝卜 50 克，豌豆粒 25 克。食盐 1 克，味精 1 克，绍酒 20 克，干淀粉 50 克，蛋清 1 个，花生油 500 克（实耗 50 克）。

【制法】山药洗净，蘸些干淀粉，上笼蒸熟，用刀排斩成山药泥，加食盐、味精、蛋清、绍酒拌均匀。再用手做成一头大一头小，形似虾仁状的坯子，逐个滚上干淀粉。将水发冬菇、胡萝卜、马蹄、豌豆全切成丁，起热油锅，略炒待用。另起生油锅，把"山药虾仁"投入热油锅中，炸成金黄色，捞出，放入已调好的佐配料里即可，又香又酥，别有风味。

【功效】健脾益肺，调理气血。本膳主要适用于肝癌厌恶油腻的患者。

【按语】由于以山药为主，故健脾益气功能明显，加上马蹄之清润，胡萝卜之升阳，可使气血平衡，有利于化疗的进行。

首乌蛋

【组成】鲜何首乌 90 克（或干何首乌 15 克），鸡蛋 3 个，精盐 3 克，味精 0.5 克，麻油 10 克，绍酒适量，葱姜少许。

【制法】何首乌洗净，切片，置砂锅中，加水 1000 毫升，加入已煮六分熟（蛋白凝固）剥壳的鸡蛋 3 个（在蛋白厚的一端用小刀划个十字形），小火煮沸 30 分钟，再加精盐、绍酒及葱姜，继续煮 15 分钟即可。食用时加味精、麻油。每日 1 次，吃蛋喝汤。

【功效】补益精血，润肠通便。本膳主要适用于肝癌所致肠中津液亏乏的肠燥便秘症。

【按语】何首乌有促进人体免疫功能作用，其复方制剂有提高家蚕机体活动，减少死亡的抗衰老效果（老年学杂志，1990，2：116）。桂林中药厂生产的首乌片，对皮肤良性瘤有较满意的效果，临床观察 55 例，有效者 52 例（广西中医药，1982，3：48）。白何首乌总苷成分体外试验对癌细胞有抑制作用（中药学，人民卫生出版社，1991：82）。

木耳醋鸡肝

【组成】木耳 10 克，胡萝卜丝 250 克，鸡肝 2 副以上，酱油50 毫升，醋 125 毫升，料酒、盐、白糖适量。

【制法】将各调料混在一起，备用。木耳在锅内热水中迅速加热煮过，加入上述混合调料。将鸡肝加盐、酒，料理妥当，将前述所有备料放入锅内同煮。放入胡萝卜丝，拌匀即可食用。

【功效】补气活血，养肝利肠。本膳主要适用于肝癌大便失调者。

【按语】最近还发现黑木耳含有某种抑癌物质，对乳癌、子宫癌患者，食用后可抑制病情恶化，并有增强免疫力的作用（开卷有益医药杂志，1989，1：38）。广西中医药研究所的实验表明：①木耳水提取物可抑制 ADP 诱导的大鼠血小板凝集作用；②能显著延长常压缺氧动物的存活时间；③可对抗化疗药环磷酰胺对免疫能力的损害（全中抗衰老研讨会资料汇编，1985：101）。

红花炙羊心

【组成】羊心 1 个，红花 15 克，玫瑰花 3 克，食盐少许。

【制法】羊心、红花、玫瑰花均用食盐、水 500 毫升浸 3 小时，签子穿羊心在火上炙（烤箱亦佳），不时把上面的浸汁涂在羊心上，直至把浸汁用尽即可。随个人食量，少吃多吃均可。

【功效】安宁心气，排解忧郁。本膳主要适用于肝癌患者精神忧郁，心绪不宁，悲观失望者。

【按语】原方出自元朝的《饮膳正要》，主治"心气惊悸，郁结不乐"。膳中的红花据报道：其热水浸出液对 JTC-26 癌细胞的抑制率几乎接近 100%，显示了强效抗癌作用（汉方研究，1979，2：51）。

菊花肉片

【组成】白色鲜菊花 100 克，猪瘦肉 200 克，鸡蛋清 1 个，味精、食盐、黄酒、淀粉、葱花、姜末、麻油、熟油、鲜汤各少许。

【制法】以水洗净菊花瓣。把猪瘦肉切成薄片，放少许盐、味精和黄酒放 1 个鸡蛋清和少许干淀粉拌匀。将油烧至三成熟，把肉倒入滑炒，待肉变色时，出锅。炒锅里留少许油，烧熟后投入葱花和姜末，煸出香味，倒进肉片，加少许黄酒、味精和盐，炒匀，放少许鲜汤和菊花瓣，炒匀，出锅装盘前，放些熟油和麻油。

【功效】祛风清热，疏肝解毒。本膳主要适用于肝癌视物昏花、眼睛干涩者。

【按语】白菊花以杭州产者为佳，杭白菊含有较多的黄酮苷，并含挥发油、腺苷、香豆精类及生物碱等（浙医通讯，1975，23：70）。

归参鳝鱼

【组成】当归 15 克，党参 15 克，鳝丝 500 克，黄酒 30 克，酱油 30 克，白糖 30 克，葱花、姜末、味精、水淀粉、油、鲜汤等适量。

【制法】把当归和党参一起放在碗里，加 100 克水，隔水蒸 20 分钟左右。锅在旺火上烧热后，放少许油、葱花、姜末煸出香味后，将鳝丝倒入煸炒，接着加入黄酒、酱油、白糖炒匀，将蒸过的当归、党参倒进去，加 30 克鲜汤，用小火焖煮 5 分钟左右。出锅装盘前，放少许味精，用水淀粉勾芡，浇点儿熟油，再淋些麻油即可。

【功效】补气生血，通络定痛。本膳适用于肝癌面黄肌瘦、疲倦乏力者。

【按语】本膳作用原理是当归多糖 YTⅡ对癌毒素的加速脂肪分解有抑制作用，从而改善癌症患者的脂代谢，提高其食欲。当归中的前胡素尚发现有抑制致癌物活性的作用（国外医药，植物药分册，1993，3：122）。

薏仁炖鸭

【组成】嫩鸭1只（约1.5千克），薏苡仁250克，胡椒粉1.5克，食盐5克，味精1.5克。

【制法】光鸭洗净（如活鸭则经宰杀、煺毛、去内脏），入沸水内氽一下，放入锅内，加入开水2000毫升和淘洗干净的薏苡仁及调料，用旺火烧沸，改小火以保持沸而不腾，炖至肉烂，薏仁糯润，汤鲜味美，清香适口。

【功效】利水祛湿，健胃滋补。适用于肝癌体质虚弱、情绪低落者。

【按语】薏苡仁能抑制癌细胞的增殖，增强肾上腺皮质功能，升提白细胞和血小板，是一种较理想的抗癌食品。其性寒而不伤胃，益脾而不滋腻。本膳和鸭肉配伍，药性和缓，对多种肿瘤均可使用。

黑木耳炒猪肝

【组成】黑木耳25克，猪肝250克，植物油、葱、姜、湿淀粉、料酒、精盐、味精、香油适量。

【制法】先将黑木耳用冷水泡发，拣净后撕成朵状，并分开，洗净，备用。将猪肝洗净，用快刀斜剖成薄片，放入碗中，加入湿淀粉少许，抓揉均匀，上浆，待用。炒锅置火上，加植物油烧至六成热，放入葱花、姜末煸炒炝锅，出香后随即投入在热水中焯过的猪肝片，滑炒片刻，烹入料酒，待煸炒至猪肝熟透，倒入漏勺，控油。锅留底油，用大火翻炒黑木耳，待炒至木耳亮滑透香时，把猪肝片倒回炒锅，随即加精盐、味精、香油适量，翻炒，拌和均匀即成。佐餐当菜，随意服食，吃猪肝、嚼食黑木耳，当日吃完。

【功效】补益肝肾，强体抗癌。通治原发性肝癌及其他消化道癌症。

败酱卤鸡蛋

【组成】败酱草 50 克，鲜鸡蛋 2 枚。

【制法】用败酱草煮鸡蛋。吃鸡蛋，喝汤，每日 1 次。

【功效】清热解毒，破瘀散结，抗癌。主治热毒内蕴型原发性肝癌。

青果烧鸡蛋

【组成】青果 20 克，鸡蛋 1 只。

【制法】先将青果煮熟后再加入鸡蛋，共同煮混后可食用。每周 3 次，每次 1 个鸡蛋。

【功效】可破血散瘀，适用于肝癌瘀痛、腹水明显者。

【来源】上海中医药报，2005-9-9

马齿苋卤鸡蛋

【组成】马齿苋适量，鲜鸡蛋 2 只。

【制法】先用马齿苋加水煮制成马齿苋卤，再取 300 毫升，用卤汁煮鸡蛋。每天 1 次，连汤齐服。

【功效】能够清热解毒，消肿去瘀，止痛，适宜于巨型肝癌发热不退，口渴烦躁者。

【来源】上海中医药报，2005-9-9

藕汁炖鸡蛋

【组成】藕汁 30 毫升，鸡蛋 1 只，冰糖少许。

【制法】鸡蛋打开搅匀后加入藕汁，拌匀后加少许冰糖稍蒸熟即可。

【功效】经常服食，此方可止血、止痛、散瘀，肝癌有出血者宜用。

【来源】上海中医药报，2005-9-9

鸡血藤煲鸡蛋

【组成】鸡血藤 50 克，鸡蛋 1 个，白糖适量。

【制法】将鸡蛋与洗净的鸡血藤放入砂锅中，加适量清水煎煮，鸡蛋煮熟后，去壳再煮沸约 30 分钟后，加白糖调味，食蛋饮汤。

【功效】活血化瘀，通经散结。适用于气滞血瘀型原发性肝癌。

水蛭散

【组成】水蛭 20 克，山药 200 克，红糖适量。

【制法】将干水蛭研成细粉，山药焙干研末，每次用山药末 20 克，冷水调匀，煮为稀糊，至熟后加适量红糖调匀，送服 1～2 克水蛭粉。

【功效】破血逐瘀，消肿散结。适用于气滞血瘀型原发性肝癌。

金针菇蒸鳗鱼

【组成】鳗鱼 1 条（重约 500 克），鲜金针菇 200 克，鸡蛋 2 枚，精盐、黄酒、香油各适量。

【制法】将鲜金针菇洗净。鳗鱼去内脏洗净，放入沸水锅中焯一下，捞出洗净斩成段。取炖盅一只，将鸡蛋打入，用筷子搅匀，加入金针菇，上面放鳗鱼，加入黄酒、精盐并注入适量清水，上笼蒸至鱼肉熟透，出笼淋上香油即成。佐餐当菜，随量食用。

【功效】滋补肝肾，扶正抗癌。主治肝肾阴虚型肝癌等多种癌症。

汤羹类

灵芝甲鱼汤

【组成】灵芝片 50 克，甲鱼半只，大枣 10 枚。料酒、姜、盐、鸡汤各适量。

【制法】灵芝润透，甲鱼切块，锅内倒入鸡汤，加入全部组成及调料，大火煮沸，再用小火炖 40 分钟。食肉饮汤即可。

【功效】扶正抗癌，补肾滋阴。适用于肝肾阴虚型原发性肝癌。

合欢佛手猪肝汤

【组成】合欢花 15 克，佛手片 10 克，鲜猪肝 150 克，生姜 5 克，适量大蒜、葱段、食盐、味精。

【制法】将合欢花、佛手片放入砂锅中，加入适量清水煎煮，煮沸约 20 分钟后，过滤，去渣取汁备用；将洗净的猪肝切成片，加适量生姜末、大蒜、食盐等，将药汁置入锅中煮沸后，倒入猪肝，煮一二沸后食。

【功效】健脾疏肝，扶正抑癌，适用于肝郁脾虚型原发性肝癌。

【来源】深圳中西医结合杂志，2016，26（21）：36-38

豉汁柚皮

【组成】大柚子 1 个，豆豉 50 克，大蒜 6 瓣，虾米 38 克（或干贝 2 个，或碎肉 125 克），糖 10 克，高汤 400～500 毫升，植物油 200 毫升，食盐适量。

【制法】将柚肉剥除，把有油质的绿色外皮剥净，然后把柚皮浸入水中 2～3 天。将泡过的柚皮放入开水锅中煮 30 分钟，用冷水冲洗后挤干，切成小块。豆豉和蒜放入碗中捣烂，再放入热油中爆香。在油锅内加入虾米、柚皮炒匀，放入糖、盐和高汤，烧至柚皮软烂，汤汁适量时，即可食用。

【功效】理气生津，和中解毒。本膳主要适用于肝癌腹胀者。

【按语】肝癌腹胀多由肝瘤增大，压迫胃部所致，表现为上腹部胀满及消化不良症状。出现腹水时可导致全腹膨胀。本膳中柚子含有抗癌成分，有理气抗癌之功；豆豉有解毒之效；大蒜有通气抗癌作用；三者相须为用，治疗肝癌腹胀有一定效果。

茶茅姜枣乌鱼汤

【组成】茶叶 200 克，白茅根 500 克，生姜 50 克，红枣 300

克，冬瓜 500 克，鲜乌鱼 1 条（大约 500 克重），冰糖 250 克，葱白 7 根。

【制法】将茶叶等食药加水煎煮成汤，去渣后，汤液浓缩至 1000 毫升备用。把乌鱼剖开去肠杂后，放入浓缩汤液中，文火慢煮，待鱼熟烂，除去刺骨，加入冰糖、葱白。一日 3 次，分顿食之，喝汤食鱼。

【功效】清热养阴，利水退肿。本膳主要适用于肝癌胸、腹水而兼有虚热者。

【按语】本膳特点是利尿作用快，一般服后 1 小时，小便即可排多，对一切急、慢性水肿都可应用（上海中医药杂志，1957，7：31）。方中乌鱼又名乌鳢鱼，性味甘寒。《本草经疏》认为乌鱼"能导横流之势……补泻兼施，故主下大水。"

鲤鱼汤

【组成】鲤鱼 4 条（约 4 千克），葱、姜、料酒、盐、胡椒粉、香菜末适量。

【制法】鱼去鳞、鳃及内脏，洗净，加葱、姜、料酒、盐腌渍片刻后，放入锅内，加水煮熟，撒上胡椒粉和香菜末。佐餐当菜，随量食用。

【功效】利水消肿。

【按语】据《本草纲目》载：鲤鱼"其功长于利小便，故能消肿胀黄疸，脚气喘嗽，湿热之病"。因此可作为小便不利，水肿，肝癌肝硬化腹水患者的辅助食疗。

【来源】药膳食疗，2005，11

公鸭蘑菇汤

【组成】公鸭 1 只，干蘑菇 150 克。

【制法】将鸭去毛及内脏，漂洗干净。把蘑菇水发，去柄，放入鸭腹内，加水文火煮至烂熟，不放盐，食肉喝汤。

【功效】补阴益血，利水清热。本膳主要适用于肝癌腹水者。

【按语】本膳对慢性肝炎腹水亦效，是民间常用的食疗方。《医林纂要》云："鸭（肉）能泻肾中之积水妄热，行脉中之邪湿痰沫。故治劳热骨蒸之真阴有亏，以致邪湿之生热者。其长固在滋阴行水也。"所以本膳对虚热肝癌胸腹水者最为对症。加之蘑菇体外实验，其水浸液对 S180 癌细胞有极强大的抗癌作用。所以两者并用，效果更著。

木瓜汤

【组成】羊肉 250 克，豌豆 250 克，木瓜 500 克，草果 20 克，香粳米 350 克，白糖 25 克，食盐适量。

【制法】羊肉、草果加水适量，煮透，使羊肉熟透为度，过滤取汁。木瓜取汁。羊肉汁、木瓜汁混合，下香粳米、豌豆，煮熟后，加白糖、食盐调和即可。

【功效】补虚益气，开郁顺气。本膳主要适用于肝癌气滞作痛者。

【按语】原出《饮膳正要》，膳中木瓜一般均为干果，酸涩之性见长。另有一种植物叫番木瓜，含有抗白血病细胞 L1210 和 P388 以及艾氏腹水癌的有效成分。

【来源】浙江中医学院学报，增刊号，1982：40

茶饮类

冰糖奶酪

【组成】冰糖 100 克，洋白菜 10 克，鲜牛奶 420 毫升。

【制法】洋白菜切碎，在水中泡 30 分钟。锅内入适量水，加入洋白菜，用小火煮化，再加冰糖，煮至冰糖完全溶化，将鲜奶倒入已煮好的冰糖洋白菜汤中，稍煮即可熄火。将奶酪趁热放入碗内，每碗八分满，凉后放入冰箱，冰透后食用，甘凉可口。

【功效】祛黄解毒，补心益肾。本膳主要适用于肝癌毒热黄疸者。

【按语】洋白菜为十字花科植物甘蓝的茎叶，又名卷心菜、包心菜。据报道，其叶加热处理外敷局部，有缓解胆绞痛的作用（Medicinal and Poisonous plants of southern and Eastern Africa，1962，2：328）和一定程度防癌效果（Reader's Digest，1993，8：52）。治疗黄疸我国早有用之，如《本草拾遗》记载，治黄毒，（甘蓝叶）煮沸，经宿渍色黄，和盐食之。

佛手青皮蜜饮

【组成】佛手 20 克，青皮 15 克，郁金 10 克，蜂蜜适量。

【制法】将佛手、青皮、郁金入锅，加水适量，煎煮 2 次，每次 20 分钟，合并滤汁，待药汁转温后调入蜂蜜即成。上下午分服。

【功效】疏肝行气，活血止痛。主治肝气郁结型肝癌。

苦菜汁

【组成】苦菜、白糖各适量。

【制法】苦菜洗净捣汁加白糖后即成。每周 3 次。

【功效】具有清热作用，适宜于肝癌口干厌食等症。

【来源】上海中医药报，2005-9-9

二、放化疗反应与术后调理药膳

板蓝根煨红枣

【组成】板蓝根 30 克，红枣 20 克。

【制法】将板蓝根洗净，切片后放入纱布袋，扎口，与洗净的红枣同入砂锅，加水浸泡片刻，中火煨煮 30 分钟，取出药袋即成。早晚分服。

【功效】清热化湿，护肝降酶。主治肝癌化疗后肝功能损伤。

巴戟炖猪大肠

【组成】巴戟天 50 克，猪大肠 250 克，葱、生姜、盐和味精各适量。

【制法】将猪大肠翻洗干净，再翻还原；巴戟天洗净，装入猪大肠内，置砂锅中，加入葱、生姜、清水适量。将砂锅先用武火烧沸，再用文火炖猪大肠熟烂即成。食用时，加味精、食盐少许。

【功效】补肾壮阳，祛风除湿。本膳主要适用于肝癌化疗后性功能明显降低者。

【按语】由于肝经和性功能有关，所以临床上肝癌化疗后性功能降低者高于其他癌症。《神农本草经》认为巴戟天可治"阳痿不起"（即阳痿）；《名医别录》则云："益精，利男子"。巴戟天系茜草科植物，已发现它有促肾上腺皮质激素和抑制肉芽肿的作用。从尼日利亚的亮叶巴戟中，提取一种物质，对小鼠艾氏腹水癌和S180有抑制作用（国外医学·药学分册，1976，1：12）。

龙眼猪骨炖乌龟

【组成】龙眼肉 50 克，猪脊骨连肉带髓 250～500 克，乌龟500 克，盐适量。

【制法】龙眼肉洗净，猪脊骨剁碎，乌龟杀后去肠杂并切块。把三者放入锅中，加水适量文火煎熬至肉烂，放盐调味，即可食用。

【功效】健脾生血，滋肾养阴。本膳主要适用于肝癌手术后气阴两虚者。

【按语】膳中龙眼肉味甘质润，性质温和，有"大补气血，力胜参芪"之说；猪肉味甘性平，有补肾液，滋肝阴之功；猪脊髓味同猪肉，长于补精髓，益肾阴；乌龟味甘性润，能补益肝肾之阴，改善肝肾阴虚和气血亏损状态。龙眼肉热水浸出物，对人宫颈癌细胞 JTC-26 有 90％以上的抑制率。

牛奶猪肝汤

【组成】猪肝（或其他动物肝脏）200 克，鸡肉 1 块，红薯 1个，菜汤 120 毫升，牛奶 125 毫升，料酒 80 毫升，植物油 50 毫升，肉汤、盐、胡椒各适量。

【制法】将猪肝洗净，鸡肉切片。红薯去皮，切成薄片。在锅内将植物油烧热，加入肉汤和鸡肉片、红薯片同炒香，并煮至红薯熟透。猪肝去尽水分，加盐、胡椒、料酒同蒸。将蒸透之猪肝等放入火锅内，加入牛奶、红薯肉汤、菜汤同煮数分钟，加盐、胡椒调味即可。

【功效】养血益气，润燥除烦。本膳主要适用于肝癌术前紧张综合征者。

【按语】大多数癌症患者手术前一周内，心情都十分紧张，思前虑后，夜不得安眠片刻。而本膳以猪肝养血安神，鸡肉益气安神，红薯健脾安神，牛奶润燥安神，对于术前紧张综合征颇有一定功效。但要格外注意的是本膳有通便的作用，已有腹泻者慎用。

黑芝麻豆奶

【组成】黑芝麻 30 克，黄豆粉 40 克。

【制法】将黑芝麻去除杂质，淘洗干净，晾干或晒干，入锅，用微火翻炒至熟，出香，离火，趁热研成细末，备用。将黄豆粉放入锅中，加清水适量，调拌成稀糊状，浸泡 30 分钟，小火煨煮至沸，用洁净的纱布过滤，收取豆浆，再回入锅中，用小火煨煮至沸，调入黑芝麻细末，拌和均匀，即成。早晚 2 次分服，服食时可酌加红糖调味。

【功效】滋养肝血，益气补虚。主治气血两虚型癌症，对肝癌术后气血两虚、肝血不足者尤为适宜。

【按语】当日吃完。勿在制作中加糖，也不宜加糖后放置过久。

第十节 胆 囊 癌

胆囊是胆道原发性恶性肿瘤中最常见的位置。胆囊癌占全部胃肠道腺癌中的 20%。主要发生在 50 岁以上的中老年人，女性多见，男女之比为 1∶3。其病因一般认为与胆囊结石引起的慢性感染所造成的长期刺激有关。

临床表现为腹痛，主要为中上腹及右上腹疼痛不适，进行性加重，在后期可见持续性钝痛，腹痛可放射至右肩、背、胸等处。消化道症状为食欲不振，嗳气，恶心等。全身症状为乏力，低热，体重减轻等，晚期可伴有恶病质表现。当癌肿侵犯十二指肠时可出现幽门梗阻症状。并发症可有急性胆囊炎或胆石症、继发梗阻性黄疸、胃肠道出血与腹腔内出血。

本病属于中医黄疸、胁痛、积聚、虚劳、痞块等范畴，其主要病因病机为肝气郁结，疏泄不利，脾虚气弱，水湿不化，致痰湿互结，湿热交蒸，瘀毒内阻，日久而形成。

辨病施膳良方

主食类

茯苓糕

【组成】白茯苓 200 克，黑芝麻 200 克，红枣 200 克。

【制法】茯苓切成方寸块，放瓦罐内清水浸没，煮至茯苓酥软松解，置布袋中，加水搓揉，筋脉渣滓留袋中者弃去不用，澄取茯苓粉，干燥。黑芝麻九蒸九晒，研末。红枣煮烂去皮、核。三味捣和，切块，蒸成糕。每次嚼服 1～2 块，空腹食用，不拘时间。

【功效】滋润五脏，补虚益气。本膳主要适用于胆囊或胆管癌所致虚弱不支者。

【按语】邓士贤报道：复方茯苓煎剂对小白鼠肝癌 H22 和宫颈癌 U27 均有一定的抑制作用（食品与健康，1989，56：25）。据报道，茯苓抗癌作用有以下几个方面：①影响 DNA 合成，导致癌细胞死亡；②影响癌细胞，使之活性丧失；③影响纺锤体，使癌细胞染色体无法移动；④有干扰 RNA 转录的功能等（铁道医学，1992，4：235）。

五彩蛋饼

【组成】胡萝卜 100 克，黄瓜 100 克，竹笋 60 克，鸡蛋 2 个，香菇 2 朵，葱末 50 克，豆油 150 毫升，盐 5 克。

【制法】胡萝卜、黄瓜均切成细丝，香菇泡软后切丝。锅内放入 50 毫升豆油，先爆香葱，再放入胡萝卜、竹笋、香菇炒熟。鸡蛋搅匀，放入炒熟的菜和黄瓜丝，加盐拌匀。将余油在锅内烧热，把拌好的蛋汁煎熟，切块，即成。

【功效】清热生津，理气通便。本膳主要适用于胆管癌气滞性便秘者。

茵陈粥

【组成】绵茵陈 30 克，粳米 100 克，白糖适量。

【制法】先将绵茵陈洗净，煎汁去渣，入粳米后加水适量煮粥，欲熟时，加入白糖稍煮一二沸即可。

【功效】清利湿热，消退黄疸。本膳主要适用于胆囊癌湿热型黄疸者。

【按语】临床治疗 12 例胆囊癌，有黄疸者，除予茵陈五苓散外，嘱患者每日服茵陈粥，有 3 例黄疸消退，5 例症状减轻，4 例无效。现代药理已证实，茵陈蒿中的成分对 MethA 癌细胞、L929 细胞、KB 鼻咽癌细胞均有直接阻碍增殖的效果，并有延长荷癌小鼠生存期的倾向（和汉医药学会会志，1989，6：1）。这种成分还有明显的利胆作用，无论是十二指肠注射，还是动物口服，都能使胆汁分泌显著增加（南京药学院学报，1961，6：42）。

菜品类

木耳炒素肠

【组成】生面筋 250 克，净笋片 50 克，黑木耳 50 克，青豆 50 克，食盐、酱油、味精、麻油、植物油等适量。

【制法】锅置旺火上，放入 1000 毫升开水，选圆竹筷一把（七八支），将生面筋呈螺丝形裹在一把竹筷外面，放入开水锅内煮 15～20 分钟左右，等生面筋成熟时离火捞起，冷却后再抽去竹筷即成肠形，中空外薄，切成斜角小块备用。锅置旺火上，投入植物油 30 克，油沸投入木耳、青豆、笋片等，煸炒一下，再放入切块的素肠，加少许食盐、酱油。炒几下后离火，放少许味精、芝麻油装盘即可。

【功效】养血通便，健脾开胃。本药膳主要适用于胆道系统肿瘤（胆囊癌、胆管癌）伴有黄疸、便秘等症状者。

【按语】方中木耳为黑木耳，味甘性平，有润肺益胃、通利肠道的作用。其热水提取物体内外实验表明对 EAC 癌和小鼠肉瘤 S180 有抑制作用。

素炒金针菇

【组成】香菇 100 克，金针菇 150 克，胡椒粉、淀粉、葱、姜、辣椒、蒜、植物油、盐、糖、味精、酱油、醋各适量。

【制法】香菇用温水泡软，去蒂、切丝，香菇水备用。金针菇稍洗，尾部剪切，让黏着部分分开。葱、姜、辣椒分别切丝，蒜拍碎切成小粒。油锅加油少许烧热，爆香部分葱、姜、辣椒、蒜，再把香菇、金针菇倒入锅内拌炒半分钟。在锅内倒入胡椒粉、盐、糖、味精、酱油、醋各少许组成的综合调料，稍炒，再倒入香菇水，烧开。在锅内加淀粉勾芡，盛出即可，不吃辣者，做此菜时可不加辣椒、蒜。

【功效】健脾益气，开胃进食。本膳主要适用于胆囊癌胃口不开者。

【按语】香菇中含有多糖，每天口服 3 毫克，可使癌症病人的 T 细胞、NK 细胞（自然杀伤细胞）明显增加，从而抑制癌细胞的增长。金针菇也含有多糖物质，具有增强免疫功能的作用。

清烧红果

【组成】大红山楂（红果）100 克，白糖 50 克，桂花酱 25 克。

【制法】山楂洗净去核，洗一遍捞出。锅内入清水和山楂，烧沸后煮至山楂外皮变软捞出，剥去山楂皮。将清水 200 毫升，放入白糖，用中火烧沸后除去浮沫，糖熔化时放入山楂，用小火煮至汤汁浓稠时，加入桂花酱，搅拌均匀，凉后入盘即可。

【功效】开胃消食，软坚化积。本膳主要适用于胆囊癌消化脂肪食物不良者。

【按语】山楂历来用于健脾胃，消食积，尤长于治油腻肉积所致消化不良症。而胆囊癌多见脂肪消化、吸收障碍，故本膳对此尤为适宜。近代研究表明，山楂服后能增加胃中酶类，促进消化；所含的脂肪酶可促进脂肪食积的消化（全国中草药汇编，人民卫生出版社，1975，115）。生山楂有抗噬菌体的作用，提示生用也有抗癌作用（抗癌中草药筛选资料汇编，1976，5）。

茶饮类

橘汁茶

【组成】浓乌龙茶汁 250 毫升，浓缩橘子汁 200 毫升，柠檬 2 片，冰块适量。

【制法】将冷却的茶汁和橘子汁混合，加入冰块和柠檬片即成。平时喜欢红茶者，可把乌龙茶换成红茶；喜欢绿茶者，则换成绿茶。从抗癌角度看，以乌龙茶为胜。

【功效】清热生津，健脾开胃。本膳主要适用于胆囊癌厌恶油腻者。

【按语】乌龙茶又称青茶，属于半发酵茶种。加工方法介于绿茶、红茶之间，兼有红、绿茶之长。对蛋白质和脂肪饮食有较好的分解作用，非常适合胆囊癌难以消化脂肪和胰腺癌难以消化蛋白质的病理特点。加之乌龙茶有利尿作用，含咖啡因少，性味介于绿、红茶之间，既可清除余热，又能恢复津液。且乌龙茶确实有明显的抗癌作用，它能阻断大鼠体内致癌物的合成，从而使癌发生率明显下降（中国医学论坛，1991，8：22）。

第十一节　胰　腺　癌

胰腺癌是比较常见的一种恶性肿瘤，是指来源于胰腺导管腺上皮的恶性肿瘤，因其组织类型以导管细胞癌最多见，约占 90％，故通常又称其为导管细胞癌。为多纤维的白色硬癌。其中发生在胰腺头、颈部者统称为胰头癌，占 70％～80％；发生在胰腺体、尾部者统称为胰体尾部癌。本病是消化道常见恶性肿瘤之一，约占所有肿瘤的 1％～2％，其发病率在世界范围内均有增加趋势。好发于 40 岁以上，约占 80％，男性较多见。其发病可能与吸烟、饮酒、高脂肪和高动物蛋白饮食、饮咖啡和糖尿病等因素有关。

胰腺癌早期缺乏典型临床表现，且大多检测手段对诊断无指导性，待明确诊断时往往已属晚期，胰腺癌高危人群是年龄超过 40 岁，有不明原因上腹不适、腹胀痛和食欲减退、体重减轻者；或中年以上突然发生糖尿病而无家族史，又伴有上腹不适和体重减轻者。

其临床表现取决于肿瘤初起时的部位、胆管或胰管梗阻情况以及胰腺破坏的程度等。上腹不适和腹痛是胰腺癌最常见的首发症状。约80％患者有腹痛，多因肿瘤致胰管和/或胆管梗阻，胆汁排泄不畅，胆道压力升高，胆管及胆囊不同程度扩张而引起。

其具体表现因病因、病位不同而异：上腹闷堵感，食后饱胀，限制食量或打呃排气后减轻；上腹钝痛，呈持续性或间断性，常在饭后 1～2 小时加重；腹痛部位多在上腹中部，有时在脐周或全腹，胰头癌可偏右上腹，体尾癌可偏左上腹；上腹阵发性剧烈疼痛，并可放射至肩胛部；亦可同时伴有腰背痛，因肿瘤累及腹腔神经丛而引起，常提示病变已进入晚期。

食欲减退也是胰腺癌的常见症状，80％以上的患者可见，并常与腹部胀闷、厌油腻食物同时或先后出现，可能是由于胆汁、胰液不能正常地排入肠道而引起消化功能紊乱所致。

恶心、呕吐多为反射性症状，一般仅在剧烈腹痛时出现，但当胰腺癌侵蚀十二指肠降部或横部使肠腔狭窄时，可见持续性呕吐。

约 10％的患者出现胃肠道出血，胰头癌和体尾癌患者均可出现，但多见于癌瘤晚期侵蚀溃烂入胃或十二指肠后。胰体尾癌的患者出现胃肠道出血亦可能为脾静脉被肿瘤阻塞后引起食道静脉曲张、破裂所致。

消瘦、乏力为本病的显著症状，约85％的患者在症状出现后的短期内即有明显体重减轻，且随病情的进展逐渐加重，晚期可出现恶病质，其原因除癌症本身所致消耗外，与食量减少、消化不良、睡眠不足、精神抑郁等有关。

发热多见于胰头癌患者，表现为低热、高热、间歇热或不规则热型，可能因癌瘤产生内源性致热源所致；若伴寒战，则为胆道感染的表现。

精神症状主要表现为抑郁、焦虑、失眠、紧张等，有人认为可能与患者对体重减轻的恐惧或疼痛的折磨等有关。

晚期胰体尾癌转移至贲门食管周围淋巴结，可压迫食管而引起吞咽困难等；有纵隔转移时可出现胸痛、咳嗽、咯血等。

晚期患者可出现上腹固定的肿块，胰头癌的肿块多位于右上腹或脐上偏右，体尾癌多在左上腹、剑突与脐之间，腹部有转移灶或肿大淋巴结，亦可扪及包块。

梗阻性黄疸是胰头癌的突出表现，是因肿瘤致胆总管下端受累、受压引起。黄疸常呈持续性且进行性加深，皮肤黄染呈棕色或古铜色，有皮肤瘙痒症，大便色泽变淡，甚至呈陶土色。若肿瘤靠近壶腹周围，黄疸可较早出现。胰头癌累及胆总管、壶腹周围较少，患者可仅有中度黄疸。因肿瘤组织坏死、脱落、胆道梗阻可能暂时减轻，10％～20％患者在病程中有黄疸的波动。

大约70％的病人有肝大，多系肝淤血所致。癌栓阻塞脾静脉可致脾肿大。腹水为胰源性腹水，有时在形成假性囊肿后继发破裂而发生。腹水量大，放出后短期内又形成，有时可为血性。血栓性静脉炎可能与肿瘤分泌某种促血栓形成物有关。患者可出现游走性血栓性静脉炎或小腿深部静脉血栓形成，脾静脉栓塞可致脾充血肿大。

本病的特点是病程短，病情发展迅速和恶化快。目前本病的治疗仍以手术为主，化疗相对不敏感，放疗效果亦不甚理想。

本病属于中医"伏梁""积聚""癥积""黄疸""腹痛""痞块"

等范畴，常由肝郁气滞、热毒瘀血内结等因素所致。如肝郁气滞，气机不畅，则见腹痛、胀满等候；肝郁乘脾，脾胃气虚，即见饮食减退，形瘦乏力；湿郁化热，热毒内蕴，胆汁外溢肌肤则发为黄疸；瘀热邪毒互结则见腹部包块。中医以活血化瘀、软坚散结、清热利湿为主要治法，若配合放疗或化疗，可提高临床疗效，减少毒副作用。

辨病施膳良方

主食类

南瓜饭

【组成】粳米 250 克，南瓜 200 克，猪油、青葱适量。

【制法】将猪油、葱和削皮切块的南瓜在铁锅内略炒备用。将洗好的米连水一起倒入锅中，盖上锅盖，慢慢用火煮，再以炭烬焖至锅内散发出焦香为止。掀开锅盖，用铲翻搅均匀即成。味美香甜，黄嫩白莹。

【功效】益心敛肺，解毒止痛。本膳主要适用于胰腺癌血糖增高者。

【按语】南瓜不仅含有人体必需的多种营养，而且被认为是防治某些癌症的食疗佳品。经分析证实，南瓜中含有的特殊物质，能改善糖在人体内的转化利用、分解和代谢功能。

【来源】医药信息报，1986，12：11

芋粥

【组成】老鼠芋 50 克，粳米 100 克，白糖适量。

【制法】将粳米煮熟后，放入白糖搅匀候凉。老鼠芋（一定要新鲜的）砸烂榨取其汁，调入粥中食用。

【功效】解毒消肿，排脓止痛。本膳主要适用于胰腺癌晚期疼痛者。

【按语】老鼠芋即天南星科的土半夏，又名田芋。

附子粥

【**组成**】制附子 3 克，干姜 3 克，粳米 100 克，葱白 2 茎，红糖少许。

【**制法**】附子、干姜研为极细粉末，先用粳米煮粥，待粥煮沸后，加入药末及葱白、红糖同煮。或用附子、干姜煎汁，去渣后，下米、葱、糖一并煮粥。

【**功效**】温中散寒，补阳止痛。本膳主要适用于胰腺癌寒性疼痛者。

【**按语**】方出《太平圣惠方》，实源于汉代名医张仲景的四逆汤，脉细弱无力，阳气衰弱的危重癌症患者均可应用。附子中的中乌头碱镇痛作用约是吗啡的 20 倍，而且具有激活巨噬细胞的免疫功能。只要辨证正确，附子用量从 1 克开始，渐增到 5 克，一般均有效果。

【**来源**】顺天堂医学，1992，1：15

槟榔粥

【**组成**】槟榔 25 克，粳米 100 克。

【**制法**】先把槟榔切片煎汁去渣后，加入粳米及清水，文火煮至米熟粥成。

【**功效**】下气消积，驱虫抗癌。本膳主要适用于胰腺癌气滞性便秘。

【**按语**】本膳原出《圣济总录》，用之驱蛔虫。近代细胞学表明癌细胞膜和蛔虫虫体膜结构相似，所以槟榔也应该有抗癌活性。其乙醇提取物和热水提取物按总细胞容积法测定，对小鼠肉瘤 S180 的抑制率分别为 90.9％和 93.9％，显示了非常高的抗癌作用（生药学杂志，1979，2：97）。

桑白皮煲兔肉

【**组成**】桑白皮 30 克，兔肉约 250 克，食盐、味精少许。

【制法】桑白皮先用清水洗净，然后和兔肉（切成小块）一起，加水适量煲熟，加食盐、味精少许，调味服食。

【功效】补中益气，行水消肿。本膳主要适用于胰腺癌并有消渴、营养不良性水肿者。

【按语】有报道，取鲜桑白皮（不去粗皮）30克，加米醋90克，煮1小时后1次服下，或分数次服完，如嫌味酸，可加入一些葡萄糖粉矫味，治疗3例食管癌和2例胃癌。结果3例食管癌和1例胃癌症状得到缓解与好转。经17个月的随访，表明"桑白皮米醋煎"有抗癌作用（福建中医药，1965，3：23）。

菜品类

豌豆素炒

【组成】豌豆250克，胡萝卜1个，五香豆腐干8块，青葱3棵，酱油2毫升，麻油3毫升，植物油、盐、味精适量。

【制法】豌豆洗净，胡萝卜切成正方形块状，五香豆腐干切成菱形，葱切成末备用。植物油倒入锅内烧热，先放盐（可使各种组成保持原色和原味），再爆香葱末。将豌豆、胡萝卜放入锅内快炒2分钟，加入豆腐干同炒，约3分钟后即可，淋入酱油、麻油、味精和水，用锅铲调匀即可。色香味俱全。

【功效】益脾和胃，生津止渴。本膳主要适用于胰腺癌初起厌食者。

【按语】豌豆食用，以鲜嫩者为佳。《植物名实图考长篇》云："豌豆苗作蔬极美。固始有患疠者，每日摘食之，以为能祛湿解毒，试之良验。"本膳以青豌豆之青，胡萝卜之黄红，五香豆腐干之香开胃健脾，对胰腺无任何刺激性，而且营养也较丰富。

五彩橘丝

【组成】浸泡后的橘皮150克，茭白100克，猪瘦肉100克，新鲜红辣椒50克，生姜2.5克，植物油、酱油、食盐、味精各适量。

【制法】将新鲜橘子皮用清水浸泡，每天换一次清水，浸泡 1 周左右，将苦辣味漂掉后，取出备用。将各种物料及橘皮分别切成一样的细丝。烧热锅，放植物油 50 克，用武火，放肉丝和酱油爆炒至熟，起锅备用。洗净锅，放植物油 50 克，待油烧至冒青烟时，放入橘皮丝、红辣椒丝、茭白丝，速炒至断生，再放盐、酱油、肉丝、生姜丝以及 100 毫升水，盖锅盖烧开，加味精，起锅装盘即成。

【功效】理气化痰，开胃散寒。本膳主要适用于胰腺癌寒凝气滞型见疼痛不舒者。

【按语】由于橘皮行气滞，辣椒解寒凝，而茭白善解毒，生姜能解肌，猪肉能滋养，五物并用，抗癌镇痛，扶正祛邪，对食欲不振，脾阳衰微，刺痛窜痛者最为适用。

凉拌酸果

【组成】黄瓜 100 克，白萝卜 150 克，生梨 1 只，苹果 1 只，樱桃 10 粒，白糖 100 克，白醋、精盐少许。

【制法】黄瓜去瓤，白萝卜去皮；两者洗净后均切成 4 厘米长的条状。将白萝卜用精盐腌制约 1 小时，然后用冷开水漂淡，沥干水分。生梨、苹果去皮、核，同样切成条状；樱桃也顺长改刀。最后将黄瓜、白萝卜、梨、苹果、樱桃一起倒入大碗内，加白糖、白醋拌匀，腌制约 8 个小时，待入味，即可食用。色泽鲜艳，酸甜爽脆。

【功效】开胃生津，通便利尿。本膳主要适用于胰腺癌津液枯燥，大便秘结者。

【按语】该方组成均由鲜果、生蔬配伍，可以给患者补充充分的维生素、矿物质和纤维素等。本品不含油脂，清淡甘凉，酸脆爽口，颇受患者欢迎，不但对胰腺癌，而且对白血病、放射性肺炎、恶性淋巴肉瘤属阴虚者，均可使用。

清茶肉丸

【组成】猪肉茸 250 克，绿茶 20 克，盐、味精、淀粉适量。

【制法】绿茶用 80℃开水泡开待用。猪肉末放入大碗中，加盐、味精、淀粉，用筷子搅（往一个方向搅），边搅边加水，待搅成肉泥状时，用小勺做成 20 个肉丸，在沸水中氽至熟透。绿茶汤烧开，肉丸捞出放入茶汤中，撒上几片绿茶嫩叶即可。

【功效】滋阴润燥，清热补血。本膳主要适用于胰腺体部癌初起乏力、消瘦、精神忧郁者。

【按语】胰腺癌一般分为胰头癌、胰体癌和胰尾癌。胰头癌初起即有厌食、消化不良、恶心、呕吐、腹胀、腹泻等消化道症状，本膳对此不适用。胰体癌早期进展缓慢，大多表现为营养不良和精神状态不佳等症状，此时可以应用本膳。膳中猪肉"滋肝阴，充胃汁"，以保持消化吸收功能正常；茶叶抗癌，又能缓解肉中油腻物质过多吸收。

汤羹类

王瓜根肝糊汤

【组成】王瓜根 10 克，牛肝或猪肝 200 克，洋葱 1 个，胡萝卜 1 个，老姜 1 块，鸡骨汤、奶油、盐、胡椒各适量。

【制法】先将肝在沸水里冲浸一下，然后切成豆粒大的细丁。洋葱、胡萝卜切成细丁，老姜切剁碎。在深锅内先放奶油，随即将全部组成投入。放鸡骨汤约 5 碗，用文火慢煮，直到全部组成煮熟而汤成糊状时，加盐、胡椒等调味。

【功效】补肝生血，祛湿退黄。本膳主要适用于胰头癌轻度黄疸者。

【按语】王瓜为葫芦科植物，动物实验对小鼠肉瘤 S180，宫颈癌 U14，大鼠瓦克癌 W256，肝癌（AH）等均有抑制作用（浙江中医学院学报，增刊号，1982：38）。

白兔汤

【组成】白兔1只。

【制法】兔宰，剥皮，去内脏，加水以浸没兔肉为度，入锅内，以武火煎沸，改用文火煨熬，至肉汤稠黏为度，去渣澄冷，即可应用。每次可饮20～50毫升。

【功效】补中益气，凉血解毒。本膳主要适用于胰腺癌合并消渴瘦弱（糖尿病）者。

【按语】有报道：以兔肉炖川贝母治疗11例宫颈癌患者，结果其中有9例症状明显好转，取得了近期疗效（中医药研究参考，1979，3：152）。

山药清汤

【组成】新鲜山药1条，猪脾1具，葱花、香菜、盐、味精、胡椒粉各适量。

【制法】猪脾用水洗净，切成数块，清水煮沸40分钟，纱布过滤，做成汤液（约500～600毫升）。山药洗净，削去外皮，擦成泥状，缓缓放入猪脾汤中，搅拌、煮熟。在锅内加入盐、味精，再放入葱花、香菜、胡椒粉，即可食用。

【功效】补脾益气，扶正抗邪。本膳主要适用于胰腺癌并发有中度或轻度糖尿病者。

【按语】本膳对胃癌前期病变慢性胃溃疡亦有良效。胰腺癌并发糖尿病者，常表现为脾虚气弱，运化无力，倦怠乏力，食少便溏等。山药味甘入脾，既补脾气，又益脾阴，又因其略兼涩性而能缓和腹泻，故对本症颇为适宜。《圣济总录》中有一猪脾粥，对本症亦可试用：猪脾、猪胃各1个，洗净切细，加好大米100克，文火煮粥，米熟后即可，空腹吃。

银耳茉莉汤

【组成】银耳50克，茉莉花（鲜品）20朵，鸡清汤、料酒、味精、食盐等适量。

【制法】银耳洗净，用温水泡开，去根蒂，投入开水中氽透，捞出挤去水分。茉莉花去花梗，把花蕾在清水中洗净。锅中放入鸡汤，加盐、料酒、味精等，银耳也放入汤中，以文火烧开，捞除浮沫，盛入汤碗中，撒上茉莉花即成。芳香开窍，荤素搭配，味美爽口，浓淡宜人。

【功效】滋阴补肺，健脾醒胃。本膳主要适用于胰腺癌见消瘦、口浊、营养状况不断恶化而胃口不开者。

【按语】银耳中多糖是抗癌的主要成分；茉莉花芳香四溢，其所含的挥发油能刺激人的食欲中枢兴奋，对开胃进食甚有帮助。本膳对其他肿瘤而有上述体征的亦可应用。

灵芝清补汤

【组成】灵芝 15 克，红枣 23 克，党参 23 克，枸杞子 24 克，人参须 15 克，猪排骨 300 克，食盐适量。

【制法】将灵芝等药材浸入 6000 毫升水中约 10 分钟（用布袋装好，扎口），再加入排骨，文火煮 3 小时。捞出布袋，再加盐调味，每次 250～300 毫升，吃肉喝汤。每天 1 次。多余的放冰箱储存。

【功效】清润提神，健脾开胃。本膳主要适宜于胰腺癌气虚脾困，消化功能障碍者，病人疲乏无力，行动气短，面色无华，动则汗出，纳食低下，食谷不化，舌淡无味或苦涩。

茶饮类

老鼠芋汁

【组成】老鼠芋全草 50 克，蜂蜜适量。

【制法】老鼠芋（连芋、根、茎叶）刷洗干净，浸于水中半小时，砸烂榨取其汁。调入新鲜蜂蜜，空腹饮之。要随时压榨，随时饮用。稍不新鲜而在空气中氧化，则效力大减，冰箱冷藏效果亦不佳。病重者日服 2～3 次，病愈后每周 1～2 次，可长期服食。服后

2小时内禁食萝卜、酸辣品、煎炸物、茶和咖啡。

【功效】以毒攻毒，排脓消肿。本膳主要适用于胰腺癌中晚期者。

第十二节 大 肠 癌

大肠癌为结肠癌、直肠癌、肛管癌等的统称，是指发生在盲肠、阑尾、升结肠、横结肠、乙状结肠、直肠及肛门等部位的恶性肿瘤，是我国常见恶性肿瘤之一，约占胃肠道癌肿的1/4。尤其直肠癌的发病率甚高，结肠癌也是胃肠道中常见的恶性肿瘤。其发病和死亡率列在恶性肿瘤第4～6位，并有逐年上升的趋势。本病好发年龄为30～60岁，男女之比为3∶1。现代医学认为本病的病因目前仍不明了，多认为与息肉、慢性炎症、吸烟、外伤等因素有关。近年资料表明，食物中致癌物质如长期摄食高脂肪、高蛋白、低纤维食物较易产生大肠癌。

早期症状主要是大便习惯改变，大便次数增多、腹泻或大便不畅，或腹泻便秘交替，粪便变细，大便中带有黏液和血液。肿瘤表面出血与粪便摩擦可引起便血，低位大肠癌多见，右半结肠癌出血相对较少，且因混于粪便后色泽改变，有时呈果酱状；肉眼可见的便血只占36.5%，大多为隐血阳性。

此外，大肠癌起病较缓慢，因长期的失血超过机体造血代偿功能可引起贫血。肿瘤阻塞后肠蠕动加强，可发生腹痛；当肿瘤长至相当体积或浸润肠壁可引起病灶部位隐痛；肠道狭窄时可出现肠鸣、腹痛、腹胀、便秘、排便困难等。病灶位于直肠，大便变形；甚至可出现部分或完全性肠梗阻。左半结肠癌阻塞症状较右半结肠癌多见。

由于肿瘤本身可分泌黏液，当肿瘤继发炎症后，可使粪便中黏液增加，并出现排便次数增多及腹痛，病灶越低症状越明显。病灶位于直肠时往往可出现里急后重等症状。

本病属于中医"脏毒""肠覃""锁肛痔""肠癖""癥瘕""便血""痢疾"等范畴。常因思虑郁怒，脾胃肝胆失调，气机阻滞，湿浊内生，郁久化热；或饮食不节，过食辛燥，或误食不洁之物，损伤脾胃，酿生湿热；或因湿热邪毒直接侵入肠道，于是湿热邪热浸淫，腐败肠道气血，故见腹痛、腹泻、痢下血黏液便等；气滞、湿浊、热毒、瘀血、食积，凝结成块，阻滞肠道，则见便秘、便细等；病情迁延，脾胃气虚，气血生化无源，最终则表现为一派邪盛正衰之候。结合本病病因病机，治疗当选用清热解毒、活血化瘀、利湿止痢、益气健脾方药。

一、辨病施膳良方

主食类

八仙饭

【组成】芡实、山药、茯苓、莲肉、薏苡仁、白扁豆、党参、白术各 10 克，粳米 150 克，红糖少许。

【制法】山药、茯苓切成粒状；党参、白术切片熬成汁，芡实、莲肉、薏苡仁、白扁豆洗净，放锅内煮熟，沥出待用。粳米淘洗干净，与山药、茯苓粒和熟芡实、莲肉、薏苡仁、白扁豆同置锅内，加入药汁，放入红糖和适量清水，上笼蒸 40～50 分钟即成。

【功效】补益脾肾，涩肠利水。本膳主要适用于肠癌胀满及下肢浮肿者。尤其是对虚肿更为合适。

【按语】"八仙饭"原出成都同仁堂滋补餐厅方，补气之中又有利水之功。据齐元富报道：上海名医钱伯文治疗胃癌极善用白术和枳壳，两者相伍配合，可以促进胃癌病人胃肠功能紊乱的恢复（中医杂志，1993，5：267）。动物实验表明，白术热水提取物对小鼠肉瘤 S180（腹水型）抑制率为 32.1%（生药学杂志，1979，2：69）。

酸辣菠汁面条

【组成】菠菜汁面（用鲜菠菜剁碎混入面粉中，或绞出菠菜菜汁加入面粉中，制成青绿色的面条即可）150 克，鸡脯肉 15 克。酱油、醋、猪油、葱适量。

【制法】烧锅加水至沸，下入菠菜汁面条，煮至熟，捞出以冷水冲淋至冷，再用开水烫热，沥去水分，鸡脯肉清水煮熟，取出切丝。酱油等佐料放碗内调匀，下沥去水分之面条，放上鸡丝，即可供食用。

【功效】润燥明目，清热解毒。本膳主要适用于肠癌便秘、体质虚弱者。

【按语】本膳是利用菠菜的天然青汁巧妙配伍而成。研究发现，给患癌动物注射菠菜中的提取物，则这种物质能高度聚集在癌细胞中，然后只要微小剂量的激光照射，不到 5 分钟癌细胞就完全消失，而对正常细胞毫无损害。表明菠菜青汁成分有协助激光杀癌的作用（健康报，1986，3：8）。

芝麻润肠糕

【组成】黑芝麻 60 克，菟丝子 30 克，桑椹 30 克，火麻仁 15 克，糯米粉 600 克，粳米粉 200 克，白糖 30 克。

【制法】将黑芝麻拣杂，淘净后晒干，入锅，用小火炒至香熟，备用。再将菟丝子、桑椹、火麻仁分别拣杂，放入砂锅，加水适量，大火煮沸后，改用小火煎煮 20 分钟，去渣留汁，待用。

将糯米粉、粳米粉、白糖放入盆中，兑入菟丝子、桑椹、火麻仁药汁及清水适量，搓揉成软硬适中的面团，制作成糕，在糕上抹一层植物油，均匀撒上黑芝麻，入笼屉，用大火蒸熟，即成。每日 2 次，每次 50 克或 100 克，随意服食。

【功效】滋补肝肾，润肠通便。主治肝肾阴虚型大肠癌引起的便秘。

薏米粥

【组成】薏苡仁 50 克。

【制法】薏苡仁清水洗净，加水文火慢煮 30 分钟，直至粥烂。吃时，可酌加冰糖、白糖或蜂蜜。每天 1～2 次食用。

【功效】健脾利湿，软坚消肿。本膳主要适用于肠道恶性或良性肿瘤。

【按语】由于薏苡仁甘淡偏寒，所以对偏有热象的肿瘤患者更为适宜。本品是较理想的抗癌药，抗癌谱较广，而且性微寒而不伤胃，益脾而不滋腻；药性缓和，清补利湿，尤其适宜于痰湿型、湿热型的消化道肿瘤。

仙人粥

【组成】生何首乌 60 克，粳米 100 克，红枣 5 枚，红糖适量。

【制法】将何首乌煎取浓汁，去渣，同粳米、红枣入砂锅内煮粥，粥将成时，放入红糖或冰糖少许以调味，再煮 1～2 沸即可。每天服 1～2 次，15 天为一疗程；间隔 5 天再服。

【功效】补益气血，解毒通便。本膳主要适用于大肠癌毒蕴便秘者。

【按语】何首乌制成的"仙人粥"，原出《遵生八笺》，对胃癌、肠癌有便秘者，无论实证、虚证，用本膳都有很好的疗效。但一定要用生何首乌，而不能用制何首乌。近代研究还表明：何首乌能通过脂质过氧化作用，保护抗氧化酶系和防止组织细胞受损伤，调节免疫系统和防止胸腺萎缩，延长细胞生命，调节造血系统和神经体液活动，抵御各种恶性病的发生（老年学杂志，1990，2：117）。

当归桃仁粥

【组成】当归 30 克，桃仁 10 克，粳米 100 克，冰糖适量。

【制法】将当归、桃仁洗净，微火煎煮 30 分钟，去渣、留汁，备用。粳米淘洗干净，加水适量，和药汁同入锅中，煮成稠粥，加冰糖适量，待冰糖溶化后即成。早晚分食。

【功效】活血化瘀，解毒抗癌。主治瘀毒内阻型大肠癌。

干姜粥

【组成】干姜 3 克，高良姜 5 克，粳米 100 克。

【制法】先煎干姜、高良姜，取汁，去渣，再入粳米同煮为粥。

【功效】温暖脾胃，散寒止痛。本膳主要适用于大肠癌腹冷泄泻者，对于脾胃虚寒所致心腹冷痛、呕吐、呃逆、泛吐清水等亦有良效。

【按语】本膳原出清代名医尤乘所著《寿世青编》一书，食用本膳，可以先从小剂量开始，逐渐增加，做到持之以恒，方能收到明显效果。朱颜报道：以甘草干姜汤（甘草 10 克，干姜 10 克）水煎服，治疗各种虚寒证，如胃脘痛、胸痛、肠鸣腹泻、腹痛等共34 例，有效率 100%。一般均在 5 剂之内见效（中医杂志，1965，11：6）。本膳中的高良姜也是姜科植物，对小鼠 S180 细胞有明显的抑制作用。

猪血鲫鱼粥

【组成】生猪血 200 克，鲫鱼 100 克，大米 100 克，白胡椒少许，食盐适量。

【制法】大米淘净洗干净；鲫鱼除鳞、肠杂及鳃、鱼头等，切成小方块。前二味放入锅中，加水、胡椒、食盐、猪血，充分搅拌，然后大火烧开，文火至米烂肉熟即可。

【功效】健脾补血，解毒清肠。本膳主要适用于大肠癌便血或大便隐血患者。

【按语】鲫鱼甘平，入脾胃大肠经，对便血、溃疡均有治疗作用。猪血咸平，入心及小肠经，对中满腹胀、嘈杂甚有效果。猪血有"净肠""解毒""除积秽""利大肠"等作用，肠癌实际是毒邪内伏所致，所以应用本膳有一定作用。

红薯粥

【组成】新鲜红薯 250 克，粳米 150 克，白糖适量。

【制法】将红薯（以红紫皮黄心者为佳）洗净，连皮切成小块，加水与粳米同煮稀粥，待粥将成时，加入白糖适量，再煮二三沸即可。

【功效】健脾养胃，益气通便。本膳主要适用于肠癌大便带血兼有湿热者。

【按语】由于红薯粥含糖分较多，所以肿瘤兼有糖尿病者，不宜用红薯粥。此外，本膳一定要趁热吃，冷了吃或吃后受凉，都容易引起泛酸、醋心。本膳原出《药粥》，其书云："红薯粥，益气厚肠胃耐饥"。近年来研究发现，红薯含有丰富的结构细腻的纤维物质，可促进肠道蠕动，又可冲淡大肠中致癌物质的浓度，减少致癌物质和组织的接触时间（浙江日报，1990，10：31）。

苦楝根粥

【组成】苦楝根白皮 15 克（鲜品 60 克），粳米 100 克，冰糖适量。

【制法】先用慢火煎苦楝根皮，取汁去渣，再入粳米和冰糖煮为稀粥。

【功效】通利大肠，抗癌驱蛔。本膳主要适用于大肠癌腹部疼痛者。

【按语】苦楝皮是传统的驱蛔良药，近代研究认为大多驱虫药均有一定的抗癌作用，其机制主要是因为癌细胞膜和虫体膜有结构上的相似之处。

荞麦龙眼粥

【组成】脱壳荞麦粒 250 克，龙眼肉 75 克，糖 300 克。

【制法】荞麦粒洗净，放入锅内，加水煮开，再用小火煮 20 分钟。在锅内放入糖和龙眼肉，煮 5 分钟熄火，闷盖 10 分钟，即可食用。亦可用猪肉片代替糖、龙眼肉，煮成咸粥。

【功效】开胃宽肠，下气消积。本膳主要适用于肠癌刀绞样疼痛者。

【按语】荞麦为蓼科植物，种子中含有水杨胺等活性物质，其性味甘凉，和龙眼肉甘温配合，荞麦以通利为主，龙眼肉以滋补为重，相辅相成，甚是良膳。

芡实粉粥

【组成】芡实 60 克，粳米 100 克。

【制法】将芡实洗净，晒干或烘干，研成细粉。粳米洗净后入锅，加水适量，大火煮沸后加芡实粉，搅匀，改用小火煮成稠粥。上、下午分服。

【功效】健脾、涩肠、止泻。

龙葵苡仁粥

【组成】龙葵 15 克，半边莲 15 克，重楼 15 克，薏苡仁 100 克。

【制法】先将前 3 味加水煎取汁液，与淘洗干净的薏苡仁一同煮成粥。日服 1 剂，分数次食用。

【功效】清热解毒，利水消肿。

【来源】山东食品科技，2001，1

半枝莲粥

【组成】半枝莲 15 克，白花蛇舌草 30 克，粳米 100 克。

【制法】先将前 2 味加水煎取汁液，与淘洗干净的粳米一同煮粥。日服 1 剂，分数次食用。

【功效】清热解毒，活血化瘀，消肿止痛。

鳜鱼粥

【组成】新鲜鳜鱼 1 条（约 0.5 公斤），糯米 100g，姜片 10g，葱 2 根，精盐适量。

【制法】鳜鱼活杀，去头、鳞和内脏，洗净后除皮去骨取其净肉，切块，待粥煮开，加入鱼肉，文火煮熟，入盐、葱花、姜末，离火，再闷 10 分钟，即可食之。

【按语】此方对于阴虚患者疗效甚佳，有条件者，可经常服食。

萝卜苡仁粥

【组成】萝卜 100 克，薏苡仁 60 克，粳米 50 克。

【制法】将薏苡仁、粳米淘洗干净，备用；萝卜洗净，切片，先入锅中煎煮 10 分钟，加入薏苡仁、粳米，同煮成稠粥。早晚分食。

【功效】理气宽胀，健脾消食，抗癌。主治气机郁滞型大肠癌。

菜品类

赤小豆煲鸡

【组成】赤小豆 60 克，母鸡 1 只（净重约 500 克），食盐、味精等适量。

【制法】母鸡去毛及肠杂，洗净；赤小豆纳入鸡腹中，以竹签封牢鸡腹。加水适量煲熟，调味服食。

【功效】利水消肿，温中益气。本膳主要适用于肠癌热毒便血和下肢浮肿者。

【按语】《神农本草经》云赤小豆"下水，排痈肿脓血"。在使用本膳以治疗水肿为目的者，须尽量少用盐、味精或不用更好。肠癌热毒型便血，常见于左半结肠癌。这种癌多为浸润性腺癌，虽瘤体较小，但因肿瘤常环绕肠壁生长，易致肠腔环状狭窄。而且粪便在左半结肠逐渐干结成形，大便摩擦病灶而造成明显的便血。赤小豆在抗癌解毒的同时，又有良好的排脓止血效果，配以鸡之营养，扶正祛邪。若在应用本膳同时，加服白毛藤、蜈蚣等中药，作用会更明显。

壁虎蛋黄粉

【组成】活壁虎 40 条，蛋黄粉 70 克。

【制法】将壁虎置砂罐中干烧至死，勿令焦。取出研成细末，再置砂锅中焙干，研磨成细粉。加入蛋黄粉，充分混匀即可。以上为 10 天量，每天服 2～3 次。每次 1 匙，空腹开水送服。

【功效】破积消痞，扶正解毒。本膳主要适用于各种类型大肠癌。

【按语】本膳对骨肉瘤、绒毛膜上皮癌肺转移、宫颈癌等均有效。

素烧萝卜

【组成】白萝卜 30 克，酱油 60 毫升，白糖 25 克。

【制法】将萝卜去皮，横切为 3 段，每段切成大小相等的 6 块。锅内放入酱油、360 毫升水和萝卜块。用大火将锅内萝卜等煮沸，改用极小火焖煮 1 小时。在锅内加糖，待糖溶化后再煮 2 分钟即可。寒性病人趁热吃，热性病人凉后吃。

【功效】消胀理气，抗癌解毒。本膳主要适用于肠癌胀气不通者。

【按语】萝卜所含的木质素可提高巨噬细胞吞噬细菌、异物和坏死细胞的功能，从而增强人体的抗癌能力；萝卜含有的糖化酶也能分解致癌的亚硝酸，从而起到防癌作用（抗癌信息，1988，3：10）。从各种营养成分的含量来看，抗癌、防癌当以白萝卜为佳（食物成分表，人民卫生出版社，1963：58）。

绿茶色拉

【组成】土豆 500 克，熟肉 200 克，各种蔬菜 300 克，色拉酱100 克，绿茶粉末 30 克，泡开的绿茶嫩叶十余片。

【制法】土豆蒸熟，剥皮，与熟肉、蔬菜一起切碎，拌上色拉酱，最后均匀撒上茶末，装盘时配以清新的绿茶嫩叶即可。清淡茗香，色彩宜人。

【功效】通利大便，缓急止痛。本膳主要适用于肠癌便秘、疼痛者。

【按语】膳中马铃薯（土豆）、各种蔬菜（如青菜、芹菜等）、茶叶末均有促进肠蠕动，促使排便的作用。尤其是癌症患者体力消耗过度，或长期卧床，使膈肌、腹肌、提肛肌、肠平滑肌张力减低，排便动力减弱所致的便秘，本膳更为适用。马铃薯浸膏含有两种特殊的酚和醌类成分，能保护消化道细胞免受致癌物苯并芘的侵害（自然医学，1991，2：54）。

芝麻鱼排

【组成】大黄鱼1条（约500克），鸡蛋1个，芝麻75克，料酒25克，食油、食盐、葱、姜、淀粉各适量。

【制法】将芝麻水浸、洗净，入锅炒熟，去皮备用。大黄鱼去鳞、鳃、内脏，斩去头、尾，剖为两片，去大骨后切为4片，放入碗中，加上料酒、食盐、葱、姜末，搅拌均匀后腌2分钟。用蛋清、淀粉调成稀糊，将鱼片挂糊后外撒芝麻，入温油锅内炸熟即可。色泽金黄，外酥内嫩，鲜香味美，营养丰富。

【功效】益气开胃，抗癌止泻。本膳主要适用于大肠癌便溏者。

【按语】直肠癌、结肠癌由于癌肿刺激肠管，黏膜分泌增加，大便时常呈稀便，有时可不分昼夜一天排10～20次。大黄鱼历来是治疗"下利"的良药，加之大黄鱼中提取的鱼精蛋白有抑制家兔肿瘤的作用（New scientist，1983，1345：59），所以本膳用于肠癌便溏，不但治表，亦可治本。

皮蛋炒辣椒

【组成】皮蛋2个，青色小辣椒4个，豆油100毫升，小银鱼干50克，盐、味精、酱油各少许。

【制法】将小银鱼干用水泡几分钟，洗净。辣椒切成斜条，皮蛋每个切 2 刀成 4 瓣。锅内放豆油，加入小银鱼干炒香，再依次放入辣椒、皮蛋炒。最后放入盐、味精、酱油略炒即成。

【功效】清肺利肠，开胃醒神。本膳主要适用于大肠癌大便失调者。

【按语】皮蛋又称变蛋、松花蛋，系鸭蛋用石灰、草木灰、盐等腌制而成。《医林纂要》云其"泻肺热，醒酒，去大肠火，治泻痢。能散，能敛。"青色辣椒不但含丰富的抗坏血酸，可防治癌症，而且其热量低，不含胆固醇，对心脏病病人亦适用。据报道：辣椒素有良好的抗癌性疼痛作用，其机制在于它阻止了细胞之间疼痛信息的传导。

豆蔻乌骨鸡

【组成】白豆蔻、苹果各 10 克，乌骨鸡 1 只，食盐等佐料适量。

【制法】苹果略用火烧，与豆蔻一起研末备用。乌骨鸡去毛及肠杂，洗净，将药末掺入鸡腹内，用竹签封牢鸡腹。以文武火煮至肉烂脱骨加佐料即成。

【功效】健脾益气，醒胃止泻。本膳主要适用于肠癌久虚泄泻者。

【按语】此症多见于直肠癌，由于癌肿发展，中间部分溃破，继发感染，直肠受到刺激，出现大便变形，便次增多，且排便不尽等症状，身体素质迅速下降。而本膳中豆蔻、苹果均有调整肠道止泻作用，加上乌骨鸡之滋补，可以标本同治。此膳原出李时珍的《本草纲目》，对于胃癌虚寒性腹泻亦可应用。膳中白豆蔻的乙醇提取物对小鼠体内的腹水型肉瘤 S180 抑制率为 29.1％，而热水提取物则为 88.8％。说明其抗癌成分主要是水溶性物质（生药学杂志，1979，2：56）。

高丽参炖鸡

【组成】高丽参 10 克，鸡肉 50 克。

【制法】将高丽参切片，鸡肉去皮去骨，切成肉丝，把全部用料一齐放入炖盅内，加开水适量，炖盅加盖，小火隔水炖 3 小时。佐餐当菜，吃鸡饮汤。

【功效】大补元气，补虚固脱。主治脾肾阳虚型晚期大肠癌，症见形神俱衰，久泻不止，便下脓血腥臭，声低气怯，畏寒肢冷，舌质暗淡，脉沉细。

紫茄蒸食方

【组成】紫茄 3 个，葱花、姜末、红糖、精盐、味精、香油适量。

【制法】先将紫茄洗净，不除柄，放在搪瓷碗内，加少量葱花、姜末、红糖、精盐等佐料，入锅，隔水蒸煮 30 分钟，待茄肉熟烂时加味精、香油适量，用筷子叉开茄肉，拌匀即成；也可放入饭锅米饭上，同蒸煮至熟，加以上调味料即可。佐餐当菜，随意服食。

【功效】清热消肿，活血抗癌。通治各型大肠癌，并可兼治胃癌、宫颈癌等。

汤羹类

黄芪鲈鱼汤

【组成】鲈鱼 1 条（约 200 克），黄芪 30 克，怀山药 30 克，陈皮 6 克，生姜 4 片。

【制法】将鲈鱼去鳞、肠杂、鱼鳃，洗净，切块；黄芪、怀山药、陈皮洗净。把全部用料一起放入锅内，加清水适量，大火煮沸后，小火煲 1 小时，调味即可。饮汤食肉。

【功效】健脾益气，开胃和中。主治脾气虚弱型大肠癌，症见饮食减少，体瘦乏力，面色萎黄，头晕心悸，或双下肢浮肿，舌淡白，苔白薄，脉沉弱。

茉莉茶蛋羹

【组成】鸡蛋 3 个，茉莉花茶 10 克，食盐、味精适量。

【制法】茉莉花茶用 80℃开水泡开，晾凉。鸡蛋放入碗内打匀，加适量盐、味精，再加入泡好的茶汤。在旺火上蒸 10 分钟，出锅后，把茶叶撒在鸡蛋羹上。

【功效】理气开郁，辟秽和中。本膳主要适用于肠癌虚寒性疼痛及腹泻者。

【按语】茉莉花味辛甘而性温，改变了绿茶性清凉的作用。《饮片新参》云茉莉花具有"平肝解郁，理气止痛"的效果。研究表明：茉莉花茶对化学合成的甲基苄基亚硝胺致动物食管肿瘤有明显抑制作用，抑制率为 56%（医药信息论坛，1991，8：22）。

龟肉羹

【组成】乌龟 1 只，胡椒 5 克，红糖 10 克。

【制法】乌龟洗净，煮熟取肉。红糖加少量清水，与乌龟肉拌和。胡椒研末，与乌龟同炒即成。

【功效】补阴清热，止泻止血。本膳主要适用于肠癌泄泻，阴虚不足者。

【按语】本膳原出李时珍的《本草纲目》，需要注意的是，龟肉传统上须和一些食品分开吃（忌口），即吃龟肉时，不宜与鸡蛋、猪肉、鸭肉、兔肉、苋菜、芥子、薄荷等同用。

红藤莲子汤

【组成】红藤 30 克，莲子 50 克，白糖适量。

【制法】红藤切薄片，加入清水 500 毫升左右，先用大火煮沸，再用文火煎熬 30 分钟，弃去药渣，澄清药汁。用此药汁以文火煮莲子至烂，加入白糖即可。

【功效】补中益气，清热解毒。本膳主要适用于肠癌（阑尾肿瘤）右下腹疼痛者。

【按语】红藤系木通科植物大血藤的藤茎，有清热解毒，祛瘀止痛之效。阑尾肿瘤多由热毒蕴结，血瘀气滞所致，不通则痛。而红藤配莲子不但对肿瘤虚弱体质适用，而且能有明显的定痛作用。膳中食糖最好用红糖，效果更佳。临床上还发现，本膳对宫颈癌疼痛者效果亦很好，尤其是对中年妇女的宫颈癌应用价值更大。动物抗癌实验表明，莲子对荷瘤小鼠有一定的延长生命的作用（药物研究资料汇编，1962，1：69）。

一味薯蓣饮

【组成】生薯蓣（山药）120 克，白糖少许。

【制法】生薯蓣洗净去皮，切成 0.2 厘米的片，放锅中，加水适量，以武火煮沸，文火再煎煮 40～50 分钟，捞起山药，留汁，稍凉，放入白糖，搅匀即成。不拘时饮服。

【功效】补脾益肾，涩肠止泻。本膳主要适用于肠癌脾虚大便溏泻者。

【按语】原方出自《医学衷中参西录》，是治疗"一切阴分亏损之证"的方子。作者张锡纯认为："山药之性，能滋阴又能利湿，能滑润又能收涩。是以能补肺补肾兼补脾胃。且其含蛋白质最多，在滋补药中诚为无上之品，特性甚和平，宜多服常服耳。"山药能治大便溏泻，是因其有利小便的功能。小便利，使水分从膀胱而出，减少了肠道内水分，所以减轻了溏泻的症状。不仅对肠癌有效，而且对肺癌和胰腺癌大便溏软者，亦有一定效果。

口蘑三鲜汤

【组成】鲜口蘑（或用罐头蘑菇）150 克，榨菜 50 克，油筋 50克，食盐、芝麻油、味精等适量。

【制法】锅置旺火上，加水一大碗，水沸后投入以上所备配料，稍煮，沸时捞去上浮白沫，加食盐、麻油、味精后离火，放入汤盆即成。热饮最好，可经常食用。

【功效】通肠益气，化散血热。本膳主要适用于肠癌患者症见食欲不振，不耐油腻者。

【按语】口蘑味甘性寒，有补脾益气，润燥通便作用，其味甘美而有补益之功，且含有铜、锌，维生素 A、B、C、D、E、K 等多种对癌症病人有益的物质。此外，研究人员还从中提取到一种抗癌多糖，有促进人体免疫功能作用。

乌龙茶乌梅汤

【组成】乌龙茶叶 6 克，乌梅 12 克，蜂蜜适量。

【制法】将上两味入锅，加适量水煎成汤后，再加入适量蜂蜜即可。

【功效】具有清热解毒、利尿、止泻、抗癌作用。适用于直肠癌。

藤梨根鸡蛋汤

【组成】鲜藤梨根 50 克，鸡蛋 2 只，白糖适量。

【制法】将藤梨根入锅，加适量水上火浓煎为汤，去渣后，于火上煮沸，加入鸡蛋、白糖，煮至蛋熟即可。

【功效】具有补气血、解热毒、祛风湿、抗癌作用。适用于大肠癌。

薯竹叶蛇舌草汤

【组成】薯竹叶 60～120 克，白花蛇舌草 100～150 克，红砂糖适量。

【制法】将前两味混合入锅，加适量水煎汤后，去渣，加红砂糖调味即可。

【功效】具有清热解毒、消肿利尿、止痛抗癌作用。适用于大肠癌。

【来源】中国食品，1999，22（4）：18-19

茶饮类

槐花饮

【组成】陈槐花 10 克，粳米 30 克，红糖适量。

【制法】先煮米取米汤，将槐花末调入米汤中。每日放入红糖适量调服。

【功效】清热凉血止血。主治湿热蕴结型大肠癌便血。

酸梅汤

【组成】乌梅 250g，干姜 20g，黄连 15g，木香 10g，冰糖或白糖适量。

【制法】水煮取汁，频频饮。

【功效】温通止痛，凉血活血。用于大肠癌便血腹痛。

【来源】中国食疗大全，2005：1093

梅子酒

【组成】乌梅 500g，上好烧酒 1000g，白糖适量。

【制法】将乌梅浸入烧酒中，浸泡 3 个月，饮时可加白糖。每次饮一小盅。

【功效】温里止痛。适用于大肠癌腹痛时恶寒。

【来源】中国食疗大全，2005：1093

二、放化疗反应与术后调理药膳

香菇面

【组成】鲜香菇 50 克，面条 150 克，生姜丝、葱花、黄酒、精盐、酱油、味精、香油各适量。

【制法】先将调料放入碗中，再将香菇去蒂洗净，切成小片，放入沸水中煮数分钟，然后倒入已放好调料的碗中，再按常法煮熟面条，捞入碗内即成。当主食，随量食用。

【功效】健脾和胃，促进食欲，抗癌。主治大肠癌等癌症化疗、放疗后出现的消化道反应。

菱角粥

【组成】带壳菱角 20 个，蜂蜜 10 克，粳米 50 克。

【制法】先将菱角洗净、捣碎，放入瓦罐内加水煮成半糊状，加入淘洗干净的粳米煮粥，待粥成时加入蜂蜜即成。频频食用。

【功效】益胃润肠。主治化疗后胃肠功能失调引起的便秘。

牛奶大枣粥

【组成】大枣 25g，莲子肉 10g，牛奶 200g，粳米 100g。

【制法】先将粳米与大枣、莲子煮成粥，粥将成时加入牛奶，再煮沸即可。每日 2 次，早晚服食。

【功效】益气健脾。适用于大肠癌术后。

【来源】赵东萍．大肠癌术后的食疗．甘肃中医，2000，（04）：4-5

三七香菇炖母鸡

【组成】三七 10 克，香菇 30 克，红枣 20 枚，母鸡 1 只，料酒、精盐、味精、五香粉、香油适量。

【制法】先将三七拣杂，洗净，晒干或烘干，切成饮片，备用。再将香菇、红枣择洗干净，香菇用温开水浸泡，涨发后取出香菇，浸泡水中静置，将上层液汁倒入碗中，待用。

将母鸡宰杀，去毛及内脏，洗净，放入沸水锅中焯透，取出，清水过凉，将三七饮片、香菇及红枣，纳入腹中，转入煨炖的砂锅，加足量水（以浸没鸡身为度），大火煮沸，烹入料酒，改用小火煨煮 1 小时；待母鸡肉熟烂如酥，倒入浸泡香菇的液汁，加精盐、味精、五香粉拌匀，再煮至沸，淋入香油即成。佐餐当菜，随意食用，吃母鸡肉，饮汤液，嚼食三七饮片、香菇、红枣。

【功效】双补气血，活血抗癌。主治气血两虚型大肠癌等癌症患者手术后体质虚弱、营养不足等症。

第十三节 肺 癌

原发性支气管肺癌，简称肺癌，是指原发于支气管黏膜和肺泡的恶性肿瘤，是最常见的恶性肿瘤之一。其在男性为第 4 位恶性肿瘤；女性为第 5 位恶性肿瘤。男性比女性发病率高。本病好发于40 岁以上有长期重度吸烟史的男性，与吸烟、工业性致癌因子（如砷、石棉、铬、镍、煤焦油、二氯甲醚和氯甲甲醚等）、电离辐射、大气污染等因素有关。与慢性肺部炎症、肺结核、遗传因素等也有一定的关系。肺癌的发生情况是右肺多于左肺，上叶多于下叶，右肺与左肺发生比例为 3∶2。

咳嗽是肺癌常见的首发症状。其特点是以阵发性刺激性咳嗽为主，干咳、无痰或少量泡沫白痰，不易为药物控制，合并感染时痰量增多，经抗炎治疗吸收后可见好转。血痰也是肺癌常见的首发症状之一。常是持续性或间断性的反复少量血痰，有时血多痰少，偶有大咯血，色鲜。30％～50％的病人可出现肺性胸痛，胸痛多为轻度间歇性隐痛，定位者较多，如疼痛持续剧烈，不能用一般止痛药物解除者多为胸膜受侵。如肿瘤堵塞支气管则可引起肺不张、肺炎或肺脓肿，肿瘤长在气管内，常有哮喘及气急。肿瘤压迫或阻塞支气管后引起肺部感染，体温一般在 38℃左右，其次由于癌肿坏死毒素吸收而引起癌性发热，抗炎治疗往往无效。晚期癌在肺内广泛播散，大量胸腔积液，心包积液等均可出现严重气急现象。综合临床表现、X 线检查、支气管镜检查、放射性核素显像检查和活组织检查等可以确诊本病。治疗原则以手术切除为主，兼用放疗、化疗和中医中药治疗。

本病属于中医"咳嗽""咯血""胸痛""痰饮""肺积""息贲"等范畴，主要由于正气虚损，阴阳失调，六淫之邪乘虚入肺，导致肺脏功能失调。日久痰气瘀毒胶结，而成本病。治疗法则以清热解毒，培土生金，金水同调，益气温阳，健脾祛湿，滋养肺金，活血化瘀等为主，并酌用有针对性的抗癌药物。目前中医中药对肺癌疗效不理想，但能缓解症状，减轻疼痛，提高生活质量，在临床上应用也较为普遍。

一、辨病施膳良方

主食类

瓜蒌饼

【组成】瓜蒌 100 克，白糖 50 克，白面 200 克，酵母适量。

【制法】瓜蒌去子入锅加糖、水，文火炖，拌成馅，面加酵母、水发好与瓜蒌制饼烤熟。

【功效】瓜蒌甘寒滑润，润肺、肠，清热化痰、宽中散结、消肿疗痈。

阿胶地黄糯米蜜粥

【组成】阿胶 25 克，鲜生地黄 25 克，糯米 50 克，花蜜适量。

【制法】阿胶炒黄研末，鲜生地黄切片加糯米煮粥，放入阿胶末和蜂蜜搅匀煮开食用。

【功效】阿胶甘平质黏，补肝血，滋肾水，润肺燥。地黄甘苦而寒，清热滋阴、凉血止血、生津止渴。枣蜜性平味甘，补中润燥、健脾益胃、止痛解毒。糯米暖胃温脾益肺。

【来源】张虞毅，等．肺癌病人的食疗药膳．中药材，1996，19（4）：209-210

白果枣粥

【组成】白果 25g，红枣 20 枚，糯米 50g。

【制法】将白果、红枣、糯米共同煮粥即成。早、晚空腹温服。

【功效】有解毒消肿等作用。

【来源】东方药膳，2009：3

枇杷叶粥

【组成】枇杷叶 15 克（鲜品 60 克），粳米 100 克，冰糖少许。

【制法】先将枇杷叶用布包入煎，取浓汁后去渣。或将新鲜枇杷叶刷尽叶背面的绒毛，切细后煎汁去渣，入粳米煮粥，粥成后入冰糖少许。

【功效】清肺化痰，止咳降气。本膳主要适用于肺癌热性咳嗽，咳吐黄色脓痰或咳血者。枇杷叶要选用经霜老叶，煎汁前，务必把绒毛去干净，或用布包煎汁。

鸭粥

【组成】青头雄鸭 1 只，葱白三茎，粳米适量。

【制法】青头鸭去毛及内脏后，切细煮至极烂，再加粳米、葱白煮粥。或先煮鸭，用鸭汤直接煮粥。

【功效】滋阴补血，利水消肿。适用于肺癌胸腹水者。鸭肉味甘微咸，性偏凉，能入脾、胃、肺、肾经，是治疗一切水肿病的首选食疗品。鸭粥，主虚劳肺热咳嗽，肺痈肺痿等症，又消水肿。其特点是扶正而利水，不妨正气，且兼滋补。

补虚正气粥

【组成】炙黄芪 50 克，人参 5 克，粳米 150 克，白糖少许。

【制法】炙黄芪、人参切成薄片，用冷水浸泡半小时，入砂锅煎沸，再改用小火煎取浓汁，再把粳米和药液、清水加在一起，文火煮至粥熟。粥成后，入白糖少许，稍煮一下即可食用。

【功效】补气扶虚，健脾益胃。适用于肺癌正气不足，食欲不振者。芪、参和粳米同煮为粥，不仅起到协同作用，还有助于参、芪有效成分在肠胃的消化吸收。

菜品类

蜜饯百合

【组成】干百合 100 克，蜂蜜 150 克。

【制法】将洁净的干百合与蜂蜜盛于大碗中，放入蒸锅内蒸 1 小时，趁热调匀，待冷装入瓶罐中备用。每日食 1～2 次，每次食 10～12 枚。

【功效】滋阴润肺，止咳抗癌。主治阴虚内热型肺癌。

百合炒肉片

【组成】鲜百合 500 克，猪肉 100 克，葱花、生姜末各 10 克，精盐 3 克，味精 2 克，黄酒 10 克，酱油 6 克，白糖 1 克，精制植物油 25 克。

【制法】将鲜百合掰下鳞片，洗净。猪肉洗净、切片。炒锅上中火，放油烧至七成热，煸葱花、生姜末，投入肉片煸炒，烹入黄酒、酱油，加入精盐、白糖及少量水炒至肉片熟，投入百合，颠匀入味，放入味精，装盘即成。佐餐当菜，随量食用。

【功效】益气养阴，扶正抗癌。主治气阴两虚型肺癌等多种癌症。

甘草雪梨煲猪肺

【组成】甘草 10g，雪梨 2 个，猪肺约 250g，冰糖少许。

【制法】梨削皮切成块，猪肺洗净切成片，挤去泡沫，与甘草同放砂锅内，加冰糖少许，水适量，小火熬煮 3 小时后服用。每日 1 次。

【功效】具有润肺除痰作用，适用于咳嗽不止者。

银杏蒸鸭

【组成】白果 200g，白鸭 1 只。

【制法】白果去壳，开水煮熟后去皮、芯，再用开水焯后混入杀好去骨的鸭肉中，加清汤，笼蒸 2 小时至鸭肉熟烂后食用。可经常食用。

【功效】化痰止咳。适宜于晚期肺癌喘息无力、全身虚弱、痰多。

五味子炖肉

【组成】五味子 50g，鸭肉或猪瘦肉适量。

【制法】五味子与肉一起蒸食或炖食，并酌情加入调料。肉、药、汤俱服。

【功效】补肺益肾，止咳平喘，适宜于肺癌肾虚型病人。

【来源】东方药膳，2009：3

冬虫夏草鸭

【组成】绿头老雄鸭 1 只，冬虫夏草 30 克，黄酒、调料适量。

【制法】鸭去毛、内脏，洗净入锅，放黄酒、调料、水，炖至半熟加冬虫夏草炖熟食用。

【功效】冬虫夏草滋肺阴、补肾阳、止血化痰。鸭性微寒，味甘、咸，滋阴养胃、利水消肿。

枸杞松子丁香鸭

【组成】绿头老雄鸭 1 只，枸杞子、松子、糯米各 50 克，丁香、陈皮各 10 克，黄酒、调料适量。

【制法】鸭去毛、内脏，洗净。将枸杞子、松子、糯米、丁香、陈皮放入鸭腹腔内封好，加入黄酒、调料等，蒸熟食用。

【功效】枸杞子甘平，补血明目，滋补肝肾。松子甘平，润肺滋养肝肾。糯米甘温，益肺暖胃温脾。丁香辛温，壮阳降逆，温暖脾胃。陈皮味辛苦、性温，芳香理气健胃。鸭性微寒，味甘咸，滋阴养胃，利水消肿。

黄芪炖鸭

【组成】绿头老雄鸭 1 只，黄芪 200 克，黄酒、盐等调料适量。

【制法】黄芪煎汤备用。鸭去毛，内脏。加调料，用黄芪水文火炖鸭熟食用。

【功效】黄芪甘温，补气升阳、固表止汗、托疮生肌、利尿消肿。鸭性微寒，味甘咸，滋阴养胃，利水消肿。

虫草海参虾

【组成】冬虫夏草 20 克，海参 150 克，虾 50 克，调料适量。

【制法】冬虫夏草稍煮捞出与发好的海参、虾共同以油、盐等调料炒熟食用。

【功效】冬虫夏草滋肺阴、补肾阳、止血化痰。海参甘温，补肾益精、强阳滋阴、补血润燥、抗癌。

百合炖肚肺

【组成】百合 50 克，猪肚 100 克，火腿 100 克，猪肺 400 克。

【制法】猪肚、猪肺洗净切条与火腿片共炖熟时加入洗净百合瓣，再炖至烂食用。

【功效】百合性平、味甘苦，健脑强身、润肺止咳、清心安神。猪肺甘平，补肺。猪肚甘温，补虚损，健脾胃。

双耳炒猪肺

【组成】黑木耳、白木耳各 20 克，猪肺 100 克，调料适量。

【制法】黑、白木耳水发，猪肺洗净切薄片，加调料共炒熟食用。

【功效】黑木耳甘平，补气益智、生血抗癌。白木耳平，滋阴润肺、益胃生津、补脑强心，增强肝脏解毒力。猪肺甘平补肺。

汤羹类

腥草薏仁鱼

【组成】鱼腥草 100g，薏仁米 80g，沙参 40g，百合 20g，鲫鱼 200g，油、调料适量。

【制法】将鱼腥草洗后切细，薏仁米、沙参、百合洗净，同入砂锅，文火熬汤后，取其汤液 1500ml。将鲜活鲫鱼收拾好后，在油锅内煎黄，加入备好汤液温火煮沸，加入调料后即可。

【功效】清肺止咳。各期原发肺癌均可服用。

【来源】中老年保健，2008，10：46

橄榄萝卜汤

【组成】青橄榄 350g，白萝卜 500g，精盐少许。

【制法】青橄榄洗净，白萝卜刮去毛须，洗净，切小片。两物入砂锅中，添入适量水，大火烧沸，小火煮约 30 分钟，调入精盐略煮即可。随意服，或分数次服，当日服完。服食时，吃萝卜饮汤汁，并嚼食橄榄，缓缓咽下。

【功效】橄榄又名青果，因果虽熟，其色仍青而得名。橄榄在我国自古入药，性味甘酸，平，具有清热解毒、利咽化痰、生津止渴、开胃降火之功。研究发现，青果具有一定的防癌作用，对肺癌治疗后出现口干心烦、咽喉疼痛、声音嘶哑、咳嗽咯血等症有较好的治疗效果。白萝卜性味辛甘、凉，功能化痰热、消积滞、解毒、宽中、下气。研究结果表明，白萝卜具有抗癌作用。与橄榄配伍煮汤，其清肺化痰功效更加显著，作用温和而持久，尤其适合中老年肺癌患者及其经治疗后并发出现的痰热咳嗽、热结痰多等症。

【来源】东方药膳，2008，7：19

白芷炖燕窝

【组成】白芷 9g，燕窝 9g，冰糖适量。

【制法】将白芷、燕窝隔水炖至极烂，过滤去渣，加冰糖适量调味后再炖片刻即成。每日 1～2 次。

【功效】润肺养阴。适用于肺癌证见肺阴亏虚型。

三七鸡汤

【组成】三七 10 克，鸡肉 250 克，吉林参 5 克，盐适量。

【制法】将三七捣碎，鸡肉、吉林参洗净。全部用料放入锅内，加清水适量，小火煮 1 小时，加盐调味。佐餐当菜，吃肉饮汤。

【功效】祛瘀止痛，养胃益气。主治气滞血瘀型肺癌，症见咳嗽、咯血、胸痛，痛有定位，舌暗红，苔薄白，脉弦细。

二果猪肺汤

【组成】无花果 50 克，罗汉果 25 克，猪肺 1 副，苦杏仁 15克，精盐、味精各适量。

【制法】将苦杏仁去杂物，洗净，用温水泡胀，去皮尖；罗汉果、无花果洗净，切碎块；猪肺洗净，切小片，入清水中浸泡 15分钟后，入沸水锅中氽，放入砂锅中，加入无花果、罗汉果、杏仁及适量水，炖至猪肺熟烂时，调入精盐、味精略炖即成。早晚两次分服，以淡食为宜，吃猪肺，嚼食双果，饮汤汁。

【功效】罗汉果又称长寿果，清肺止咳、防癌抗衰。以开水泡罗汉果当茶饮，每日 1 个，对治疗肺癌、喉癌、鼻咽癌等病症有较好疗效。与无花果、杏仁、猪肺炖汤，不仅对肺癌阴虚燥咳患者有养阴清肺，止咳化痰的功效，而且可增强机体的抗癌能力，有效地遏制癌症，患病期间适宜经常服食。

【来源】东方药膳，2008，7：19

杏仁荸荠藕粉羹

【组成】苦杏仁 15 克，荸荠 50 克，藕粉 50 克，冰糖 25 克。

【制法】苦杏仁洗净，拍碎，用温水浸泡，荸荠洗净，切碎末，藕粉用适量水化开成稀糊状。锅入适量水上火，放入杏仁及泡水、荸荠，开锅后煮 20 分钟，倒入藕粉糊及冰糖，煮片刻即成。早晚分 2 次服用。

【功效】苦杏仁祛痰止咳、平喘润肠，与清热化痰、消积补肺的荸荠，滋补止血的藕粉煮羹，尤适宜于肺癌痰多咳嗽者食用。

【来源】东方药膳，2008，7：19

虫草甲鱼汤

【组成】甲鱼 1 只，冬虫夏草 15 克，沙参 40 克，红枣 8 枚，调料适量。

【制法】甲鱼去头，切成小块，放入锅中煮沸，捞出，割开四肢，剥掉腿油，洗净放入汤碗中，加入虫草、沙参、红枣及各种调味品，上锅蒸 2～3 小时后即成。

【功效】 各期原发肺癌均可服用。

【来源】 中老年保健，2008，10：46

海带薏苡仁汤

【组成】 海带 50 克，薏苡仁 50 克。

【制法】 将海带用淘米水泡发后洗净（勿洗去海带上附着的白霜），切成细丝，薏苡仁淘洗净，入砂锅加清水，放入海带丝，先大火煮沸，再小火炖至海带软烂即成，佐餐食用。

【功效】 本品有化痰散结、防癌抗癌的功效。适宜痰稠而多的肺癌患者食用。

【来源】 益寿宝典，2018，22：28

黄芪鳝鱼汤

【组成】 黄芪 30 克，新鲜山药 100 克，鳝鱼 1 条（约 50 克），盐、葱、生姜少许。

【制法】 加水 1000 毫升，煮沸后小火煎 1 小时，滤渣后可根据患者口味适当加少许葱花和食盐，饮汤、食肉。

【功效】 适用于辨证为肺癌气血亏虚型患者，以及化疗后出现骨髓抑制的患者。

【按语】 山药健脾和胃，益肾强阴。黄鳝性温、味甘，入肝、脾、肾经，具有补中益气，养血固脱，滋补肝肾等功效；鳝鱼肉中含有人体所需的多种氨基酸，构成了鳝鱼浓郁的鲜美味道；黄鳝还有助于升高白细胞。

【来源】 内蒙古中医药，2017，36（zl）：42-43

茶饮类

荸荠无花果汁

【组成】 新鲜荸荠 500 克，无花果 150 克。

【制法】先将新鲜荸荠放入清水中浸泡片刻，将外表皮刷洗干净，转入温开水冲一下，切去荸荠头、尾，连皮切成片或小块，盛入碗中备用。再将无花果洗净，切成片或小块，与荸荠同放入家用搅拌机中，视需要可酌加冷开水适量，搅打成浆汁，用洁净纱布过滤（滤渣勿弃），收取滤汁即成。早晚 2 次分服，或当饮料分数次饮用，当日吃完；鲜荸荠、无花果滤渣也可同时嚼食咽下。

【功效】清热养阴，化痰抗癌。通治各型肺癌，对咯痰困难者尤为适宜。

金银花雪梨蜜饮

【组成】金银花 30 克，雪梨 250 克，蜂蜜 20 克。

【制法】先将金银花洗净，放入锅中，研碎，备用。再将雪梨洗净，连皮切碎，与金银花碎末同放入砂锅，加水适量，煎煮 20 分钟，用洁净纱布过滤，去渣，收取滤汁放入容器，趁温热时调入蜂蜜，拌和均匀即成。早晚 2 次分服，或当饮料，分数次服食，当日吃完。

【功效】清热化痰。主治痰热阻肺型肺癌，咳嗽痰多、痰色黄质稠者。

鹤枣饮

【组成】仙鹤草 15 克，红枣 5 枚。

【制法】煎汤代茶饮。一般十余剂后退热止汗，食纳有味，可增大剂量。

【功效】益气养阴，抗癌。主治热毒炽盛型肺癌。

鱼腥草炖雪梨

【组成】鱼腥草 100 克，雪梨 350 克，白糖 100 克。

【制法】将鱼腥草拣去杂质，洗净后晾干，切成小碎段；雪梨洗净，切两半，去核，切小块。把鱼腥草放入砂锅中，加入适量水上火烧沸，移小火煎约 25 分钟，用干净纱布过滤，去渣，将药汁再放入砂锅中，加入雪梨块及适量水，用小火炖至雪梨软烂时，调入白糖稍炖，即可离火，食用。早晚分 2 次服，吃梨喝汤。

【功效】鱼腥草性味辛、寒，具有清热解毒，利尿消肿之功，是一味疗效明显的中草药，尤能清肺热。中医临床为治疗痰热壅肺，咳嗽痰黄之症所常用，因能解毒消痈，亦为治疗肺痈之要药。现代药理研究证实，鱼腥草有抗噬菌体作用，提示有抑菌活性。雪梨性凉，味甘微酸，具有生津润燥、清热化痰等功效，善治热病津伤，痰热咳嗽等症。两物配伍，不仅可润肺清心，消痰降火，而且有较好的抑癌防癌功效，对中老年肺癌热结痰多、吐黄稠脓痰者尤为适宜，坚持食用，有较明显的辅助治疗作用。

【来源】东方药膳，2008，7：19

二、放化疗反应与术后调理药膳

凉拌芦笋

【组成】芦笋 300 克，盐 10 克，白糖 10 克，酱油 50 毫升，麻油 50 毫升。

【制法】将芦笋取其较嫩部位，洗净，切成长 3～4 厘米的小段。在锅内将水烧热，加盐，水开后将绿芦笋放入煮 3 分钟，捞出放入盘中放凉。将酱油、糖、麻油在碗内调匀，倒于绿芦笋上，拌匀即可食用。

【功效】清热生津，补益抗癌。

【来源】全国第二届补益药中西医结合研究学会研讨会论文汇编，1988，251

太子鸡

【组成】太子参 15 克，鸡（鸭、猪）肉、调料适量。

【制法】将太子参洗净，与洗净的鸡肉同入锅内，用小火炖煮至鸡肉熟烂，加入调料再煮两沸即成。佐餐当菜，吃鸡肉、饮汤，太子参可同时嚼食。

【功效】益气健脾，补精填髓。主治肺癌术后身体虚弱，气血不足。

首乌牛肉汤

【组成】制何首乌 30 克，牛肉 250 克，黑豆 150 克，桂圆肉 30 克，红枣 10 枚，熟竹笋 50 克，生姜片、精盐、味精、猪油各适量。

【制法】将黑豆浸泡一夜，用水煮开，水滚后把水倒去，再加 6 杯水煮。牛肉清水洗净，用刀切成小块，竹笋和生姜片也要切细，一起放进煲内与黑豆同煮；水滚时，去除泡沫。再加入洗净的何首乌、桂圆肉和红枣（去核），待煮软之后，加猪油和味精、精盐调味即成。佐餐当菜，吃肉饮汤。

【功效】滋补肝肾，补气养血。主治肺癌等癌症化疗后引起头发及眉毛脱落、头昏目眩等症。

雪耳清润汤

【组成】雪耳（银耳）15 克，百合 50 克，莲子 35 克，桂圆肉 15 克，猪排骨 300 克或整鸡 1 只。

【制法】把银耳用清水泡发，莲子、百合清水洗净。然后和桂圆肉、排骨或鸡一起放入锅中，加 5 碗水，文火煮 2～3 小时即可，饮汤吃肉和银耳等。每次 1 小碗，每 2 天 1 次，可用 3 次。

【功效】润肺止咳，开胃化滞。

百合桃

【组成】百合 250 克，什锦果脯 30 克，白糖 125 克，核桃仁 25 克，玫瑰 10 克，花生米 25 克，面粉、食用红色素各少许。

【制法】百合用温水泡开洗净，入笼蒸 10 分钟取出，放在案板上，用刀压成泥，加面粉拌匀后，平分成 12 个剂子，将核桃仁、花生米、玫瑰、果脯切成米粒状，放入碗内，加白糖拌匀成糖馅，再平均分成 12 个馅心。将百合面团逐一压扁擀平。放入糖馅做成桃子形状,放入平盘内,入蒸笼 10 分钟取出,并在百合桃顶端点上食用红色素少许即可。

【功效】滋润肺阴,止咳化痰。

【来源】中医药研究参考,1974,9:5

第十四节 乳 腺 癌

乳腺癌是指发生于乳腺小叶和导管上皮的恶性肿瘤,是女性最常见的癌症之一,居女性恶性肿瘤的第 2 位,占女性恶性肿瘤死亡率的第 7 位。好发于 40 岁以上,现代医学认为本病的病因尚未完全清楚,可能与月经初潮和绝经年龄、生育与哺乳因素、卵巢功能、遗传因素、内分泌失调、慢性刺激、饮食、精神等因素有关。其他可能和高脂肪饮食摄入增加、甲状腺功能减退、哺乳少、婚后未育等因素有关。

临床表现为无痛性肿块和乳房皮肤改变,乳房的无痛性肿块常是促使患者就诊的主要症状。肿块呈浸润性生长,质较硬韧,边界不甚清晰,大多数为单发。即使肿块很小,如果累及乳腺悬韧带时也可引起皮肤粘连,较大的肿块可有皮肤水肿,橘皮样改变,乳头回缩、凹陷、固定等,后期可出现皮肤卫星结节,甚至溃疡,早期多无疼痛,晚期疼痛较剧。

乳头溢液:乳腺癌以大导管或管内癌合并乳头溢液较多,但以乳头溢液为唯一症状者少见,多数伴有乳房肿块,管内乳头状瘤恶变,乳头湿疹样癌等亦可有乳头溢液。

乳头和乳晕异常:当病灶侵犯至乳头或乳晕下区时,可出现乳头偏向肿瘤一侧,或见乳头扁平、回缩、凹陷,直至完全缩入乳晕下,看不见乳头,有时因乳房内纤维组织挛缩,使整个乳房抬高,临床可见两侧乳头不在同一水平面上。

腋下及锁骨上下淋巴结因转移而肿大,少数病例以腋下淋巴结肿大作为首发症状而就诊。全身症状可见消瘦、贫血、恶病质等表现。血行播散可发生肺、胸膜、肝、脑、骨转移而引起死亡。

本病属中医"乳岩""乳癖"等范畴。常因情志失调、冲任不和、肝脾两伤等，以致经络受阻，气血不畅，痰火交凝，结毒不散而发为本病。中药治疗亦有较好疗效，尤其是在早期。其原则一般以疏肝解郁、化痰软坚、清热解毒、活血祛瘀、通络散结等为主，并采用内服、外敷结合的方法。

一、辨病施膳良方

主食类

蒜苗肉包子

【组成】鲜蒜苗 240 克，猪瘦肉 100 克，面粉 500 克，油、盐、酱油少许。

【制法】先将大蒜苗洗净，切成极细末；猪肉洗净，剁成肉末。起锅烧热片刻，倒入蒜苗、猪肉和油、盐、酱油少许，同炒熟制成馅备用。再将面粉加水适量，慢慢揉和，做成包子皮。包蒜苗、肉馅做成包子，然后上蒸笼蒸熟，食之。供早、晚餐食用。

【功效】清热解毒，健胃消食，滋阴补血，防癌抗癌。主治热毒蕴结型乳腺癌、宫颈癌、白血病、骨肉瘤等恶性肿瘤。

腊味萝卜糕

【组成】黏米粉 500 克，萝卜 3 千克，腊肉 150 克，腊肠 2 条，虾米 60 克，白糖 2 汤匙，生油 4 汤匙，生酱油 4 茶匙，芫荽 80 克。

【制法】虾米浸透，剁成茸。腊肉、腊肠切粒。烧油锅，把虾米、腊肉、腊肠炒熟待用。萝卜去皮刨成细丝，倒入烧热之锅中，加油与清水同煮，煮至萝卜完全变色时，加入炒熟的虾米等，再加上述调味料拌匀，连汁水放入盆内，黏米粉筛入盆中混合，不时以铲搅匀，倒入已涂油之糕盆内，隔水猛火蒸 1 小时，用筷子插入糕，如无糕黏着即成。

【功效】理气通秘，消痰止咳。本膳主要适用于乳腺癌胸胁胀痛者。

【按语】乳腺癌Ⅰ至Ⅲ期硬性癌常表现为肝郁气滞型，症多见心烦、气闷、精神忧郁、乳房结块质硬，有时口苦，口干或头晕失眠等。本膳特点是重用萝卜以理气，并发挥萝卜中吲哚物质的抗癌作用。

蒲公英粥

【组成】蒲公英50克（鲜品用量80克），粳米100克。

【制法】蒲公英洗净，切碎，煎取药汁，去渣，入粳米同煮为粥。宜稀不宜稠。

【功效】清热解毒，消肿散结。本膳主要适用于乳腺癌红肿疼痛者。

【按语】由于热毒蕴结，肿块增大迅速，伴有疼痛，间有红肿，甚则破溃、翻花、血水外渗或感染恶臭，伴有疼痛，间有淋巴结及远处转移等。临床中，若本膳之中加入金银花50克，效果会更好。原出《粥谱》，蒲公英粥，下乳，治乳痈。山东名医、肿瘤专家顾振东先生以大剂量蒲公英（一次30克），配伍其他中药，治疗急性白血病，也获得满意效果（中国中医药报，1991，5：13）。所以，本膳也可用于急性白血病以养阴解毒，改善症状。另有报道：蒲公英热水提取物，动物体内实验，对肉瘤S180抑制率为46.5%（生药学杂志，1979，2：102）。

当归川芎粥

【组成】当归15克，川芎15克，粳米100克。

【制法】将当归、川芎洗净，切片，装入纱布袋中，扎紧袋口，与淘洗的粳米同入锅中，加水适量，用小火煮成稠粥，粥成时取出药袋即成。早晚分食。

【功效】活血化瘀，行气抗癌，散结消肿。主治气滞血瘀型乳腺癌。

菜品类

素炒四宝

【组成】玉米粒 100 克，豌豆 100 克，胡萝卜 125 克，香菇 20 克，味精 3 克，盐 5 克，花生油 15 毫升，酱油 2 毫升，酒 5 毫升，姜汁 5 滴。

【制法】香菇泡好后切丁备用，豌豆、胡萝卜丁分别用开水煮熟。花生油在锅内烧热，先炒香菇丁，再加入玉米粒、姜汁、酒、盐和泡好香菇之水（50～60 毫升）同炒。将锅内食品煮至水将干时，倒入豌豆、胡萝卜丁，再加酱油、味精等炒几下，即成。

【功效】调中开胃，利肺宁心。本膳主要适用于乳腺癌早期局部胀疼者。

【按语】玉米、香菇、胡萝卜均有抗癌报道，尤其是胡萝卜作用更强。据报道：胡萝卜中含有的 β-胡萝卜素除能抑制小鼠自发乳腺肿瘤外，还可阻 7,12-二甲基苯并蒽诱发小鼠乳腺上皮细胞转化和染色体交换，有防癌功效（中国药学杂志，1992，11：643）。

胡桃壳煮五香蛋

【组成】鸡蛋 10 个，胡桃壳 10 个，食盐 1 汤匙，八角茴香适量。

【制法】鸡蛋入锅煮熟后，随即用冷水浸没使之冷却，再敲碎蛋壳，用针刺洞数十个，然后放入锅中，把胡桃壳、食盐、茴香加水上炉煮沸 30 分钟即可。

【功效】解毒消痈，健胃敛血。本膳主要适用于乳腺癌疼痛者。

【按语】胡桃树的枝条早已用于肿瘤的治疗。如治疗宫颈癌，用鲜核桃树枝 33 厘米，鸡蛋 4 个，加水同煮，蛋熟后，敲碎蛋壳再煮 4 小时，每次吃鸡蛋 2 个，一日服 2 次，可长期服用。对其他肿瘤亦有效（中药大辞典．上海科学技术出版社，1986：1547）。胡桃壳含有丰富的多糖，含量约达 6%。目前已知，天然植物中的多糖，大多具有免疫作用，加之鸡蛋的营养、各种佐料的芳香，对肿瘤患者食欲不开，营养不良，均有帮助。

囫囵肉茄

【组成】大而嫩的紫茄 1 个，瘦肉 50 克，蛋清 1 个，盐、味精、植物油适量。

【制法】茄子洗净，留着茄蒂，在另一头切开 1.5 厘米左右的口子，小心地把茄心挖出。把瘦肉切成肉末，加蛋清、盐、味精、油调成肉馅，慢慢地塞进茄子里，放入锅中，倒进肉汤烧熟。茄子不破而里面有肉，样子奇特，味道鲜美。

【功效】清热活血，止痛消肿。本膳主要适用于乳腺癌血瘀疼痛者。

【按语】原出清代《养小录》中，云本膳"奇而味美"。茄子含有抗癌活性甚高的龙葵碱，种子中含量高达 1.2%～1.5%。含有龙葵碱的复方中药制剂抗癌药理实验表明：对 H22 腹水瘤细胞的增殖有明显的阻抑作用，抑瘤生长率可达 87.35%，癌细胞表面的微绒毛明显消退，具有高效的抗癌作用（中西医结合杂志，1987，2：97）。

皂角刺煨老母鸡

【组成】皂角刺（新鲜者为佳）120 克，1.5 千克以上老母鸡 1 只。

【制法】将老母鸡杀后去毛及内脏，洗净，用皂角刺戳满鸡身，文火煨烂；去皂角刺，吃肉喝汤。2～3 日吃一只，连服 5～7 只为一疗程。

【功效】托毒排脓，活血消肿。本膳主要适用于乳腺瘘管形成，流色白腥秽的清稀脓液者。

【按语】由于该膳性温，故对有热象者不宜。本膳对骨结核也有很好疗效。

【来源】新中医，1986，4：26

龙井明虾

【组成】龙井绿茶 10 克，明虾 250 克，淀粉、盐、味精、胡椒粉适量。

【制法】茶叶泡开后，与明虾一起放入油锅炒至半熟，再倒入茶汤焖熟。最后以淀粉、味精、胡椒粉、盐勾芡即可。

【功效】消瘀补阳，驱解蕴毒。本膳主要适用于乳腺癌阳虚，局部漫肿无热者。

【按语】明虾即青虾或其他淡水食用虾的统称。青虾每百克中含蛋白质 16.4 克，脂肪 1.3 克，钙 99 毫克，磷 205 毫克，铁 1.3 毫克，维生素 A 260 国际单位以及硫胺素、核黄素、尼克酸等。青虾肉提取物具有增强免疫功能作用（日本中央医学杂志，1958，140：682）。其主要特点是托毒于补益扶正之中，治疗肿瘤早有记载，如李时珍《本草纲目》中就有"作羹治鳖瘕"之句，所谓鳖瘕者即腹中有块如鳖样的肿瘤病。

无花果炖排骨

【组成】鲜无花果 5 个，排骨 500 克，枸杞子 20 克，陈皮 10 克。

【制法】将排骨洗净剁成小块，用沸水烫过；枸杞子、陈皮洗净；无花果洗净切成小块。四味共置锅中，加水适量，煮至烂熟，加入调料即成。

【功效】增强免疫力，可预防乳腺癌。

【来源】东方药膳，2008，（09）：17

汤羹类

干贝豆腐汤

【组成】银耳 10 克，干贝 50 克，豆腐 500 克，鸡茸（或鱼茸）150 克，蛋清 4 个，猪肥膘 100 克，鸡清汤 750 克，味精、盐、青菜汁、菱粉少许。

【制法】干贝置碗中，放水少许，上笼蒸熟。银耳以水发涨。豆腐辗泥，肥膘斩茸，与鸡茸同放碗中，加蛋清、菱粉、盐、味精拌匀待用。再把青菜汁倒入茸中拌匀。然后将银耳、干贝及豆腐茸等放在一起，上笼用文火蒸熟。起锅上火，倒入鸡清汤，调味，再把蒸熟的物料推入汤中即成。汤汁澄清，鲜美解腻。

【功效】滋阴补中，增进营养。本膳主要适用于乳腺癌症见阴虚内热者。

【按语】干贝肉味鲜美，营养丰富。扇贝中的提取物，已表明有抗癌作用。单独应用时，宜先用热水浸泡 1 小时，除去柱筋，再烹调食之。

薜荔果猪脚汤

【组成】薜荔果 2 个，猪脚 1 只，食盐、味精适量。

【制法】薜荔果切碎，以布包好，放入锅中，和猪脚一起煲汤。食盐和味精调味。饮汤食猪脚。

【功效】补血填精，利水活血。本膳主要适用于乳腺癌肿胀疼痛者。

【按语】薜荔果为桑科植物薜荔的花序托（俗称木馒头），本品破之有白汁，揉搓于水中，可制凉粉。其和猪蹄同煮，活血消肿，滋补强壮，对肿瘤病人比较适宜。动物实验表明薜荔果所含 β-谷甾醇有一定的抗肿瘤作用（浙江中医学院学报，增刊号，1982，240）。国内治疗乳腺癌，除本膳外，尚常用薜荔果 30 克，海藻 30 克，王不留行 15 克。水煎服，每日 1 剂，有一定疗效。

莼羹

【组成】莼菜 120 克，鲫鱼 120 克，陈皮 30 克，生姜 30 克，葱白 14 根，羊骨 500 克，盐等调味品适量。

【制法】鲫鱼去鳞鳃切，陈皮汤浸刮去白，切。生姜切细，葱白擘破。羊骨熬汁，去骨，加莼菜、鲫鱼、陈皮、姜、葱等调味品做羹即成。

【功效】补脾健胃，益气养血。本膳主要适用于乳腺癌气血不足。

【按语】鲫鱼治乳腺良性肿瘤自古以来便广泛应用。据报道：以鲫鱼膏外用治疗乳腺增生 56 例（其中男 5 例，女 51 例），用活鲫鱼 1 条（60～90 克），除去内脏及骨刺，鲜山药 60～90 克（去皮），共捣如泥，摊于棉白布上适量，再均匀地撒上麝香少许于膏上，贴于患处，24 小时换药 1 次。结果痊愈（疼痛消失，肿块消失）48 例，显效（疼痛大减，肿块明显缩小）6 例，好转 1 例，无效 1 例（四川中医，1991，7：38）。

滋阴花胶汤

【组成】鸡肉半只，花胶 50 克，当归 25 克，北黄芪 15 克，生姜 2 片，陈皮、盐、葱、烧酒适量。

【制法】花胶需先一天以清水煮半小时，不必捞出，使之过夜。翌日以适量姜、葱、烧酒微火煨过备用。当归等药物洗净，切片后和鸡、花胶（连汤）放在一起，加适量清水文火煮至鸡肉烂熟即可。饮汤吃肉。药物在煮时应用纱布包好，吃时捡出弃去。

【功效】滋阴养血，益气扶正。本膳主要适用于乳腺癌患者中晚期，症见气血亏虚、微有低热者。

【按语】膳中花胶系鱼鳔加工品。一般而言，鱼鳔经热砂制，白色而体松者称为鱼肚；不经制而生晒，色黄透明，质地坚韧的，则称花胶。最好的鱼鳔为大黄鱼的鱼鳔。本品不但有补精益血的作用，而且有很好的"散瘀血，消肿毒"（《本草纲目》）的功效。

干贝竹笋沙参汤

【组成】干贝 20 克，鲜竹笋 150 克，沙参 20 克。葱、姜、盐、料酒、味精、香油适量。

【制法】先将沙参入锅，加水浓煎 40 分钟，去渣取浓缩汁备用。再将干贝放入冷水中泡发 1 小时，洗净，盛入碗中，待用。

将鲜竹笋剥去外壳膜，洗净，切成"滚刀块儿"，与干贝同放入砂锅，加入沙参汁，再加水适量，大火煮沸，烹入料酒，改用小火煨煮 30 分钟，加葱花、姜末、精盐、味精各少许，再煨煮至沸，淋入香油即成。佐餐当汤，随意服食，喝汤汁，嚼食干贝、竹笋。

【功效】养阴生津，防癌抗癌。通治各期乳腺癌，对低热、口干、舌红等阴虚证者尤为适宜。

附蒌鲫鱼汤

【组成】郁金、香附、白芍、当归各9克，橘叶6克，瓜蒌15克，鲜鲫鱼1条，食盐少许。

【制法】前6味药煎汤后去渣，加入洗净的鲫鱼、食盐煮熟。喝汤食鱼，每日1剂，连服15～20剂为一疗程。

【功效】调理冲任，疏肝理气。主治冲任失调型乳腺癌。

猴头黄芪鲜汤

【组成】鸡1只（重约750克），猴头菇120克，黄芪30克，生姜3片，精盐适量。

【制法】将活鸡宰杀去毛及内脏，洗净切块。黄芪洗净，与鸡肉、生姜一同放入锅内，加清水适量，旺火煮沸后，小火炖2小时，去黄芪，再将洗净的猴头菇切片放入鲜汤内煮熟，加精盐调味即成。佐餐当菜，吃猴头菇及鸡肉，饮汤。

【功效】补气养血，扶正抗癌。主治气血两虚型乳腺癌。

茶饮类

枸橘山楂蜜饮

【组成】枸橘20克，山楂20克，蜂蜜15克。

【制法】将枸橘、山楂洗净、切片，入锅加水适量，煎煮30分钟，去渣取汁，待药液转温后调入蜂蜜，搅匀即成。上下午分食。

【功效】疏肝解郁，理气活血抗癌。主治气滞血瘀型、肝郁化火型乳腺癌。

天冬红糖水

【组成】天冬（连皮）30克，红糖适量。

【制法】每次用清水两碗半煎成一碗，加入红糖适量再煮开。勿用铁器煎药，影响药效。口服。每日 1 次，4 次可见效。

【功效】有养阴、润燥、滋肾、止渴、生津等功能。

青橘酒

【组成】青橘皮 20 克，黄酒适量。

【制法】取青绿色橘皮 20 克，煎汁取汁液，以黄酒适量送服。也可用橘核、青橘皮、青橘叶各 25 克，加入黄酒与清水，共煎取汁，饮服，每日 2 次。

【功效】适用于乳腺癌初起及乳腺良性肿瘤。

二、放化疗反应与术后调理药膳

花生连衣粳米粥

【组成】花生仁（生）25 克，粳米 100 克，陈皮 20 克，冰糖 5 克。

【制法】将花生洗净捣碎，粳米淘洗干净，陈皮洗净，和冰糖一起放入锅中，加清水 1 升，先用武火煮开，再用文火煮 20～30 分钟，以米熟为准。

【功效】益胃生津，增强免疫力，适用于乳腺癌放化疗后。

【来源】家庭中医药，2015，6：36-37

二参炖乌骨鸡

【组成】西洋参 3 克，太子参 20 克，乌骨鸡 1 只，精盐、味精、料酒、五香粉、葱、姜、香油适量。

【制法】先将西洋参、太子参分别洗净，晒干或烘干，西洋参研成极细末，太子参切成饮片，备用。

将乌骨鸡宰杀，去毛及内脏，洗净，入沸水锅焯透，捞出，用清水过凉，转入煨炖的砂锅，加足量清水（以浸没乌骨鸡为度），大火煮沸，烹入料酒，加入太子参饮片，改用小火煨炖 1 小时；待乌骨鸡肉熟烂如酥，加精盐、味精、五香粉，并放入适量葱花、姜末，拌和均匀，再煨煮至沸，调入西洋参细末，搅匀，淋入香油即成。佐餐当菜，随意服食，吃乌骨鸡，饮汤汁，嚼食太子参，当日吃完。

【功效】补气养阴，提高血象。主治气阴两虚型乳腺癌患者放疗、化疗后身体虚弱、头昏乏力、血象下降等症。

红枣炖兔肉

【组成】红枣 60 克，兔肉 250 克，料酒、葱、姜、精盐、味精、五香粉、香油适量。

【制法】先将红枣拣杂，洗净，放入碗中，备用。再将兔肉洗净，入沸水锅中焯透，捞出，清水过凉后，切成小方块，与红枣同放入砂锅，加水适量，大火煮沸，烹入料酒，改用小火煨炖40分钟；待兔肉熟烂如酥，加入葱花、姜末、精盐、味精、五香粉拌匀，再煨煮至沸，淋入香油即成。佐餐当菜，随意服食，吃兔肉，饮汤汁，嚼食红枣，当日吃完。

【功效】补气生血，恢复体力。主治气血两虚型乳腺癌术后神疲乏力、精神不振等症。

龟肉炖猪蹄

【组成】乌龟肉 500 克，猪蹄 250 克，人参 15 克，姜 10 克。

【制法】乌龟肉洗净切块，与猪蹄、人参、姜共入锅中，酌加清水后文火炖至肉烂熟，酌加调味品后食用。

【功效】本方适用于乳腺癌放疗、化疗或手术后体质虚弱、短气、贫血、舌淡脉虚者。

猪肉三丁

【组成】取猪瘦肉 100 克，洗净，切丁；山楂 100 克，去核，切丁；黄瓜 100 克，洗净，切丁；葱、姜各少许，切丝；油适量。

【制法】炒锅置旺火上，加入少许植物油，烧至七成热时下肉丁，略炒，加入黄瓜等料，同炒，再加调料炒熟即可食用。

【功效】本方有活血化瘀、开胃健脾的功效，对于乳腺癌术后、伤口愈合不良、胸痛、胃口不佳者有效。

枸杞煮蟹

【组成】螃蟹 2 只，枸杞子、柑橘、李子各 4 枚。

【制法】取螃蟹 2 只，煮熟，早晚分服。再取枸杞子、柑橘、李子各 4 枚，水煎代茶饮，连续服用，治愈为止。

【按语】此为民间验方，可配合化疗或放疗或手术治疗。

【来源】农村百事通，2001，23。

四神猪肠汤

【组成】猪肠 600 克，莲子 75 克，山药 80 克，薏苡仁 40 克，芡实 25 克，茯苓 10 克，盐适量。

【制法】猪肠洗去油脂，洗净，翻过来，用盐或醋洗净肠液，再用沸水烫洗。将洗净的猪肠放入大深锅内，加水至八分满，再加山药、茯苓、芡实，用大火煮沸后，改用小火煮 20 分钟，在锅内加入冷水浸泡过的莲子和薏苡仁，用小火煮至猪肠烂熟，加少许盐，即可。

【功效】健脾止泻，增进食欲。本膳主要适用于乳腺癌术后大便溏泻者。

【按语】据报道，用薏苡仁提取的薏苡仁酯对艾氏腹水型肉瘤有抑制作用；另有报道，以复方茯苓剂实验，对小鼠肝癌 H22 及宫颈癌 U27 均有较为明显的抑瘤作用（食品与健康，1989，5：27）。

桂圆甲鱼羹

【组成】甲鱼肉 500 克，山药、丹参各 25 克，桂圆肉 20 克，姜 10 克，食盐适量。

【制法】取甲鱼肉洗净切块，与山药、丹参、桂圆肉、姜，共入锅内，酌加清水，文火炖至肉烂熟，然后去除丹参，酌情加食盐后食用。

【功效】本方有滋阴补气的作用，对于手术后体质较弱者有一定的补益作用。

第十五节　宫颈癌和子宫体癌

宫颈癌又称子宫颈癌，是指发生在宫颈阴道部或移行带的鳞状上皮细胞与颈管内膜的柱状上皮细胞交界处的恶性肿瘤，是我国最常见的妇科恶性肿瘤，占女性生殖系统恶性肿瘤的半数以上，居我国妇科恶性肿瘤死亡人数首位。好发于中年妇女（35～60岁），与早婚、早育、性生活过早或紊乱、宫颈裂伤、宫颈糜烂、精神刺激、经济状况、地理环境、内分泌因素、病毒感染等因素有关。最近研究发现尚与单纯疱疹病毒Ⅱ型感染有关。

本病早期一般没有症状，或仅在阴道检查时，见表浅的糜烂。约有81.4%的患者有阴道出血症状，开始常为性交、排便、活动或妇科检查后出血，初期多为少量，并经常自行停止，以后则可能有经间期或绝经后少量不规则出血，到了晚期病灶较大则表现为多量出血，甚至量多如注。常见白带增多。白带可为浆液性、米汤样或洗肉水样，可有恶臭味。此外还可表现为腰骶部持续性疼痛，下肢放射性疼痛，多见于晚期患者。晚期宫颈癌压迫或侵犯膀胱或直肠，致尿频、尿痛或血尿，排便困难，里急后重，黏液血便。晚期患者还可见贫血、消瘦、发热等症状。年轻的患者常表现为经期延长、月经周期缩短、经量增多等，老年患者则常表现为绝经后阴道出血，量或少或多。并发症为宫腔积脓，多为癌肿将颈管堵塞所致，伴全身发热，阴道排液恶臭。盆腔炎多有少腹部疼痛等。

子宫体癌又称子宫内膜癌或子宫内膜腺癌，简称宫体癌，是指发生于子宫体腺上皮的恶性肿瘤，是常见的女性生殖道恶性肿瘤之一。据统计，本病40岁以后的发病率为14/（10万）。一般认为本病好发于50岁以上，与未孕、未产、不孕、肥胖、雌激素改变、糖尿病、高血压、家族遗传等因素有关。

概括起来主要临床表现为绝经后出血、白带异常及下腹疼痛。阴道出血表现为异常的子宫出血，是本病最常见症状，发病率为88％～96％，最多见于绝经期或绝经后出血，为血性分泌物或不规则阴道流血。至于尚未绝经者，则表现为不规则阴道出血或经量增多，经期延长。约1/3患者有阴道分泌物增多现象。由于肿瘤压迫神经干，可引起下腹、腰、腿等疼痛，此属晚期症状。下腹部肿物使子宫增大时可于下腹部触及肿块。超出子宫以外的包块，以转移性附件或盆腔肿块的可能性大，只见于晚期子宫体癌患者。

该病在中医临床中多属于"崩漏""五色带"等范畴。中医学认为本病和冲任有关。崩漏、带下是冲任虚损，督脉失司，致使带脉失约所致；或外受湿热，毒邪凝聚，阻塞胞络；或肝气郁结，疏泄失调，气血凝滞，瘀血蕴结；或脾虚生湿，湿郁化热，久遏成毒，湿毒下注，遂成带下。此病以七情所伤，肝郁气滞，冲任损伤，肝、脾、肾诸脏虚损为内因，外受湿热瘀毒积滞所致。

一、辨病施膳良方

主食类

参枣米饭

【组成】党参20克，大枣20个，糯米250克，白糖30克。

【制法】将党参、大枣放在瓷锅或铝锅内，加水泡发，然后煮30分钟左右，捞出党参、大枣，其汤备用。将糯米淘净，加水适量放在大瓷碗中，蒸熟后扣在盘中，把党参、大枣摆在上面。把药汤加白糖煎成浓汁，倒在枣饭上即可食用。

【功效】健脾益气，养血安神。本膳主要适用于宫颈癌虚寒出血不止者。

【按语】宫颈癌患者80％～85％都有接触性出血（性交或阴道检查后），有时劳累或排便后亦可阴道流血，辨证大多为气虚而摄血失权。本膳健脾益气兼养血生血，故对此证颇为适宜。研究表明：党参具有免疫促进作用，可增进产生白细胞介素 2 的能力；能够提高 T 细胞比值，增强吞噬细胞功能和提升白细胞等（南洋商报，1988，7：22）。

淫羊藿山药面

【组成】淫羊藿 15 克，桂圆肉 100 克，山药 400 克，细面条、酒、酱油各适量。

【制法】淫羊藿用水 3 杯，煎至 1 杯，滤弃药渣，留汁备用。山药洗净切段，下锅入水煮。另一锅放水加桂圆肉煮，煮沸后将淫羊藿汁倒入，加酱油、酒等调味，再盖锅煮。此时另一锅内山药已煮烂，随即将另锅蒸沸之滚汤全部倒入山药锅内，搅和调匀，下面条至熟即可。

【功效】健脾补肾，养血安神。本膳主要适用于宫颈癌虚寒贫血严重者。

【按语】淫羊藿提取液 20～40 毫克的效果与雄激素 7.5 微克相当，提示本品有雄激素样作用，显示对内分泌有关的肿瘤，淫羊藿有较好的作用。

香菇干贝粥

【组成】水发香菇、净鸡肉、荸荠各 50 克，干贝、猪油各 25 克，黄酒 15 克，精盐、葱花、生姜末各 5 克，胡椒粉 2 克，粳米 100 克。

【制法】先将干贝放入碗中，加入黄酒、鸡肉，上笼蒸至烂熟取下。再将香菇切成小丁，荸荠去皮切成小丁。粳米淘洗干净入锅，加入香菇丁、荸荠丁、清水 1500 毫升以及干贝、鸡肉，置火上烧开，熬煮成粥，放入精盐、猪油、葱花、生姜末、胡椒粉稍煮拌匀即成。早晚分食。

【功效】滋补肝肾，健脾养胃，防癌抗癌。主治肝肾阴虚型宫颈癌等多种癌症。

菜品类

艾叶蛋

【组成】 艾叶 25 克，鸡蛋 2 个，清水适量。

【制法】 用瓦罐（忌用铁器）文火煮艾叶及鸡蛋，鸡蛋煮熟后，捞出去壳后再煮 10 分钟即可。

【功效】 温经止血，散寒止痛。本膳主要适用于宫颈癌少腹疼痛不止者。

【按语】 艾叶为菊科植物的干燥叶，传统上认为以产于湖北省蕲春县的好，称为蕲艾。据报道，不同产地，艾叶中挥发油和微量元素含量确有不同。蕲艾挥发油含量高达 0.83%，河南汤阴艾为 0.39%，四川资阳艾为 0.35%，显然，蕲艾的效果会更好。从微量元素来看，蕲艾中钙、锰、铅最为丰富，资阳艾硒、铁、锌较高；汤阴艾除铜含量较高外，其余各种微量元素均明显低于蕲艾（中国中药杂志，1991，（12）：718）。从而提示，本膳所用艾叶，最好选用道地药材蕲艾。

百合田七炖鸽肉

【组成】 百合 30 克，田七 15 克，乳鸽 1 只，料酒、盐、味精、五香粉各适量。

【制法】 先将田七拣杂，洗净，晒干或烘干，研成细末，备用。再将百合拣杂，掰成瓣，洗净，放入清水中漂洗片刻，待用。

将鸽子宰杀，去毛及内脏，放入沸水锅中焯透，捞出，转入砂锅，加清水足量（以浸没鸽子为度），放入百合瓣，大火煮沸，烹入料酒，改用小火煨炖至鸽肉熟烂、百合瓣呈开花状，调入田七细末，拌匀，加盐、味精、五香粉，再煨煮至沸，即成。佐餐当菜，随意服食，吃鸽肉，嚼食百合瓣，饮汤液，当日吃完。

【功效】 养阴补气，活血止血。主治瘀血内阻型、气阴两虚型宫颈癌阴道出血等症。

葡萄干墨鱼

【组成】黑葡萄干 150 克，猪肉 300 克，新鲜小墨鱼 10 只，豆油、酱油、盐、糖、酒各适量。

【制法】拉出墨鱼头部，将其体内泥沙、杂物取出，不要将墨鱼剖开，用少许酱油和酒浸泡。在锅内烧熟豆油，将猪肉炒熟，再加入葡萄干稍炒，加适量盐、酱油和糖，炒匀后盛出。将炒好的葡萄干猪肉装入每只墨鱼体内。在油锅内放 6～9 毫升豆油，烧熟后放入墨鱼，以文火煎熬，再倒入浸泡墨鱼的酱油和酒，焖煮片刻，即可食用。

【功效】养血滋阴，消块抗癌。本膳主要适用于子宫癌肿块坚硬，触诊如石者。

【按语】墨鱼即乌贼。从乌贼墨囊的墨汁中提取的一种黏多糖，对小鼠纤维性恶性癌细胞有高效抑制作用。实验的 10 只鼠中有 8 只癌细胞完全消失，生存率高达 60%～80%。

山楂汁青鱼

【组成】山楂 50 克，红花 3 克，青鱼 1 条（约重 1000 克），生油 1000 毫升，红糖 30 克，醋、麻油、淀粉、葱、姜各适量。

【制法】山楂、红花、红糖煎汁备用。青鱼洗净，用水将淀粉搅匀，抹在鱼的两侧边，再提起鱼尾，将干淀粉抹一遍。将生油放入锅中至七八成熟，置鱼于油锅中，炸至金黄色，捞出装盆备用。最后取麻油 50 毫升放入锅烧热，放入山楂红花糖汁、少量醋和淀粉，勾成稀芡，稍搅和，加上少许姜末、葱末后出锅，浇在鱼上，即可食用。

【功效】活血化瘀，止血止痛。本膳主要适用于宫颈癌所致月经失调和疼痛者。

【按语】据报道，以小鼠艾氏腹水癌实验，山楂提取物对癌细胞体内生长、增殖和浸润转移均有一定抑制作用，可以延长带瘤动物的存活时间达 37.3%；其作用机理是抑制了癌细胞 DNA 的合成。

莲子甲鱼

【组成】甲鱼 1 只（500 克左右），白莲子 75 克，猪瘦肉 200 克，鸡蛋 1 个，香菇 10 克，米酒 10 克，姜、葱、淀粉、食盐、酱油、味精各适量。

【制法】甲鱼宰杀（在颈下开刀，但不割断头），入开水内泡洗干净，取下甲壳，取出内脏，洗净待用。猪肉剁碎，香菇切丁，加上蛋液、葱姜末、淀粉、米酒、盐、酱油、味精等调料，拌匀后放入甲鱼腹内，将八成熟的莲子摆在肉馅上面，在甲鱼周围摆上两圈莲子，上笼蒸 1 小时，出笼勾芡后即可食用。

【功效】滋阴补虚，抗癌清热。本膳主要适用于子宫癌阴虚火旺（常为低热）者。

【按语】甲鱼滋腻，味厚难以消化，在放、化疗时出现胃口不好，消化能力很差时，不宜食用本膳。晚期患者还会出现癌性消化不良症，所以甲鱼或甲鱼膳并不是所有患者都适用的，一定要辨证应用。

福州薯丸

【组成】马铃薯 250 克，地瓜粉 150 克，韭菜籽 3 克，猪瘦肉 50 克，花菜 25 克，虾米、紫菜、葱、酱油、味精各适量。

【制法】马铃薯于高压锅内蒸熟，去皮，压成泥，加地瓜粉搓揉成条，揪下小剂子，每个 30 克左右，按扁。韭菜籽炒香研细，猪肉剁成馅，花菜等切碎，加佐料，放入少量食油中炒熟，搓成馅丸。把馅放在剂皮中，捏成丸，放入蒸笼，蒸 1 小时左右，取出即可。

【功效】和中养胃，调摄冲任。本膳主要适用于宫颈癌见白带多或内含血丝的患者。

炒扁豆泥

【组成】白扁豆 250 克，葡萄干、京糕各适量，核桃仁 20 克，白糖 100 克，猪油 10 克。

【制法】白扁豆洗净，煮烂，搓碎，加水去皮，倒在纱布上滤去水分，做成泥待用。炒勺置火上，放入猪油、白糖、核桃仁、葡萄干、白扁豆泥同炒，待水分炒干后装盘，并将京糕剁成末撒在上面，即成。

【功效】健脾益气，渗湿利尿。本膳主要适用于宫颈癌湿浊性带下过多，体倦乏力者。

【按语】此膳营养均衡，核桃仁中含优质植物油，和猪油配合，可使体内能量吸收平衡，而使体力增强。白扁豆一向是补气健脾之品，其所含的植物血细胞凝集素（PHA）是一种特异性的物质，有报道指出：用 PHA 刺激恶性肿瘤患者的反应性淋巴细胞，可见到癌组织发生特异性的密度变化。

白果蒸鸡蛋

【组成】白果 2 枚，鸡蛋 1 个。

【制法】先在鸡蛋的一端开一个小孔，把白果去壳后纳入鸡蛋内，以纸粘封小孔，放碟上隔水蒸熟后服食。

【功效】收敛肺气，止带化浊。本膳主要适用于宫颈癌见湿浊白带者。

【按语】白果性涩而收，有除湿和收涩两方面的作用，故对于带下白浊诸症有一定疗效。白果系银杏科植物银杏的干燥成熟种子，有一定毒性，不可多食。民间还有以食用银杏果实治疗胃癌的报道，具体食用方法就是生食，每天 3～5 枚，体弱者不超过 3 枚。

花椒油拌藕

【组成】嫩藕 2 节，色拉油 4 毫升，醋 5 毫升，花椒、盐、酱油各少许。

【制法】将藕去皮、切片，放入开水锅内，加盐，烫半分钟立即捞出，放入盘中（放进冰箱备用）。锅内将花椒、色拉油用小火爆香，取出花椒，把油浇在藕上再放其他调料即成。在炎热的夏天，吃上这道凉菜，清爽可口。

【功效】止血散瘀，凉血安神。本膳主要适用于宫颈癌血热出血如块者。

【按语】嫩藕为睡莲科植物莲的根茎节部，主产于华东地区，所含的活性物质主要是天冬素。据报道：以含有天冬素成分的注射液和白花蛇舌草配伍，治疗 41 例恶性淋巴瘤，总有效率为 87.9%。动物实验表明，莲的种子（莲子）有一定的延长移植肿瘤动物寿命的作用。

糖醋鹌鹑蛋

【组成】鹌鹑蛋 20 个，洋葱半只，胡萝卜 80 克，笋 80 克，香菇 4 只，青椒 1 只，汤料 200 毫升，砂糖 40 克，醋 45 毫升，料酒 15 毫升，番茄酱 20 克，麻油 5 毫升，栗粉 10 克，食用油 30 毫升。

【制法】鹌鹑蛋煮熟，去壳。所有蔬菜均切成小块，再把胡萝卜煮至断生。碗中依次放入汤料、砂糖、醋、料酒、番茄酱、麻油、栗粉调味料汁。锅中放油 30 毫升，烧熟后投入鹌鹑蛋与蔬菜稍炒，倒入调汁略煮一下即可食用。

【功效】补益气血，健脾益肺。本膳主要适用于宫颈癌长期反复出血所致的贫血症。

【按语】鹌鹑性味甘、平，有较高的营养价值。其所含的蛋白质、维生素 B_1、维生素 B_2、卵磷脂、铁等均高于鸡蛋，并含有维护血管弹性的物质芦丁。

汤羹类

薏苡仁莲枣羹

【组成】薏苡仁 50 克，莲子 20 克，红枣 15 枚，红糖 15 克。

【制法】先将薏苡仁拣杂，洗净，晒干或烘干，研成细粉末，备用。再将莲子、红枣择洗干净，放入砂锅，加水浸泡片刻，大火煮沸后，改用小火煨煮 1 小时，待莲肉熟烂，红枣去核，加薏苡仁粉继续煨煮 15 分钟，边煨边搅至稠黏状，调入红糖，拌和成羹。早晚 2 次分服，或当点心随意服食，饮羹糊，嚼食莲肉、红枣肉。

【功效】健脾和胃，益气养血，强体抗癌。通治各型宫颈癌、大肠癌、食管癌、肝癌等多种癌症。

土茯苓抗癌羹

【组成】土茯苓 20 克，薏苡仁 20 克，蜂蜜 10 克。

【制法】先将土茯苓、薏苡仁两味药共研成细末。每日 2 次，每次取 20 克，用沸水冲调成稀糊状，待温后加入 5 克蜂蜜，拌和均匀即可服食。

【功效】可清热解毒，健脾抗癌。

【按语】现代药理研究证实，土茯苓热水浸出物对人宫颈癌细胞株抑制率达 100%，并对小鼠肉瘤 S180 有抑制作用。薏苡仁的抗癌抑癌作用已为人们所熟知，为广谱抗癌防癌妙品。本方尤其适合于中老年宫颈癌患者服食。[医药养生保健报，2005-5-2（13）]

木耳蛇羹

【组成】剔净的蛇身 1000 克，鸡肉 150 克，水发冬菇 50 克，水发木耳 50 克，姜、陈皮、柠檬叶、香油、淀粉各适量。

【制法】将蛇入清水锅内煮熟，取出拆成肉丝（蛇头用纱布包好），再放回汤内，加陈皮、柠檬叶熬煮。将鸡肉切丝，冬菇、木耳、姜也切成丝。木耳、冬菇入沸水中汆一下待用。蛇汤熬入味后（亦可加猪骨，使汤更浓），捞出蛇头，加上冬菇、木耳、鸡丝及调料，再煮几分钟后，淋点香油，勾薄芡即可。味道鲜美，营养丰富。

【功效】扶正解毒，通络止痛。本膳主要适用于宫颈癌血瘀疼痛者。

【按语】食用蛇一般有乌梢蛇、黄脊游蛇、赤链蛇、枕纹锦蛇、乌游蛇等，性味甘咸平，主要有祛风除湿、通经活络、解毒止痛等作用。本膳蛇、鸡配伍，又佐以能促进免疫功能的香菇、木耳等，滋补、扶正、抗癌、解毒融为一体，有较高的应用价值。

鲜鲍洋参汤

【组成】生鲍鱼 500 克，洋参（花旗参、西洋参）15 克，猪瘦肉 150 克，食盐等调味料适量，姜 2 片，陈皮 3 克。

【制法】将生鲍鱼外壳擦洗干净、砸碎，连壳带肉放入汤煲内，加姜、陈皮及三汤碗半的清水，猛火烧滚后改用文火，加入猪肉，直煲至仅剩一碗半时，加入洋参，再煲至剩大半碗水，便可捞起猪肉，作汤水调味饮用。

【功效】滋阴降火，抗癌扶正。本膳主要适用于宫颈癌早期白带过多而偏有热者。

【按语】鲍鱼之所以要壳、肉并用，目的是加强其滋阴降火之力，其壳即为中药石决明，能补充钙质，这对肿瘤患者确有益处。至于西洋参所含的多种皂苷，体内外试验，不仅表现出抑制癌细胞效果，而且能够明显提高免疫力而达到扶正的作用。据报道：膳中猪肉去掉，加猪小肠来烹制，效果对白带过多者更有效（饮食天地，1984，62：67）。

乌龟煨汤（八卦汤）

【组成】活乌龟 1 只（约 300 克），植物油、葱、姜、料酒、食盐、味精各适量。

【制法】乌龟斩头放血，剖去龟盖，在龟肚上用刀划十字形，去掉肠内杂物（龟肝等内脏仍可另外食用），用钳子沿乌龟四脚处剥去外层黑皮，放入开水泡一下，再将乌龟肉切成小块。炒锅烧热，放植物油少许，下葱段、姜片，投入龟肉煸炒，加料酒、清水烧开后，连汤带肉一起倒入砂锅中，小火焖煨 2 小时，放盐、味精即可。汤清香，肉酥嫩。

【功效】滋阴补肾，养血止血。本膳主要适用于宫颈癌阴虚潮热而出血者。

【按语】乌龟为龟科动物，虽其肉未见有抗癌报道，但其腹甲（龟板）提取物对小鼠肉瘤 S180、腹水型肝癌细胞均有抑制作用，可用于肝肾不足之肺癌、肝癌等。本膳对肠癌下血亦有较好的疗效，可以试用。

鲜虾汤

【组成】虾肉（活虾）7～10 只，生黄芪 10 克，精盐、花椒各少许。

【制法】将活虾放入锅内，加入纱布包好的黄芪、盐、花椒烧开，煮十余分钟即可。喝汤吃虾肉。

【功效】温补脾肾。主治脾肾阳虚型宫颈癌。

平菇海参汤

【组成】平菇 150 克，水发海参 150 克。

【制法】上述两味依个人口味可炒食、可炖汤，一般当日吃完。

【按语】有关专家发现，平菇有直接的抗癌、防癌作用，平菇的子实体含有多糖类物质，其子实体的浸出液对小鼠肉瘤 S180 具有较强的抑制作用。而海参所含黏多糖能够显著提高机体的免疫力，抑制癌细胞的生长，而海参素对小鼠肉瘤亦有抑制作用，对小鼠腹水癌则有显著的治疗效果。本方适合中老年宫颈癌患者经常服食，有良好的辅助疗效。

【来源】医药养生保健报，2005-4-18（5）

金丝鲤鱼汤

【组成】金丝鲤鱼 1 尾（约 500～1000 克），胡椒 3 克，姜、葱等调味品各适量。

【制法】鲤鱼去鳞、鳃及肠杂，洗净，加胡椒、姜、葱等佐料，以清水煮熟即可。

【功效】健脾开胃，利水消肿。本膳主要适用于子宫内膜癌出现营养不良性水肿者。

【按语】鲤鱼甘平无毒，功能祛湿利小便，同时又有开胃醒脾之效。治疗水肿时，本膳不能加盐。另报道，鲤鱼汤辅助治疗肾病低蛋白性水肿，效果良好。方法是鲜鲤鱼 1 条，加生姜 3 片，加水煮 1 小时，煎汤成 1200～1500 毫升，每次饮汤 100 毫升，每日 2 次，同时配以益气养血的中药，如白术、茯苓、当归、焦三仙、阿胶等（中医杂志，1987，9：6）。

茶饮类

益气养血饮

【组成】党参 15 克，阿胶 15 克，冰糖适量。

【制法】先将党参放入砂锅，加水适量浓煎 2 次，取汁混合。再加入阿胶（研为细粉）溶化后放冰糖少许，搅匀即成。每日分 2 次温饮。

【功效】可补气养血。

【按语】近代药理研究发现，党参与抗癌药物配伍使用，能使植癌动物存活时间延长，癌瘤体积缩小。实验证实，党参所含皂苷、生物碱及多种营养素，对神经系统有兴奋作用，能增强机体抵抗力，使血红蛋白增加，对化疗和放疗所引起的白细胞下降有提升作用。阿胶亦是传统的补血佳品。本方对宫颈癌妇女手术后，以及放疗、化疗所引起的气血虚损、白细胞减少、贫血等症尤为适宜。

【来源】医药养生保健报，2005-5-2（13）

五花茶

【组成】葛花 11 克，鸡蛋花 11 克，金银花 11 克，槐米 12 克，木棉花 11 克，甘菊花 11 克，甘草 11 克，生薏米 11 克，白扁豆 11 克，冰糖适量。

【制法】将葛花等药材浸入 10 碗水中 5～10 分钟，然后文火煮 1 小时左右滤出药材，滤液中加入适量冰糖即可。每次 1 小碗，每天 2～3 次。

【功效】清热解毒，抗癌消肿。本膳主要适用于宫颈癌溃疡合并感染者，主症为白带增加，有臭味，尿黄便燥，口干苦有秽气，小腹胀痛等。

【按语】本膳以诸花为茶，解毒力强；配以薏米、白扁豆渗湿力增，有利于增强机体的免疫功能。膳中鸡蛋花为夹竹桃科植物，又名细栀子，有利湿解毒的功能。

土茯苓糖水

【组成】土茯苓 50 克，白糖（或蜂蜜）适量。

【制法】土茯苓加清水两碗半，文火煎至一碗，用时加糖或蜂蜜调味。

【功效】解毒除湿，健利筋骨。本膳主要适用于宫颈癌白带增多者。

【按语】子宫癌之白带多为湿热毒邪所致，土茯苓能健脾胃，清湿热，故对本症尤为适宜。以人宫颈癌 JTC-26 细胞实验，土茯苓热水浸出物在 500 微克/毫升浓度下，对 JTC-26 细胞抑制率高达 100%，表明本品对宫颈癌确实有抑瘤效果。

二、放化疗反应与术后调理药膳

当归炖鱼片

【组成】当归 50 克，鱼肉 400 克，嫩豆腐 150 克，平菇 50 克，植物油、香油、湿淀粉、盐、料酒、葱、姜、清汤、味精、五香粉各适量。

【制法】先将当归洗净，晒干或烘干，切成片，放入纱布袋中，扎紧袋口，备用。再将鱼肉洗净，用刀剖成鱼片，放入碗中，加湿淀粉、精盐、料酒抓揉上浆，待用。将嫩豆腐漂洗一下，入沸水锅中焯烫片刻，捞出，用冷水过凉，切成 1.5 厘米见方的小块，待用。将平菇择洗干净，撕成条状，待用。

烧锅置火上，加植物油烧至六成熟，放入葱花、姜末煸炒出香，即加入上浆的鱼片，熘炸片刻，加料酒及清汤（或鸡汤）适量，并加入清水和当归药袋，大火煮沸，放入豆腐块，改用小火煨煮 40 分钟，待鱼片熟烂、豆腐浮在汤面时，取出药袋，滤尽药汁，放入平菇条，继续用小火煨煮 10 分钟，加精盐、味精、五香粉，拌和均匀，淋入香油即成。佐餐当菜，随意食用，吃鱼片和豆腐块，饮汤汁，嚼食平菇。

【功效】补气养血，健脾和胃。主治气血两虚型宫颈癌等多种癌症术后以及放疗、化疗后白细胞减少者。

羊鱼鲜补汤

【组成】羊肉 300 克，鲜河鱼（500 克左右）1 条，白萝卜 1 个、盐、葱、姜、香菜、蒜苗、酒、豆油各适量。

【制法】将羊肉切成大块，放入滚水中，同切片的萝卜煮 5 分钟，汤和萝卜另置不用。羊肉捞出放入另一锅内，加水（约为锅容器的2/3）、葱、姜、酒，煮至熟透（约需 2.5 小时）。若汤太少，可加适量滚开水。将鱼用豆油煎透后，放入羊肉锅内煮 30 分钟。汤中加点盐，撒上些香菜、蒜苗、葱末，即是美味可口的羊鱼鲜补汤。

【功效】补中益气，生血除烦。本膳主要适用于宫颈癌手术摘除后的调养。

【按语】羊肉的医用价值甚高。李杲曾云："羊肉甘热，能补血之虚。羊肉，有形之物也，能补有形肌肉之气。凡味与羊肉同者，皆可以补之。"所以，宫颈癌手术贫血者最为适宜。

花生芝麻豆奶

【组成】花生 30 克，黑芝麻粉 15 克，黄豆粉 50 克。

【制法】先将黑芝麻粉放入锅中，用微火不断翻炒，出香，离火备用。将花生拣杂，放入温开水中浸泡片刻，入锅，加清水适量，大火煮熟，改用小火煨煮 1 小时，放入家用搅拌机中，快速搅拌成花生浆汁，盛入容器，待用。将黄豆粉放入大碗中，加清水适量，搅拌均匀，倒入锅中，视需要可酌加清水，再搅拌均匀，大火煮沸，改用小火煨煮 10 分钟（勿使其溢出），用洁净纱布过滤，将所取滤汁（即豆奶）放入容器，趁热调入花生浆汁及黑芝麻粉，拌和均匀即成。佐餐当饮料，随量服食，或当点心，分数次服食，当日吃完。

【功效】益气养血，提升血象。主治气血两虚型宫颈癌患者放疗后血象降低。

第十六节　卵　巢　癌

卵巢癌是发生于卵巢表面体腔上皮和其下方卵巢间质的恶性肿瘤，是妇科常见癌症。卵巢癌病理分为原发癌、继发癌和卵巢转移癌三种类型。现代医学认为本病病因可能与环境、生活条件及营养因素等有关。可发于任何年龄。

本病早期无自觉症状，通常要到肿瘤长得很大时，才被患者或医生发现。最初症状可只见下腹不适感觉或盆腔下坠感，可伴胃纳差、恶心、胃部不适等胃肠道症状。卵巢癌即使临床早期也可出现腹水，或肿瘤生长超出盆腔，在腹部可以摸到肿块。横膈抬高可引起呼吸困难、不能平卧、心悸等；肿瘤压迫膀胱、直肠，可有排便困难、肛门坠胀。可见月经不调或阴道出血；还可出现性早熟、男性化等。并发症常可发生瘤蒂扭转、急性腹痛、腹膜炎、出血、休克等。此时可扪及下腹部肿块，多为双侧性，质硬或软硬不均，表面高低不平，可活动或活动受限，或有疼痛，并可产生各种压迫症状。卵巢癌有腹腔种植的倾向，其结果为出现腹水。卵巢癌的特点是发现晚，扩散快，疗效差。

本病在中医临床中属"肠覃""腹痛"等范畴。祖国医学认为本病病因外为寒邪入侵，内为脏腑气虚、营卫失调所致。

一、辨病施膳良方

主食类

商陆粥

【组成】商陆 10 克，粳米 100 克，大枣 5 枚。

【制法】先将商陆用水煎汁，去渣，然后加入粳米、大枣煮粥，空腹饮之。微利为度，不可过量。

【功效】通利二便，利水消肿。本膳主要适用于卵巢癌排尿困难所致的腹水。

【按语】卵巢癌Ⅱ期，由于肿瘤盆腔内转移，常发生腹水。商陆的消肿作用具有两个方面的特点，一是刺激血管运动中枢，使肾血流量增加而利尿；二是直接刺激肠黏膜引起腹泻而排水。故有"能泻十种水病"之说（《药性论》）。由于商陆有小毒，所以在临床上常加大枣和粳米以养护胃气，减少毒副反应，达到扶正利水的目的。

鱼肚猪肉糯米粥

【组成】鱼肚50克，猪瘦肉100克，糯米100克，盐适量。

【制法】猪肉切成细丝，鱼肚浸泡一天后，切成细丝。两者同糯米一起放入锅内，加冷水煮成粥，用盐调味，即可食用。

【功效】补中益气，养血滋阴。本膳主要适用于卵巢癌消瘦虚弱、不思饮食者。

【按语】鱼肚即大黄鱼、小黄鱼或鲤鱼、中华鲟的鱼鳔（鱼白），性味甘平，具有补肾益精，滋养筋脉，散瘀消肿，止血解毒等作用。《本草纲目》有一食疗方，治赤白崩中（也可用于卵巢癌症见赤白带或出血过多者），取鱼鳔一大段，焙黄研末，同鸡蛋煎饼，以低度米酒送服，有效。宋代《仁斋直指方》治便毒肿痛方，可用于肛门癌疼痛，取鱼鳔胶（鱼鳔熔化后冷凝成的冻胶物）适量，沸水或米醋煮软，乘热贴敷患处即可。

菜品类

桑寄生煲鸡蛋

【组成】桑寄生30克，鸡蛋2个。

【制法】桑寄生洗净后切片，与鸡蛋加水同煮熟。取蛋去壳后再煮3～5分钟。

【功效】补益肝肾，养血安神。本膳主要适用于卵巢癌小腹部肿块固定不移者。

【按语】桑寄生的干燥带叶茎枝，味苦性平，含有萹蓄苷、槲皮素、芸香苷等，配以其他活血化瘀类中药治疗卵巢良性肿瘤（卵巢囊肿），临床上已有报道（浙江中医学院学报，1984，（1）：41）。由于桑寄生能镇静小鼠因咖啡因所引起的运动兴奋，所以，对肿瘤患者的烦躁不安、心情不佳等精神亢奋症状，本膳疗效尤佳。

鲜炒木耳

【组成】木耳 150 克，姜丝、辣椒丝各 10 克，植物油 60 毫升，醋 5 毫升，糖 10 克，盐 5 克。

【制法】将黑木耳洗净，切丝。在油锅内爆香姜丝、辣椒丝，并放盐。在锅内将木耳快炒约 1 分钟，加入糖、醋，再炒几下，即可盛出。

【功效】凉血止血，润燥利肠。本膳主要适用于卵巢癌合并感染、破裂、出血者。

【按语】黑木耳主要活性成分为多糖和甾醇。多糖中有甘露聚糖、葡萄糖醛酸、甲基戊糖等。甾醇主要是麦角甾醇和二氢麦角甾醇等。这些物质在活跃机体免疫系统、抗癌方面，起着重要作用。据报道，从一种学名为毡盖木耳中提取的多糖成分，动物体内实验，对小鼠肉瘤 S180 抑制率高达 42.6%，显示了一定的抗癌效果。

茶饮类

仙灵地黄饮

【组成】淫羊藿（仙灵脾）12 克，熟地黄 12 克，胡芦巴 9 克，覆盆子 12 克，菟丝子 12 克，狗脊 9 克，黄精 15 克，夏枯草 15 克，鹿角胶 9 克（需烊化），白酒适量。

【制法】所有药材泡水洗净后放入棉布袋中，置入真空罐后再倒入白酒，白酒必须盖过药材，封口之后一个月左右即可饮用。适合在餐前或睡前饮用，饮用时倒出 5 毫升，酌加热。

【功效】温肾、益精、散结。本膳主要适用于防治早期卵巢肿瘤。

【来源】现代养生，2017，(1)：51

二、放化疗反应与术后调理药膳

参芪健脾汤

【组成】高丽参 10 克，黄芪 10 克，党参 18 克，山药 18 克，枸杞子 15 克，当归 10 克，陈皮 5 克，桂圆肉 14 克，猪排骨 300 克或整光鸡 1 只，盐、胡椒各适量。

【制法】高丽参、黄芪等中药洗净后放入布袋中扎口，和排骨或鸡一起加水煮，先大火后小火，煮 2～3 小时。捞出布袋，加入盐、胡椒等调味品即可。每次 1 小碗，每天 1 次。以上物料可做出 5 小碗。吃肉喝汤。多余的放入冰箱保存。

【功效】健脾，益肺，开胃。本膳主要适用于卵巢癌手术后的调理。

【按语】据报道：高丽参中的多糖对宫颈癌 U14、肉瘤 S180、艾氏腹水癌、瓦克癌等均有一定的抑制效果（吉林中医药，1982，(3)：47）。

第十七节 绒毛膜上皮癌

绒毛膜上皮癌是起源于胚胎性绒毛膜的恶性肿瘤，包括两层滋养层的全部，亦称滋养叶细胞癌。占女性癌症的 1.47%～1.95%。好发于 20～35 岁的妇女。主要见于子宫，偶见于输卵管，罕见于卵巢妊娠者。现代医学认为本病病因尚不清楚，可能与以下因素有关：在短时间内连续妊娠以及蛋白质缺乏性营养不良；近亲结婚者好发；有人在电子显微镜下见到病毒颗粒，故认为和病毒感染有关。

本病首发症状为阴道出血，多在产后发病，可以产后出血一直不断，亦可产后完全正常，几年后突然出现肺转移，但多数在产后 2～3 个月发病。典型病例为妊娠终止后 6～8 周开始出现阴道出血，逐渐血量增加，常可有大出血。完全无阴道出血者仅占 3％，子宫腔肿物常可继发感染，因而患者出现发冷发热、白带恶臭、无力、身体衰弱等。少数患者以肺、脑或肝转移为初发症状。

本病在中医临床中多属于"鬼胎""漏下"的范畴。如《证治准绳》记载："坠肉块百余，有眉目状""经断未及三月，而得漏下不止"。祖国医学认为，本病病因乃冲脉为寒气所客，气机受阻，瘀血凝滞，蓄积成瘤。若不即治，邪毒日渐增长，令人正气衰微，甚者不可治。

一、辨病施膳良方

1. 黄豆烧肉，经常食用。适用于绒毛膜癌身体虚弱或有贫血者。

2. 毛豆煮烂，任意食用。适用于绒毛膜癌有贫血者。

3. 猪肚，洗净，纳以白果、枸杞子、松子、肉丁、豌豆丁或加入鸡丁，共蒸至烂，时时食用。适用于绒毛膜癌气血虚弱，体力不足者。

4. 虾仁炒鸡蛋，时时食用。适用于绒毛膜癌体力不足时。

5. 蟹壳炙粉，每日 3 次，每次吞服 1 克。适用于绒毛膜癌。

6. 煨海参或虾子炒参，经常食用。适用于绒毛膜癌。

二、放化疗反应与术后调理药膳

1. 酱生姜片在化疗后嚼服。适用于化学治疗后恶心、呕吐者。

2. 鲜佛手片，泡茶，经常饮用。适用于化疗后恶心、胃纳差者。

3. 藿香 3 克，佩兰 3 克，共泡茶饮用。适用于化疗后胃纳差、恶心、头晕、胸闷者。

4. 鸭肫片，任意食用。适用于化疗后胃纳不开、消化不良者。

5. 炒鸡肫，时时食用。适用于化疗后胃纳差，消化不良者。

6. 甘蔗汁，时时饮用。适用于化疗后口干、恶心者。

7. 金橘，时时食用。适用于化疗后恶心、纳差者。

8. 九制陈皮，任意食用。适用于化疗后恶心、纳差、消化不佳者。

9. 干姜5克煎汤，加入红糖（或白糖），每日饮3～4次。适用于化疗后恶心，同时有腹痛、腹泻者。

10. 猪肝，炒食。或猪肝与香菇、黑木耳共清炖。适用于绒毛膜癌化疗后体力虚弱，有贫血，或未经治疗而有贫血者。

11. 黄豆200克煮汤，稍加盐，经常食用。适用于化疗后身体虚弱并有贫血者。

12. 牛肚，切丝，与大蒜叶共炒，经常食用。适用于化学治疗后，气血不足者。

13. 牛百叶，涮食或煮食。适用于绒毛膜癌放化疗后体力不足者。

14. 炒油菜或鸭汤油菜，经常食用。适用于化疗或其他治疗后身体虚弱者。

15. 咸肉豆腐汤，经常食用。适用于绒癌化疗后体质虚弱、营养不足者。

16. 毛豆炒肉丁，任意食用。适用于化疗后身体虚弱，或有贫血者。

17. 炒韭菜或韭菜炒鸡蛋或鸭蛋，经常食用。适用于绒毛膜癌治疗后体力虚弱者。

18. 番茄炒鱼片，经常食用。适用于绒毛膜癌治疗后体力不足者。

第十八节 肾 癌

肾癌又称肾细胞癌，是指起源于肾小管上皮细胞的恶性肿瘤，可发生于肾实质的任何部位，但以上、下极为多见，少数侵及全肾，左右肾发病机会均等，双侧病变占1%～2%。肾癌是成年人常见的肾脏肿瘤，好发于50岁以上之男性，男女之比约为2：1。一般认为，本病与芳香族碳氢化合物、芳香胺、黄曲霉毒素、激素、放射线、病毒以及吸烟、酗酒、某些遗传性疾病等因素有关。

早期多无症状，一旦发现症状，常属较晚期表现。肾癌的三大典型临床表现为血尿、腰痛和肿块。此三联症同时出现的机会不多，有10%～15%。但若同时出现，往往是晚期的标志。

血尿为常见症状之一。可为肉眼血尿或镜下血尿，多数呈间歇性发作，不伴有疼痛。临床上常称间歇性、无痛性肉眼血尿，为肾癌特有的症状。

腰痛因肿瘤长大后，肾包膜张力增加或侵犯肾周围组织而引起，表现为持续钝痛。当肿瘤已侵入神经或腰椎，可造成严重疼痛。血尿在输尿管内凝固成条索状血块，随尿排出，可引起肾绞痛。

发热为肾癌常见的肾外表现之一，有低热或高热，高热者可高达39～40℃，持续不退，肾癌切除后体温恢复正常。2%～3%的病例，发热是唯一的表现。多数学者认为发热与癌组织的致热原有关，与肿瘤的坏死和出血无直接关系。

贫血可由失血引起，亦可能与肿瘤毒素或大量肾组织破坏抑制了造血等因素有关。可出现其他如消瘦、食欲减退等症状，晚期可见恶病质。

并发症有红细胞增多症、高血压、高钙血症、胃肠道功能紊乱、促性腺激素增高，在男性引起乳腺增大、乳晕色素沉着及性欲减退；女性则引起多毛及闭经等。X线、泌尿系造影、CT检查、血清C反应蛋白检查阳性等对肾癌的诊断均有一定帮助。

本病属于中医"肾积""溺血""腰痛""癥瘕""积聚"等范畴，其病因病机多因肾气不足，水湿不化，湿毒内生；或外受湿热邪毒，入里蓄结，内外合邪结于水道所致。

一、辨病施膳良方

主食类

狗肉豆豉粥

【组成】狗肉 500 克，糯米 100 克，食盐 10 克，胡椒 5 克，味精 1.5 克，豆豉 10 克，麻油 25 克，料酒 25 克，葱末 5 克，蒜末 5 克，姜末 5 克。

【制法】狗肉冲洗干净下入砂锅，加清水、料酒上火烧开，煮到肉烂脱骨时，去骨将肉捣碎。糯米淘洗后放入狗肉锅中，煮成粥时，加入豆豉、食盐、味精、胡椒、葱、蒜、姜末、麻油，稍煮即成。

【功效】补肾暖胃，消胀止痛。本膳主要用于肾癌口淡胃胀，口渴而厌冷饮者。

【按语】这类患者大多是脾肾两虚，病已属晚期。一般可见消瘦贫血，面色无华，脉沉细无力。而本膳对水气臌胀、脾肾虚冷、腹满刺痛、五劳七伤均可应用，故肾癌患者只要见上述症状，便可每天至少用一次"狗肉豆豉粥"，对于改善症状、加强体质、增加抗癌活力和能量、减少疼痛都有一定的好处。

菜品类

牛膝蹄筋

【组成】牛膝 10 克，水发猪蹄筋 600 克，鸡肉丝 50 克，蘑菇片 25 克，青椒 1 个，食用油、黄酒、葱、姜、淀粉、味精、食盐、鲜汤各少许。

【制法】在切成碎片的牛膝里放 50 克水，用旺火隔水蒸 20 分钟，取出。将蹄筋倒入三成熟的油中，用微火浸泡 2 小时，放到热油里炸透，再放到开水里煮至发软为止，捞出冲净，切成段。将油烧热，投入姜，放鸡丝、黄酒、蘑菇片、青椒片，再放入发好的蹄筋和蒸过的牛膝，加盐、味精和 200 克鲜汤，炒匀，用旺火焖 1 分钟。出锅前用水淀粉勾芡，浇少许熟油，撒上葱花，炒匀。

【功效】　滋补肝肾，强壮筋骨。本膳主要适用于肾癌所致腰膝酸痛，软弱无力者。

【按语】　在筛选有抗癌活性天然产物中发现，牛膝对小鼠肉瘤 S180（腹水型）有明显的抑制效果，作用强度以热水浸出物为好，癌细胞抑制率可达 56.7%。

秋石墨鱼

【组成】　咸秋石 10 克，墨鱼 400 克，黄酒、味精、水淀粉、植物油、葱花各适量。

【制法】　把咸秋石敲碎，用少许温水化开。将墨鱼洗净后，用刀切成纵横均为 0.2～0.3 厘米宽的条纹。把墨鱼倒入开水中一烫即取出。炒锅里多放些油，烧至五成熟，把墨鱼放入爆炒熟后，立即取出。放 30 克水在炒锅中，倒入溶化咸秋石的汁水，加少许黄酒烧开，加味精、水淀粉，然后把墨鱼倒入，放些葱花，稍炒片刻即可出锅。此菜勿再放盐。

【功效】　滋阴降火，扶正去邪。本膳主要适用于肾癌阴虚有火，虚劳瘀热者。

【按语】　膳中秋石是人中白（尿提炼而成）和食盐的加工品，主要活性成分为尿酸钙和性激素等。据报道，秋石的水煎液，在适当浓度下，体外实验对人宫颈癌细胞 JTC-26 抑制率为 50%～70%。

香片蒸鱼

【组成】　鲜河鱼 1 条（约 500 克），香片茶 10 克，盐、葱、姜、酒各少许。

【制法】　将鱼肚切开，用盐、酒腌十几分钟，把泡开的茶放入鱼肚中装盘，再把盘边摆放十几片茶叶。旺火蒸 20 分钟。出锅后淋上爆香的葱、姜丝即可。

【功效】　生血益气，利尿清浊。本膳主要适用于肾癌症见无痛性血尿者。

【按语】肾癌的形成大多和肾气虚衰，气血失调有关，其典型症状为无痛性血尿及腰部疼痛。本膳中的河鱼，最好选用有利水作用的鲤鱼（性甘平，下水气）、乌鱼（性甘寒，祛湿利尿）等。香片茶以六安瓜片最为著名，是绿茶品种之一。它是以单片叶制成，色、香、味集于一叶，开水沏后，浓郁清香，沁人心脾。绿茶对亚硝胺诱发的小鼠食管癌有明显的抑制作用，其有效成分为儿茶素，而且有预防动脉硬化的作用（医药信息论坛，1991，8：22）。

百花酿芦笋

【组成】虾仁肉60克，芦笋（8厘米长短）6条，盐、淀粉、蛋清、胡椒粉、麻油各适量。

【制法】虾仁肉挑出虾肠后，放入碗中，加入平满水及盐1茶匙，浸约5分钟。然后把虾肉洗净，抹干水分。虾肉用刀背压烂，剁碎，加入调料（盐1/2小茶匙，淀粉1小茶匙，蛋清1/2汤匙，胡椒粉、麻油各少许）拌匀，拌至胶状。虾胶放入冰箱中冷藏约2小时。芦笋刮去皮洗净，加入适量清水及滚煨料（姜汁酒1汤匙，盐2茶匙）滚煨。捞出后分条放入虾胶中蒸熟（约4分钟），上碟，勾芡料浇入碟中即成。清爽脆嫩，美味可口。

【功效】托毒清热，补气益肺。本膳主要适用于肾肿瘤癌毒走窜、气血两虚的患者。

【按语】虾仁甘温，芦笋甘凉。甘温以助命门阳气，甘凉以清肾脏瘀毒。试用肾癌多例，均有改善症状的效果。

川芎米酒鸡

【组成】鸡1只（约500克），枸杞子20粒，川芎3克，桂枝3克，当归2克，桂心2克，大茴香3粒，米酒500毫升。

【制法】鸡洗净，用刀切成块。把川芎、当归、桂枝、桂心、大茴香、枸杞子在温米酒中浸泡1小时。把鸡放入深锅内，加入已浸过米酒的中药及米酒。盖好锅盖，用大火加热片刻，改用小火煮30分钟即可食用。

【功效】温通血脉，改善循环。本膳主要适用于肾癌所致手脚冰冷者。

【按语】方中诸药均有一定的抗癌活性，如枸杞子对宫颈癌JTC-26抑制率，体外试验结果达90%以上。据报道：从川芎的甲醇提取物中分离出3种酯类化合物，分别为蛇床内酯、新蛇床内酯、川芎内酯，发现川芎内酯有抗突变活性。

二、放化疗反应与术后调理药膳

虾仁煨白菜

【组成】新鲜、剥好的虾仁300克，5厘米见方的豆腐1块，山东大白菜半棵（约300克），鸡蛋1个，淀粉、味精、盐、酱油、麻油、植物油（豆油）各适量。

【制法】将虾仁拍碎如泥，拌入豆腐，与鸡蛋清搅在一块儿，拌好后，酌量加入淀粉、酱油等调料，再拌好，备用。将其捏成如枣大小的虾丸，放入七分热的豆油中，以小火煮熟。将已切段的白菜放入油锅中，一热即将虾丸倒入，用小火慢慢使白菜焖烂，使虾味进入白菜，用淀粉勾芡，滴上麻油，趁热食用。

【功效】补肾健脾，解毒养胃。本膳主要适用于肾癌手术摘除后脾肾虚弱者。

【按语】虾仁最好用淡小虾如长臂虾科的青虾，《本草纲目拾遗》云："生淡水者色青，生咸水者色白……海中者色白肉粗，味殊劣。入药以湖泽中者为第一。"

第十九节 膀 胱 癌

膀胱癌是指来源于膀胱壁上皮组织和间皮组织的恶性肿瘤，其中90%以上来源于移行上皮细胞，而未分化癌、鳞形细胞癌及腺癌少见。膀胱癌是常见的恶性肿瘤之一，居男性泌尿生殖系肿瘤首位。本病好发于 50 岁以上（占 70%），男性患者占 85%，与长期接触芳香族物质、吸烟、体内色氨酸代谢异常、膀胱黏膜局部长期遭受刺激、某些药物、寄生虫病等因素有关。

临床表现主要为无痛性、间歇性血尿，常伴有血块以及尿频、尿急、尿痛等膀胱刺激症状。血尿、间歇性无痛性肉眼血尿为膀胱癌的典型症状，大多数以血尿为首发症状，占 94%。出血量及血尿持续时间的长短与肿瘤的恶性程度、大小、范围和数目有一定关系，但并不一定成正相关。膀胱刺激症状约占 70%，15% 在早期出现。如出现尿频、尿急等膀胱刺激症状，提示膀胱原位癌的可能性。少数患者因肿瘤较大或肿瘤发生在膀胱颈部，或血块形成，可造成尿路阻塞、排尿困难或出现尿潴留。并发症可见急性尿潴留、充溢性尿失禁、肾及输尿管扩张积水，继发泌尿系感染可出现寒战、高热等，甚至引起败血症。

本病属于中医"溺血""血淋""湿毒下注""尿血""癃闭"等范畴，其主要病因病机是由于肾气不足，水湿不化，脾肾两伤，运化失职，毒热内生，蕴结膀胱；或烁灼经络，血热妄行，致溺血尿，经久不愈，气滞血瘀，尿液潴留，毒邪腐肉，阻塞膀胱所致。

一、辨病施膳良方

主食类

茯苓包子

【组成】茯苓 50 克，面粉 1 千克，猪肉 500 克，生姜 15 克，胡椒粉 10 克，食盐 20 克，酱油 100 克，大葱 25 克，骨头汤 250 克，食用碱适量。

【制法】茯苓去净皮，用水润透，蒸软切片，每次加水 250 毫升，加热煮 3 次，每次 1 小时，三次药汁合并，滤净待用。面粉倒在案板上，加茯苓水搅成面团。猪肉剁馅和酱油、葱花、生姜、食盐、胡椒粉、骨头汤等投入盆中，搅拌成馅，待面团发酵后，加碱水适量，像做包子一样，分成 20 个，逐个包成生坯。然后，摆入蒸笼内，沸水上笼，用武火约 15 分钟即成。

【功效】除湿化痰，利水消肿。本膳主要适用于膀胱癌小便不利，微有水肿的患者，对于脾胃虚弱、心悸失眠的肿瘤患者也可以试用。

【按语】茯苓中抗癌成分是水溶性多糖，本膳中由于水煮 3 次，保留了最大的有效成分。

鸡内金赤小豆粥

【组成】鸡内金 15 克，赤小豆 30 克，粳米 50 克。

【制法】鸡内金烘干后碾末，先煮赤小豆及米作粥，将熟时，放入鸡内金末，再煮至米熟即可。早餐用之。

【功效】清热利湿，化瘀消积。本膳主要适用于膀胱癌合并尿路感染所致尿道疼痛，下腹作胀者。

【按语】鸡内金为家鸡干燥砂囊的内膜，含有维生素 B_1、B_2、C 和糖蛋白。体外实验已表明本品有抑制癌细胞的作用。鸡内金对加速排除放射性物质锶有一定作用，而且酸性提取物优于水煎剂；其所含的氯化铵为促进排锶的有效成分之一（中药学，人民卫生出版社，1991：437）。名医张锡纯善用鸡内金治疗肿瘤病，他在《医学衷中参西录》中写道："无论脏腑何处有积，鸡内金皆能消之。是以男子疝癖、女子癥瘕，久久服之，皆能治愈。"

瞿麦滑石粥

【组成】瞿麦 15 克，滑石 30 克，粳米 100 克。

【制法】先把滑石用布包扎，然后与瞿麦同入砂锅内煎汁，去渣，入粳米同煮为稀薄粥即成。

【功效】清热降火，通利小便。本膳主要适用于膀胱癌小便涩痛而热淋不爽者。

【按语】《太平圣惠方》尚有一单味滑石剂，"治膈上烦热多渴，导利九窍"，对膀胱癌小便不利者，亦可应用。瞿麦为石竹科植物，常用作瞿麦的品种有石竹和瞿麦，其中石竹根乙醇制剂的药敏实验，对人膀胱癌和贲门癌细胞有抑制作用（浙江中医学院学报，增刊号，1982，242）。陕西中医学院附院治疗直肠癌，以瞿麦配藤梨根、猪瘦肉煎煮，食肉喝汤。结合中草药汤剂内服及鸦胆子水煎液保留灌肠。观察 11 例，治愈 2 例，有效 3 例（陕西新医药，1975，(6)：16）。

菜品类

烙蛤蜊

【组成】活蛤蜊 12 只，蒜泥、芹菜末、味精、白脱油各适量，料酒、盐、胡椒粉各少许。

【制法】活蛤蜊（圆蛤）剖开取肉，放置清水中漂去泥沙，用漏勺捞起沥干，放置盘中，加盐、料酒、胡椒粉拌和。然后将拌和的蛤肉放在内有 12 只凹圆形的金属盘中（在 12 个凹槽内先放入 2 只半片蛤蜊壳，再将蛤蜊肉入壳中），进烤箱烤至蛤肉三四成熟，取出，倒去渗出的汁液，浇上由蒜泥、芹菜末、味精、白脱油调和的佐料，再将盘子放置铁板炉上用旺火烹制，直到盘中蛤肉滚动，香气扑鼻时即可。色泽亮黄，肉嫩味鲜，肥而不腻，香气四溢。

【功效】软坚散结，清利小便。本膳主要适用于膀胱癌排尿障碍或早期尿潴留者。

【按语】《本草求原》认为蛤蜊的专长在于"消水肿，利水"；《本草经疏》又认为其有软化"血块"作用，所以既利水，又抑制肿瘤，达到缓解症状之目的。

清蒸桃胶

【组成】桃胶 10 克，冰糖适量。

【制法】桃胶放碗中，稍加清水和冰糖。放蒸笼中，清蒸 20 分钟。若有糖尿病者，可不用冰糖，改为玉米须 30 克。

【功效】和血益气，止痛通淋。本膳主要适用于膀胱癌尿血疼痛者。

【按语】桃胶为蔷薇科植物桃或山桃枝皮中分泌出来的树脂，一般在夏天采收，用刀切割树皮，待树脂溢出后收集，水浸，洗去杂质，晒干即可。主要成分为半乳糖、鼠李糖、葡萄糖醛酸等。其味甘苦，性平，对血淋、石淋、腹泻、疼痛诸症均有良效。

芦笋炒豆芽

【组成】芦笋250克，黄豆芽150克，植物油、盐、酱油、青蒜、姜、糖、味精各适量。

【制法】先将芦笋洗净，切成段或丝，放入碗内，加精盐少许，腌渍片刻，滗去腌渍水，待用。将黄豆芽择洗干净，放入清水中浸泡片刻，捞出，沥尽水，待用。

炒锅置火上，加植物油烧至八成热时，加入芦笋丝、黄豆芽，急火翻炒，加酱油、青蒜末、生姜丝、糖、精盐、味精等调味品，熘炒均匀即成。佐餐当菜，随意服食，嚼食芦笋、黄豆芽，当日吃完。

【功效】清热抗癌。通治多种癌症，对膀胱癌以及淋巴腺癌瘤等癌症尤为适宜。

辣油莴苣

【组成】削皮莴苣100克，红辣椒丝5克，香油10克，醋10克，白糖10克，酱油10克，盐10克，姜丝、花椒各少许。

【制法】莴苣切1.5厘米见方长条，加盐3克腌出水，捞出控干水分，放入盆内。锅中放香油，加花椒炸熟，捞出花椒，再放辣椒，炸成红色，再放入调料，开锅浇在莴苣盆内，扣上盘闷透即可。

【功效】通利小便，温经止痛。本膳主要适用于膀胱癌兼见疼痛、尿血者。

【按语】莴苣为菊科植物，对尿血有特殊疗效；辣椒中的辣椒素对疼痛有阻断效果。两者结合，用于本症甚为相切。

龟肉炖猪肚

【组成】乌龟 1 只（500 克左右），猪肚 500 克，食盐少许。

【制法】乌龟洗净，切成小块；猪肚切成小条，俱放入砂锅内，加水，以文火炖成稠糊状。不放盐亦可。每日早、晚各服 1 次，于 2 天服完。间隔 1 天再服 1 剂，3 剂为一疗程。

【功效】滋养肝肾，调和阴阳。本膳主要适用于膀胱癌蛋白尿明显增加的患者。

【按语】一般而言，膀胱癌患者 80％都有尿内纤维蛋白降解物升高，免疫球蛋白增加的体征。《四川中药志》云龟肉可治"老人尿多及流血不止"。而猪肚素有补虚、消积的作用，二者合用调理肾及膀胱阴阳，使之平衡，故对蛋白尿有改善作用。本膳治疗慢性肾炎蛋白尿 23 例，结果痊愈 10 例，显效 8 例，有效 3 例，总有效率为 91.3％（广西中医药，1985，（4）：163）。

枸杞虾仁

【组成】龙井茶 8 克，枸杞叶 10 克，虾仁 250 克，蛋清 1 只，精盐 4 克，淀粉 35 克，猪油 250 克，黄酒、味精各适量。

【制法】龙井茶、枸杞叶放碗中，加少量沸水略泡使其涨开，沥净水。虾仁洗净，吸干水，加蛋清、精盐、淀粉拌匀上浆，若能放置冰箱中醒 30 分钟更好。将锅烧热，把猪油烧至三成热，投放虾仁，用勺划散，待一变色就盛出。原锅留少许油，放入茶叶。加黄酒、味精，再投入虾仁，与茶叶拌和即可食用。

【功效】滋阴壮阳，托毒驱邪。本膳主要适用于膀胱癌症见阴阳两虚、小便有血者。

【按语】枸杞叶滋阴中又有解毒之性，虾仁壮阳中又有托毒之功，龙井茶清解中又有利尿之长。三者合肴，不但能增加癌症患者的营养，而且可以使毒邪在阴阳之气充足的情况下从小便排出，有利于化疗或其他抗癌中药效果的发挥。若无枸杞叶，用枸杞果实亦佳。

汤羹类

阿胶芪枣汤

【组成】阿胶 10 克，黄芪 20 克，红枣 20 克。

【制法】将黄芪、红枣洗净，一同入锅，加水适量，浸渍 2 小时，煎煮约 1 小时，去渣取汁，加入阿胶，稍沸烊化即成。上下午分服。

【功效】益气健脾，补气摄血。主治脾不统血型膀胱癌。

黄鱼汤

【组成】大黄鱼 1 条（约重 500 克），茶叶 200 克，白茅根 500 克，生姜 50 克，红枣 300 克，冬瓜 500 克，冰糖 250 克，葱白 7 根。

【制法】将茶叶及中药煎熬成汤，去渣后，浓缩至 1000 毫升，放入黄鱼（去肠杂），小火慢煮，待鱼熟烂，除去刺骨，加入冰糖、葱白。每日 3 次，分顿食之，吃鱼喝汤。

【功效】清热凉血，利尿消肿，抗癌。主治热邪迫血妄行型膀胱癌。

二豆苡仁羹

【组成】赤小豆 50 克，绿豆 50 克，薏苡仁 30 克，红糖 20 克。

【制法】将赤小豆、绿豆、薏苡仁分别拣杂，洗净，一同放入砂锅，加水浸泡 1 小时，待其涨发，视需要可再加清水适量，大火煮沸，改用小火煨煮至二豆、薏苡仁熟烂如酥，呈稠糊状，调入红糖，待其完全溶化，拌匀即成。早晚 2 次分服。

【功效】清热利湿，健脾抗癌。主治湿热下注型膀胱癌。

腊鸭冬菇汤

【组成】腊鸭脾 1 只，冬菇 75 克，马蹄 10 只，生姜 1 片，糖、食盐各适量。

【制法】冬菇用清水浸 10 分钟，取出剪去菇柄洗净，再用清水浸软，约需 40 分钟，取出冬菇沥干水。浸冬菇之水留作煲汤用。马蹄去皮，洗净，每个切为两瓣。清水适量放入煲内煲沸。鸭脾用热水洗净，撕去大部分皮，以免汤腻。然后在煲内放入鸭脾、马蹄、生姜，煲滚 10 分钟，再放入冬菇及糖半茶匙再煲 10 分钟，试味，淡才可下盐，因腊鸭脾本身就有一定的咸味。最后，捞起冬菇放盘中，鸭脾斩块上碟。有汤，皆可食之。

【功效】清热凉血，利尿解毒。本膳主要适用于膀胱癌热毒甚者。

【按语】方中马蹄即莎草科植物荸荠的球茎，味甘性凉，既有一般水果之清热生津作用，又有解毒和凉血功效。《本草新编》云："入药最消痞积。"

商陆羊肉羹

【组成】羊肉 90 克，商陆 9 克，葱白 1 根，豆豉 10 克，食盐少许。

【制法】羊肉切细。商陆去皮切片，加水 3000 毫升，煮取 2000 毫升。去渣，放入羊肉，煮烂，放入葱白、豆豉、食盐，制成羊肉羹即成。

【功效】扶正祛邪，利水消肿。本膳主要适用于膀胱癌小便困难和无痛性血尿患者。

【按语】本膳出自《圣济总录》一书。膳中商陆味苦，性寒，功能通二便、泻水和散结；和羊肉甘温之补虚配合，对肿瘤患者水肿最为合适。商陆单用也有效，但剂量每次不宜超过 10 克，过量反而效差。近年来有报道，100% 浓度的商陆煎剂有一定的抗辐射作用，使经受 γ 射线照射后的大鼠血小板数降低减轻，且回升较快。提示对肿瘤放射疗法的患者有保护作用。

茶饮类

复方乌梅汤

【组成】半枝莲 100 克，乌梅汤 50 毫升。

【制法】上药加水 1500 毫升，煎成 750 毫升，过滤去渣，再加乌梅汤 50 毫升。每日 3 次，每次 50 毫升。

【功效】清热解毒，化瘀止血，利水消肿，滋阴抗癌。主治瘀毒内阻型膀胱癌。

西瓜葡萄酒

【组成】西瓜 1 个，葡萄干 1 碗。

【制法】将西瓜近瓜蒂部切下一块备用。将洗净控干水分的葡萄干倒入掏松的瓜瓤里，将切下的一块盖在瓜上，糊以泥巴封住，放置阴凉处，待 10 天以后除去泥巴，揭掉盖子，倾出液汁，即为含微量乙醇的西瓜葡萄酒。酒味甘甜，清香宜人。

【功效】清热利湿，开胃健脾。本膳主要适用于膀胱癌排尿不畅或兼有水肿者。

【按语】西瓜味甘性寒，通利小便；葡萄甘酸性平，略有利小便作用。两者一体酿成的低醇果酒，更有促进体内水液代谢的功能。

二、放化疗反应与术后调理药膳

当归牛肉饭

【组成】当归 15 克，牛肉 300 克，洋葱 3 头，土豆 3 个，胡萝卜 1 根，青豆、咖喱粉各 4 克，面粉 100 克，奶油 25 克，米饭 600 克，精盐 3 克，味精 2 克。

【制法】将当归加水煎汁，弃渣留汁。牛肉、洋葱、土豆、胡萝卜切片。锅中加奶油烧热后，炒面粉至淡黄色，加咖喱粉炒至溢香，加水拌匀。投入土豆、胡萝卜焖煮。另锅中加入奶油，炒熟牛肉，再烧洋葱。将各物和药汁、调料拌匀倒入饭中，撒上青豆即成。当主食，随量食用。

【功效】补血益气，健脾养胃。主治膀胱癌手术后身体虚弱、气血不足，免疫功能低下。

太子参鳝鱼羹

【组成】鳝鱼 250 克，太子参 6 克，植物油、料酒、葱花、姜末、精盐、味精、五香粉、湿淀粉、香油、鸡汤各适量。

【制法】先将太子参研成极细末，将鳝鱼宰杀，去头尾，并剔去脊骨，切成丝。炒锅置火上，加植物油烧到六成热，加葱花、姜末，煸炒出香，加鳝鱼丝急火熘炒，烹入料酒，加鸡汤（或清汤）适量，改用小火煨煮至鳝鱼丝成羹糊状，调入太子参粉及精盐、味精、五香粉，再煮至沸，用湿淀粉勾薄芡，淋上香油即成。佐餐当菜，随意服食，当日吃完。

【功效】益气养阴，强身壮体。主治膀胱癌化疗后引起骨髓抑制、白细胞减少。

第二十节　睾丸癌与附睾肿瘤

睾丸肿瘤是来自生殖细胞和非生殖细胞的睾丸组织的肿瘤。睾丸肿瘤 96％ 为恶性，常发生于 20～40 岁的青壮年。隐睾是其主要发病原因。临床表现，睾丸肿大为常见的早期症状之一，肿大之睾丸均较坚硬，无弹性，表面光滑，亦有呈结节状者。肿瘤坏死液化或并发鞘膜积液与阴囊血肿时，扪之可柔软或囊性感。当病情发展到一定程度时有乏力、食欲不振、消瘦、恶心呕吐等症状。附睾肿瘤极为少见，也有良恶之分。附睾良性肿瘤，除长到一定大小可触及结节状肿物外，无自觉症状。恶性增长较快，且可有不同程度的疼痛，或鞘膜积液。睾丸肿瘤治疗以局部手术切除及术后加放疗为主；附睾肿瘤良性的可做单纯附睾切除术，而恶性者须与睾丸共同切除。

本病属中医"子肿""石疽"等范畴。

一、辨病施膳良方

茴香粥

【组成】小茴香 15 克，粳米 100 克。

【制法】先煎小茴香取汁，去渣，入粳米煮为稀粥。或用小茴香 5 克研为细末，调入粥中煮食。

【功效】行气止痛，消胀除满。本膳主要适用于睾丸癌肿瘤偏坠者。

【按语】小茴香为伞形科植物，是常用的调味品，中医认为其有理气、散寒、开胃、止痛的作用，是传统治疗疝气的要药。对睾丸癌牵涉小腹虚寒性疼痛，也可以把本品煎炒熟后外熨小腹，使其挥发性物质透肤渗肌，能发挥很好的缓解效果。

二、放化疗反应与术后调理药膳

排骨六味汤

【组成】山药 20 克，百合 20 克，芡实 10 克，玉竹 20 克，莲子 20 克，桂圆肉 10 克，猪排骨 300 克或整鸡 1 只。

【制法】山药、百合等六味中药加水适量，文火煎煮 30 分钟，过滤，弃除药渣。滤液中加入排骨或鸡，再加适量清水。先大火后小火，煎煮 2 小时即可。或把以上中药碾碎，用布袋扎紧，和排骨或鸡一起炖煮，食用时，把布袋捡出即可。食肉喝汤，每次 1 小碗。每日 1 次，多余的放冰箱中储存。以上物料一般可用 4 天。

【功效】清润提神，健脾除热。本膳主要适用于睾丸恶性肿瘤放化疗副反应。

【按语】睾丸肿瘤放化疗副反应主要表现在食欲不振、低热和口腔溃疡等阴虚证候。本膳清热润燥，补阴生血，有很好的症状改善作用。

第二十一节　前列腺癌

前列腺癌是指发生于前列腺体的恶性肿瘤，是男性生殖系统常见的恶性肿瘤，其发病率约为 0.75/10 万。好发于老年，大约 50％的患者伴前列腺增生。该肿瘤生长缓慢，长期处于潜伏状态，随年龄的增加，其发病率也明显增高，而且具有家族史倾向。与体内雄激素和雌激素之间的平衡紊乱有关，推测雄激素可能促进前列腺癌的生长和发展。

临床表现早期可有短期的尿频及夜尿，病情发展时可见尿频、尿急、尿痛、尿流缓慢、排尿困难等进行性加剧症状，甚至发生尿潴留。疼痛是前列腺癌的主要症状之一，约 31％的病例有这一症状。常为腰痛和右背痛，也可导致坐骨神经痛，疼痛可能向会阴或直肠部位放射。是由于神经周围被癌细胞浸润，或癌已转移至骨骼所致。血尿仅见于 3％的患者，严重的出血症状常是晚期前列腺癌有转移的表现。当肿瘤压迫或侵犯周围淋巴结或血管，则可出现下肢水肿，有骨转移者可发生腰背痛、病理性骨折、下肢瘫痪。直肠指诊可见前列腺腺体增大，坚硬结节，高低不平，中央沟消失，腺体固定，有时侵及肠壁。

本病属于中医"血淋""劳淋""癃闭"等范畴，其主要病因病机为湿热蕴结下焦，瘀血凝滞，肾气亏损所致。

辨病施膳良方

菜品类

美味福寿螺

【组成】带壳福寿螺 300 克，红辣椒 5 克，葱头 1 个，蒜末 15 克，味精 1 克，酱油 15 毫升，色拉油 5 毫升。

【制法】锅内放水煮沸后加入福寿螺，煮 2 分钟后，用冷水冲洗，待螺体不烫手时，用牙签挖出螺肉。辣椒切细丝，葱头切细丝。锅加入色拉油烧热，加入辣椒、葱头、蒜末炒香，放入螺肉，再炒 1 分钟。在锅内加入冷水、酱油和味精，煮沸约 2 分钟，即可沥出。

【功效】清热利水，暖胃散寒。本膳主要适用于前列腺癌小便癃闭者。

祁门红茶鸡丁

【组成】鸡脯肉 400 克，红辣椒 1 个，青椒 2 个，祁门红茶 10 克，黄酒、淀粉、酱油、食糖各少许。

【制法】鸡肉切丁，用酱油、黄酒、淀粉捏上浆，半泡开的红茶与青、红椒同下油锅爆香，盛出。将鸡肉丁用旺火爆炒至七分熟时，加入炒过的茶、青红椒，再放少许糖，最后用泡好的红茶汤加淀粉勾芡。

【功效】补血活血，利尿祛湿。本膳主要适用于前列腺癌小便不畅，贫血消瘦者。

【按语】祁门红茶香气甚殊，既带有蜜糖香，又似含有苹果香。本膳不但以脯肉补血，辣椒活血，而且祁门红茶芳香辟秽、祛邪、活血，服后排尿功能自然会有所改善。

番茄鱼片

【组成】鲜鱼 500 克（河鱼、海鱼均可），胡萝卜 70 克，葱头 50 克，芹菜 50 克，香菜半棵，白糖 15 克，番茄酱 25 克，食油 70 克，食盐、干辣椒、白醋、面粉、胡椒粉各适量。

【制法】鱼去鳞鳃，去内脏，洗净后片下肉，并切成扁块；葱头切细丝，胡萝卜切成滚刀片，芹菜切细丝。将鱼片加食盐、胡椒粉拌腌一下，再蘸面粉，入热油锅内炸至金黄色捞出。炒锅烧热，加底油，油热后放葱头丝、胡萝卜片、芹菜丝、干辣椒段、香菜、胡椒粉、醋，煸炒至半熟，加番茄酱，煸炒片刻，再加适量清水，放入鱼片，烧一会儿即可出锅食用。味道鲜，酸甜适口，营养丰富。

【功效】明目益气，健脾补虚。本膳主要适用于前列腺癌血浆蛋白低下者。

【按语】前列腺癌由于消耗营养，中晚期多出现血浆蛋白降低。本膳维生素丰富，鱼类蛋白质又较易吸收，加之有开胃作用，所以本症可以试用。

汤羹类

黄芪羊肉汤

【组成】羊肉250克，当归10克，生姜10克，黄芪15克。

【制法】羊肉加水煮至八成熟把当归、生姜、黄芪用布袋装好，放入锅中，文火煎煮至羊肉烂熟即成。吃肉喝汤。

【功效】大补元气，温经散寒。本膳主要适用于前列腺癌小便淋沥、虚寒不支者。

【按语】《金匮要略》载有当归生姜羊肉汤，本膳便是此汤之中加黄芪而成。黄芪基础实验表明，能提高人体的免疫功能，减缓人体细胞的衰老过程，能增强病毒诱生干扰素的能力，进而提高人体抗癌能力。

第二十二节　恶性骨肿瘤

恶性骨肿瘤主要有骨肉瘤、软骨肉瘤、纤维肉瘤、多发性骨髓瘤、脊索瘤、网状细胞肉瘤等。骨肉瘤好发于15～25岁青少年。软骨肉瘤好发于20岁以下的青少年，现代医学对骨肿瘤发生的病因尚未明确。本病临床的症状和体征主要有贫血、乏力、营养不良和恶病质。可见局部疼痛和压痛，常与肿块同时出现或先出现，开始疼痛轻微，呈间歇性钝痛，继而变为持续性剧痛。浅表部位可触及骨膨胀变形及软组织肿块，皮肤呈暗红色，紧张发亮，皮温增高，短期内形成较大肿块，出现功能障碍、骨骼畸形及病理性骨折等。

中医学认为本病属于"骨瘠""肾虚劳损"的范畴，内因多为禀赋不足，肾精亏损，劳倦内伤，骨髓空虚。外因多为寒湿、热毒之邪乘机入侵，气血凝滞，伤筋蚀骨，经络受阻，蓄结成毒瘤。

一、辨病施膳良方

主食类

薯仔肉饼

【组成】薯仔（甘薯）4 个，猪肉 50 克，鸡蛋 2 个，盐 3 克，洋葱末、芥末各 3 克，淀粉、面粉、牛油各少许，面包屑、豆油各适量。

【制法】将甘薯用盐水煮软，去皮压烂。将半瘦半肥的猪肉用绞肉机绞碎，加入甘薯、洋葱末、芥末、牛油、盐等拌匀，把 1 个鸡蛋打破，把上料和鸡蛋一起搓成泥状，做成圆饼，撒上面粉。将另一个鸡蛋打破，蛋汁涂在饼上，再撒上面包屑。在油锅内烧熟豆油，用小火把薯饼炸至金黄色，即可食用。

【功效】健脾养胃，补虚益气。本膳主要适用于骨肿瘤患者虚不受补者。

【按语】甘薯为薯蓣科植物山薯的块茎。李时珍云其"功同薯蓣"，而有补虚乏，益气力，健脾胃，强肾阴等功效。

山药小笼包

【组成】山药粉 25 克，面粉 500 克，猪肉糜 500 克，肉皮 250 克，白糖、盐、葱、姜、黄酒、味精、麻油等少许。

【制法】将肉皮煮烂绞碎，加少许葱、姜、黄酒、盐，放到锅中煮至黏，取出，冷却绞碎，即为肉皮冻。在肉糜中加少许白糖、盐、味精和麻油，加 150 毫升水，搅拌，然后倒入肉皮冻，调匀，即为馅儿。在山药粉、面粉中放 50 毫升水，揉透后醒 20 分钟，将醒过的面制成每个 9 克重的坯子，再压扁做成皮，每个皮包 35 克馅儿，上笼蒸 7 分钟左右，就可出笼。

【功效】健脾开胃，生肌补气。本膳主要适用于骨性肉瘤气弱体虚者。

川乌粥

【组成】生川乌头 5 克，粳米 100 克，姜汁 5 毫升，蜂蜜适量。

【制法】川乌头捣碎，碾为极细粉末。先煮粳米为粥，煮沸后加入川乌末，改用小火慢煎，待熟后加入生姜汁及蜂蜜，搅匀，稍煮 1～2 沸即可。

【功效】温经止痛，通利关节。本膳主要适用于骨节肿瘤寒性疼痛者。

【按语】对热性疼痛（如局部红肿，脉洪大等）、癌性发热者忌服。乌头制剂现已广泛用于癌症的治疗中。患者服用后，有减轻疼痛，增进食欲，恢复体力的作用。乌头注射液对晚期癌症疼痛的总有效率高达 100％，其中显效 33％，且有缩小肿块的作用（中国药学杂志，1989，（1）：52）。

菜品类

天麻咸鸭蛋

【组成】天麻 9 克，鸭蛋 1 个，食盐适量。

【制法】天麻碾为细粉备用。鸭蛋放食盐水中浸泡 7 天后取出，在蛋上开一小孔，倒出适量蛋清，再把天麻粉塞入孔中。以面粉和成小片饼片，把鸭蛋密封裹起来。置火中煨熟。每天早晚空腹吃一个。

【功效】补益腰膝，强健筋力。本膳主要适用于骨肉瘤患者。

乳香蛋丁

【组成】乳香 1.5 克，鲜鸡蛋 2 个，牛奶 400 毫升，青豆 50 克，猪油 30 克，精盐、味精各少许。

【制法】牛奶中加入乳香、蛋清、味精和盐调匀。将蛋黄打碎，稍加味精、精盐上笼蒸熟后切成丁。青豆煸炒至熟。再置炒锅于火上，放入猪油烧热，倒入调匀的牛奶和蛋清，不断地翻炒成粥状，起锅装盘，再撒上蛋黄丁和青豆，即可食用。

【功效】活血化瘀，行气止痛。本膳主要适用于骨癌气滞血瘀型疼痛者。

【按语】本品香味浓郁，鲜滑嫩软，对其他肿瘤胃口不开兼有疼痛者均可适用。膳中乳香有显著的调气活血，定痛追毒作用，对于癌性刺痛尤为适合。

滋补素海参

【组成】水发黑木耳200克，水发紫菜50克，藕粉100克，素油250克，酱油25克，糖20克，食盐10克，味精5克，料酒5克，水淀粉10克，高汤500毫升，葱、姜、麻油各少许。

【制法】黑木耳、紫菜挤出水分，剁成极细碎末，藕粉和它们一起充分混合，加少许盐揉成粉团，分成10～12份，搓成长8厘米的橄榄形。炒锅放素油，烧至五六成熟，逐一放入橄榄形"海参"生坯，炸至"海参"体积膨胀，外形饱满，内部炸透，倒入漏勺沥油。炒锅回火上，加少量油，放姜、葱，炒出香味放入素海参，立即加料酒、高汤、酱油、盐、糖，小火煨45分钟左右，加味精勾芡，淋麻油，放入盘中即可。色泽酷似海参，营养也较丰富。

【功效】益气活血，消坚化积。本膳主要适用于骨癌局部疼痛、麻木者。尚有开胃、健脾、滋补五脏等免疫功能增强作用。

木瓜酱

【组成】木瓜1000克（八九成熟，去皮除籽），蔗糖500克，柠檬酸10克。

【制法】木瓜切成小方块，加水200克，煮沸10～15分钟，用纱布过滤成泥状。将木瓜泥加蔗糖放入铝锅中置火上熬煮，应随时搅动，约熬20分钟可取一竹片蘸少许木瓜酱，如果酱在竹片下端凝成1厘米左右的片状而不滴落即可。趁热加入柠檬酸，使之酸甜可口。色泽金黄，鲜嫩爽口，酸甜适中，清香沁脾。

【功效】和胃化湿，活血通经。本膳主要适用于骨肉瘤阴毒壅滞疼痛者。

【按语】木瓜为蔷薇科植物，对艾氏腹水癌细胞、肉瘤 S180 及人宫颈癌细胞 JTC-26 均有抑制作用，凡肿瘤患者症见吐利、转筋腿痛均可使用木瓜酱佐餐。

生地黄鸡

【组成】乌鸡 1 只，生地黄 30 克，饴糖 50 克。

【制法】先将鸡去毛、肠杂洗净。细切地黄与糖相和匀，纳鸡腹中，以铜器中放之，复置锅中，将鸡蒸到约 1 小时即可，不用盐、醋。先吃鸡肉，再喝鸡汤。

【功效】养阴补精，清热生津。本膳主要适用于骨肿瘤热毒津枯疼痛者。

【按语】原方出自《饮膳正要》一书，云本膳有"治腰背疼痛，骨髓虚损，不能久立，身重乏气，盗汗，少食，时复吐利"的作用。药理实验表明地黄有微弱的细胞毒活性，对小鼠肉瘤 S180（腹水型）有 4.9% 的抑制作用。生地中含有一些微量元素，对肿瘤患者的康复十分有意义（中国药学通报，1989，（3）：163）。

虾子扒海参

【组成】水发海参约 1000 克，虾子 20 克，鲜汤 500 克，油、料酒、白糖、酱油、淀粉、味精、胡椒、葱各适量。

【制法】水发海参洗净，入热油中稍炸一下，捞出沥油待用。将虾子、葱段入热油锅内煸炒片刻（注意不要大火，以免虾子出焦苦味），烹入料酒、鲜汤，加上调料，烧沸后投入海参，焖烧 10 分钟，入味后，捞出海参，摆入盘中。锅内汤汁勾芡，淋上明油，浇盘内海参上，撒上胡椒粉即成。此菜参质软糯，味道鲜，营养丰富。

【功效】补肾生血，润燥暖胃。本膳主要适用于多发性骨髓癌见贫血者。

【按语】多发性骨髓癌患者约有 1/3 是因面色苍白、头晕、眼花、心悸、四肢乏力而就诊，贫血有时很严重，多有喜温怕凉等感觉，及时应用本膳，可改善上述症状。

汤羹类

鱼鳞汤

【组成】较大型鱼（如大鲤鱼等）鱼鳞适量（50～100克），生姜3片，葱、黄酒、食盐、味精各少许。

【制法】鱼鳞清水洗净，加生姜，隔火炖2小时，使鱼鳞中钙、磷、铁等物质溶解在汤中，加上葱、酒、盐、味精等，即成美味鱼鳞汤。

【功效】健脾补血，开胃消食。本膳主要适用于骨癌症见贫血者。

【按语】以鱼鳞为药，至少公元452年间就已为我国医学家所重视，当时陶弘景的《名医别录》中已有了"诸鱼鳞"治病的记载。目前已从鱼鳞（主要是带鱼鳞）中提取的6-硫代鸟嘌呤，临床上治疗急性白血病，有效率达70%，并对胃癌、淋巴肿瘤亦有不同程度的效果。

茶饮类

香糠大蒜酒

【组成】大蒜300克，香糠150克，茶叶末60克，烧酒2000毫升。

【制法】大蒜和香糠混合，在蒸锅中蒸20分钟，使大蒜变软。加入茶叶，捣碎混匀后，置于密封容器中，加入烧酒。密封贮藏2个月左右，过滤，压榨滤渣后，将榨汁与滤液合并，即得颇有香味且易于饮用的香糠大蒜酒。

【功效】解毒散寒，通络止痛。本膳主要适用于骨肿瘤症见虚寒疼痛者。

【按语】米糠在文火焙炒的过程中，慢慢变成黄色，然后从黄色变成淡褐色，再变成褐色和深褐色，最后变成黑色。从褐色变成深褐色之前，米糠散发出强烈的芳香味，此时应停止加热，即为香糠。这种香糠能除去大蒜的特异臭味。若在香糠中添加适量的茶叶，可大大减少香糠的用量，而除臭的效果不减。

二、放化疗反应与术后调理药膳

竹叶粥

【组成】鲜竹叶 30 克，生石膏 50 克，粳米 100 克，白糖少许。

【制法】鲜竹叶清水洗净，同石膏一起加水煎汁，去渣，放进粳米，煮成稀粥，不可太稠，加白糖适量食用。

【功效】清火降热，通利小便。本膳主要适用于骨肿瘤化疗所致毒副反应。

【按语】竹叶粥出自《老老恒言》一书，治内热、目赤、头痛，加石膏同煮，再加砂糖，此即仲景竹叶石膏汤之意。竹叶石膏汤对恶性骨肿瘤化疗所致毒副反应，如发热、口舌生疮、呕恶、气虚多汗、心悸怔忡等，适量加味，煮粳米当粥饮用，共治疗 18 例。连服 5 次为一疗程。结果显效 5 例，有效 10 例。总有效率 83.3%。多数服 3~5 剂见效（中西医结合杂志，1988，(12)：725）。胃有虚寒者禁用。

石膏粥

【组成】生石膏 100 克，粳米 50 克。

【制法】先用水煮生石膏取汁去渣，用其汁液煮米粥，不拘时间进食。

【功效】清热止渴，润燥定痛。本膳主要适用于骨癌化疗发热、口腔溃疡等毒副反应严重者。

【按语】恶性骨肿瘤化疗因用药剂量特大，常引起严重的毒副反应。临床上最常见的早期毒副反应是发热、烦躁、恶性呕吐、胸闷气促、口干咽痛、口腔溃疡、尿少尿闭等；严重者可大面积脱发。生石膏和粳米结合，是汉代张仲景治疗热性病的名方"白虎汤"的雏形。已有报道，单味生石膏对内毒素所致发热有明显的解热效果（药学通报，1981，61）。

第二十三节　软组织恶性肿瘤

软组织恶性肿瘤是指起源于黏液、纤维、脂肪、平滑肌、横纹肌、滑膜、血管、淋巴管等间叶组织并且位于软组织部位（内脏器官除外）的恶性肿瘤。肉瘤可发生于全身各处的软组织，如纤维肉瘤、脂肪肉瘤、平滑肌肉瘤、淋巴管肉瘤等。恶性软组织肿瘤的病因尚不清楚，可能与外伤、遗传、病毒、放射线等有关。本病的临床表现，因不同类型与发生部位不同，各具特点，临床常为无痛性肿块，但有的也伴有疼痛，其疼痛是根据肿瘤的恶性程度、发生部位、是否压迫或侵犯神经等而决定的。还与温度和压力改变有关。恶性软组织肿瘤的恶性程度通常为浸润性迅速生长，体积巨大，多为固定，并有区域性淋巴结肿大，浸润和破坏周围正常组织，肿瘤本身可有坏死、出血、继发感染，经常有广泛的血行播散，转移至肺、骨、皮肤、脑等处。

本病属于中医的"肉瘤""筋瘤""石疽"等范畴，其病因多为痰凝、瘀血、热毒，特别是痰凝阻滞经络，壅塞不通，日久成块所致。

辨病施膳良方

清热酸果

【组成】黄瓜1根，西瓜肉150克，生梨2只，听装菠萝3片，西红柿2只，胡萝卜2根，白糖100克，盐1匙，醋适量。

【制法】黄瓜洗净剖开去籽，连同西瓜肉、胡萝卜都切成丁，放碗中，加盐1匙腌制15分钟，取出控干水分。梨、菠萝、西红柿也切成丁，与黄瓜放在一起，加入糖和醋拌和放在冰箱中，90分钟后取出即可食用。五彩缤纷，口味酸甜，冰凉沁齿。

【功效】清热生津，抗癌降脂。本膳主要适用于软组织恶性肿瘤见毒热烦躁者。

【按语】除内脏器官外，凡是骨周围的组织结构，如纤维、平滑肌、横纹肌、血管、淋巴管、周围神经系统、淋巴系统产生的恶性肿瘤，均属软组织恶性肿瘤，也称软组织肉瘤。本病毒热者多见，一般可见瘤表皮暗紫、发亮、烘热，甚至破溃腐臭、身痛、低热或高热、口干、烦躁、便秘等，均可使用本膳。

保健大蒜酒

【组成】大蒜 200 克，蛋黄 50 克，40 度白酒 600 克，芝麻粉 50 克，纯蜂蜜 100 克。

【制法】生大蒜捣碎，制成蒜糊，加入蛋黄后搅拌。接着用文火焙干，研成粉末。将粉末加入酒中，再加入用文火焙干的芝麻粉和蜂蜜，搅拌混匀后，静放 6 个月，过滤后便可制得淡茶色透明的保健大蒜酒。每晚取少量（20 滴）大蒜酒，用水 5 倍稀释后饮用，效果颇佳。

【功效】温经通便，解毒镇痛。本膳主要适用于软组织恶性肿瘤症见虚寒衰弱者。

【按语】本病晚期呈慢性消耗，全身功能衰竭、小便清长、畏风怕冷，应用本膳，可望有较好疗效。膳中大蒜至少含 60 种不同的化学物质。其中很多是含硫化合物，不但能杀菌，消炎，而且有确实的防癌作用。

第二十四节 白 血 病

白血病是造血组织的一种原因不明的恶性增生性疾病。其特征为白细胞及其幼稚细胞（包括白血病细胞）在骨髓或其他造血组织中异常增生、浸润各种组织，产生不同症状；周围血中白细胞有量和质的变化。临床常表现为贫血、发热、出血，肝、脾、淋巴结不同程度的肿大，胸骨压痛等，多发生于儿童及青年。本病主要依据临床表现、外周血象、骨髓穿刺血液学检查确诊。本病按病程缓急和白细胞成熟程度可分为：急性白血病，起病急，病程较短，骨髓检查原始细胞超过 10%；慢性白血病，起病慢，病程长（可 1 年至数年），骨髓检查中原始细胞很少，而幼稚细胞在 10% 以上（慢性白血病常可急性发作，尤其是慢性粒细胞型）。

中医学认为本病属于"虚劳""温病""血证"等范畴，认为白血病的发展与精气内虚、温毒病邪外袭有关。多因内伤七情，或饮食不节，或房劳过度，或劳倦所伤，令脏腑、经络、阴阳、气血多方面失调。外感六淫邪毒则乘隙而入，累及脏腑骨髓而发病。小儿患者，多因先天不足，后天失养。本病涉及脏腑、阴阳、气血失调，痰瘀毒热，邪毒亢盛。总的饮食调补原则是扶正与祛邪结合：扶正主要是补气养血，滋阴助阳；祛邪主要是解毒化瘀，除痰清热。

一、辨病施膳良方

主食类

天门冬粥

【组成】天门冬 20 克，粳米 100 克，冰糖少许。

【制法】天门冬切斜条，煎取浓汁，去渣，入粳米煮沸后，加入冰糖适量，再煮成粥。每天食 1～2 碗即可。

【功效】滋阴润肺，生津止咳。本膳适用于白血病阴虚有热，干咳少痰或无痰者。

【按语】据药理实验，天门冬对急性淋巴细胞性白血病、慢性粒细胞性白血病及急性单核细胞性白细胞病患者的白细胞脱氢酶有一定抑制作用，并能抑制急性淋巴细胞性白血病患者的白细胞呼吸，从而起到抗恶性肿瘤的作用（药粥疗法，人民卫生出版社，1982，48）。体外及动物实验尚表明，天门冬对小鼠肉瘤 S180、白血病细胞均有抑制效果。尚能延长抗体存在时间，从而增强机体的体液免疫功能［浙江中医学院学报（增刊号），1982，44］。

魔芋粥

【组成】魔芋 30 克，粳米 100 克，蜂蜜 30 毫升。

【制法】将魔芋切片泡水 1 天，捞出，用清水漂洗后，置于锅内加水慢火煮 3 小时，去药渣取药汁与米同煮粥，粥熟后调入蜂蜜即可食用。每日 1 次，温热服食，也可隔日食 1 次。

【功效】化痰散结，行瘀消肿。主治痰瘀毒结型白血病等多种恶性肿瘤。

菜品类

蟾蜍蛋

【组成】大蟾蜍 1 只，小鸡蛋 1 个。

【制法】蟾蜍带皮洗净，用刀沿腹壁正中线划开，不去内脏。放鸡蛋于腹腔内。以线缝合。加水，文火煮沸 30 分钟。肉烂蛋熟即可。只吃鸡蛋，汤、肉弃去。每天 1 个。6 天为一疗程。

【功效】以毒攻毒，扶正固本。本膳主要适用于急性粒细胞性白血病。

马蹄素虾仁

【组成】马蹄 750 克，玉兰片 50 克，胡萝卜 50 克，春笋 50 克，鸡蛋清 1 个，花生油 500 克（实耗 50 克），姜末 5 克，水淀粉 35 克，干淀粉 10 克，食盐 1 克，味精 1 克，绍酒 15 克，西红柿酱、素汤各少许。

【制法】把马蹄去皮，用刀刻成虾仁状，煮熟待用。在"马蹄虾仁"上滚抹一层干淀粉。胡萝卜、春笋切成丁。用蛋清、干淀粉、味精、盐调和湿淀粉，给"马蹄虾仁"上浆。置炒锅于旺火上，放入生花生油至七成熟，将姜末、胡萝卜、春笋丁、玉兰片下锅略煸一下，加些水淀粉，把浆好的"马蹄虾仁"投入锅中，再放入绍酒、西红柿酱等，略颠翻，泼上麻油，即可起锅。色彩鲜艳，甜香脆嫩。

【功效】凉血解毒，益气生津。本膳主要适用于白血病毒热烦渴者。

【按语】马蹄即荸荠，对热伤津液，烦热口渴，大便秘结，血热便血，痞块积聚等均有较好的疗效。

酸梅排骨

【组成】带长骨的排骨肉 500 克，乌梅 5～8 个，鸡蛋 1 个，香菇 5 朵，竹笋 50 克，淀粉、盐、五香粉、酱油、猪油、糖各适量，高汤 250 毫升。

【制法】将排骨肉拍松，拌入盐、酱油和少许五香粉，腌 1 小时。乌梅开水泡开，去核，搅成泥状，加入切成小丁的猪油，再加糖调匀。排骨肉摊平，乌梅泥放在肉上，绕骨头卷成肉卷，使长骨露出。用鸡蛋做成蛋糊，将肉卷裹上蛋糊，小火炸透。把剩下的乌梅泥加入切碎的香菇、竹笋等，放入锅内，加高汤和少许糖，煮开后用淀粉勾芡，取出淋于肉卷上，即可食用。

【功效】滋阴润燥，补虚充肌。本膳主要适用于白血病症见咽干舌燥者。

百合猪肝散

【组成】猪肝 1.5 克，野百合 1.5 克，白糖适量。

【制法】将猪肝烤干后和野百合一起研成粉末，加入适量白糖，分 3 次服用，或就餐时一起和其他膳食服用。

【功效】抗癌解毒，养肝益脾。本膳主要适用于急性或慢性白血病干咳甚者。

【按语】野百合（佛指甲）系豆科植物，有清热、利湿、解毒之功效。抗癌活性成分为野百合碱，对瓦克癌瘤 256、肉瘤 S180、腺癌 755 有显著抑制作用（Joual of Chemistry Soc，1952，74：5621）。另有报道，以野百合碱治疗白血病 25 例，总有效率为56%（浙江肿瘤通讯，1972，(4)：46）。实验证明，野百合碱对瘤细胞有丝核分裂或增殖有较明显的抑制，主要在于破坏细胞的蛋白质合成代谢（中华医学，1973，8：472）。

陈皮鸡

【组成】陈皮 20 克，半夏 5 克，鸡 1500 克，生姜、葱各适量，黄酒 30 克。

【制法】在滚水中放几片生姜，15 克黄酒，1 个葱结。将鸡放入并烫 2～3 分钟，取出洗净。另取水烧开，放入鸡、半夏、少量陈皮、姜片、葱结、黄酒。待水再次烧开，用小火焖 40 分钟，待鸡冷却后把它取出。把锅中油烧热，投入余下的陈皮，煸出香味，倒出，即为陈皮油。鸡去头，一剖为二，切下翅膀，再切成 1.5 厘米宽的块，装盘，鸡块上浇上陈皮油，油中的陈皮拣出来围边，便成为陈皮鸡。

【功效】行气化痰，养胃扶正。本膳主要适用于白血病气急咳喘者。

【按语】陈皮、半夏各自都有一定的抗癌作用，如对 JTC-26 癌细胞抑制率，陈皮为 50％～70％；对 S180（腹水型）半夏的抑制率达 69％（生物学杂志，1979，2：100）。

红枣炖肘

【组成】猪肘 1 千克，红枣 200 克，冰糖 150 克，清汤 1500 毫升，酱油 25 克，葱 10 克，姜 3 克，食盐、味精、料酒各适量。

【制法】猪肘刮洗干净，在沸水锅中余一下，捞出。取冰糖 30 克，炒成深黄色糖汁。在砂锅中放入肘子，清汤，烧沸，加入冰糖汁、红枣及酱油、葱、姜、盐、料酒。小火慢煨 2～3 小时，待至肘熟烂，加入味精即可。色泽红亮，酥烂味美。

【功效】补脾益胃，滋阴养血。本膳主要适用于急性白血病、慢性白血病症见出血、贫血者。

【按语】这类患者实验室检查多见血小板减少，红细胞寿命缩短。而红枣在提升血小板及预防贫血方面均有较好作用，加之猪肘的营养丰富，肉香诱人，对没有热象或高脂血症的肿瘤患者均可应用。实验证明，凡含大枣的方剂，均有使白细胞内 cAMP 值升高作用，所以本膳也有此作用。

芦笋炒肉片

【组成】猪后腿肉 200 克，芦笋 100 克，荸荠 30 克，鸡蛋清 2 个，面粉、淀粉、白糖、猪油、植物油、精盐、味精各少许。

【制法】将芦笋洗净，切片；将肉切成 3 厘米长、1 厘米宽的薄片；将蛋清、淀粉放入碗内，用筷子调成白糊，再加入面粉和匀；荸荠切厚片。

锅中加入植物油，烧至五成熟，将肉片逐片蘸糊下锅炸制，待肉片胀起，呈黄白色时，起锅沥出油。将锅放在火上，添水半勺，放入白糖，用勺炒搅，见糖汁浓时，下入芦笋和猪油少许，用勺搅匀，随即将荸荠片和肉片下锅，多翻几次，加入盐、味精，即可盛盘。佐餐当菜，随意服食。

【功效】养阴清热，抗白血病。主治阴虚内热型白血病等多种癌症。

双耳金针菇

【组成】鲜金针菇 150 克，水发银耳、水发木耳、胡萝卜各 50 克，青豆 20 克，鲜汤 100 克，生姜末、葱花、精盐、味精、植物油、香油各适量。

【制法】将金针菇去根洗净；银耳、木耳去蒂洗净；胡萝卜去皮，洗净后切成细丝；青豆用冷水浸泡后洗净备用。

炒锅上中火，放油烧至七成熟，下生姜末、葱花煸出香味，加入木耳、银耳、青豆、胡萝卜丝，煸炒几下，再加入金针菇、精盐、味精、鲜汤翻炒片刻，淋上香油即成。佐餐当菜，随量食用。

【功效】补气养阴，生津润燥，抗白血病。主治气阴两虚型白血病等恶性肿瘤。

猪血肠

【组成】生猪血 5 千克，猪大肠 1.5 千克，精盐 150 克，花椒粉 30 克，胡椒粉 10 克，香菜末 100 克，味精 25 克，肉汤 2.5 千克。

【制法】生猪血过细筛滤去杂质后放入盆内。肉汤烧热，加入精盐、花椒粉、味精、胡椒粉搅匀放凉。然后将此汤过筛滤入猪血中，并加香菜末搅匀，灌入洗净的肠皮里，用线绳捆结，放清水中烧开后，改用微火煮约 15 分钟取出，用冷水泡凉切片食用或烩食均可，具有鲜嫩醇香的口感。

【功效】补血益阴，除秽解毒。本膳主要适用于急性白血病营养不佳的患者。

【按语】据报道，常州用鲜猪血口服治 10 例急性白血病患者，6 例症状改善，1 例完全缓解（中药研究资料，1977，3：96）。猪血汤尚有清除肠道毒素的作用。

汤羹类

十全十补排骨汤

【组成】肉桂 3 克，甘草 7 克，当归 11 克，白术 9 克，川芎 11 克，茯苓 9 克，黄芪 11 克，熟地黄 16 克，党参 12 克，白芍 11 克，猪排骨 300 克或鸡 1 只。

【制法】肉桂等中药，按常法水煎煮，煎煮液滤除药渣后，放入肉及清水，先大火后小火，煮 3～4 小时。喝汤吃肉，每天 1 小碗。余下的放入冰箱中储存。可连用 5 天。

【功效】补气生血，扶正强壮。本膳适用于白血病见气血两虚型。此汤对免疫器官有保护作用。若和抗癌剂合用，可增强疗效。

【按语】白血病在病理形态上重要表现之一就是组织营养不良或坏死。一般可见面色苍白，唇、甲淡白无华，头晕耳鸣，心悸气短，上肢浮肿等。本膳能够很好地发挥抗癌滋补作用，可以明显改善患者的临床症状。

团鱼羊肉汤

【组成】团鱼 200 克，羊肉 100 克，草果 3 克，生姜、胡椒、食盐、味精各适量。

【制法】将团鱼（鳖）放沸水锅内烫死，剁去头、爪，揭去鳖甲，除去内脏，洗净；羊肉洗净，待用。将鳖肉切成 1 厘米方块，羊肉切成 2 厘米方块，共放入锅内，加草果、生姜、水适量置火上烧沸，移文火上烧至肉熟。在汤中加入食盐、胡椒、味精等即成。

【功效】滋肾和胃，温中养血。本膳主要适用于白血病潮热盗汗又兼脘腹冷痛，食少纳呆者。

茶饮类

蛇舌草绿茶饮

【组成】白花蛇舌草 100 克（鲜品 250 克），甘草 3 克，绿茶 3 克。

【制法】先将白花蛇舌草、甘草分别拣杂，洗净，晾干或晒干，白花蛇舌草切成小段，甘草切成片，同放入砂锅，加水足量，浸泡 30 分钟，小火煮沸 20 分钟，用洁净纱布过滤，去渣；再将滤汁回入砂锅，加入绿茶，再煮一沸后离火，盖上砂锅盖，闷 15 分钟，即可当茶饮用。早晚 2 次分服或分数次，频频饮用，当日吃完。

【功效】清热解毒，抗癌。通治多种癌症，对慢性白血病尤为适宜。

草莓柠檬汁

【组成】草莓 80 克，蜂蜜 50 毫升，柠檬汁 90 毫升。

【制法】将上述原料放入果汁机内搅拌，过滤后加冰块即成。也可手工操作，把草莓用双层纱布包裹，使劲压榨，挤出汁液，再和其他配料混合。

【功效】清热生津，润肠通便。本膳主要适用于白血病症见燥热便秘者。

【按语】草莓是营养丰富的水果，内含人体必需的 8 种氨基酸，有丰富的胡萝卜素、维生素 C。维生素的含量几乎是苹果的 10 倍。尚含有钙、磷、铁等人体所必需的矿物质。它的医疗药用价值在于可防坏血病、动脉硬化、冠心病等心脑血管病变，从草莓中提取的草莓胺对白血病、障碍性贫血病有明显的疗效（上海科技报，1990，3：16）。草莓中的鞣花酸可以保护细胞对抗某种致癌物质的侵袭，特别能分解香烟中的致癌物质（医药信息报，1988，8：11）。

芦荟饮

【组成】长 30 厘米左右芦荟叶 1 片，白糖 20 克，苹果 1 个。

【制法】将芦荟、苹果共同用果汁压榨机压榨出汁，汁液加糖调和，即可饮用。

【功效】清热解毒，通便杀虫。本膳主要适用于白血病热结便秘者。

【按语】从芦荟叶子分离出的芦荟素 A 是一种糖蛋白，对 P388 淋巴细胞性白血病小鼠有抑制癌细胞生长和延长小鼠生存期的作用；能增加体内自然杀伤细胞的活性，并能激活大鼠巨噬细胞，具有免疫促进的作用。

紫珠仙鹤草蜜饮

【组成】紫珠草 30 克，仙鹤草 30 克，蜂蜜 30 克。

【制法】先将紫珠草晒干，撕碎。将仙鹤草拣杂，洗净，晒干后切成小段，与紫珠草同放入砂锅，加水足量，用小火煎煮 30 分钟，以洁净纱布过滤，去渣，收取滤汁放入容器，待其温热时兑入蜂蜜，拌和均匀即成。早晚 2 次分服。

【功效】清热凉血，止血抗癌。主治湿热蕴毒型急、慢性白血病并发牙龈出血、皮下出血等症。

大蒜汁

【组成】大蒜 500 克。

【制法】将大蒜头洗净，切片，捣烂，加温开水适量，取汁即成。早晚各服 20 毫升。

【功效】解毒抗癌，行气健胃，提高免疫功能。主治热毒炽盛型白血病等恶性肿瘤。

川芎茶

【组成】川芎 10 克，绿茶 3 克。

【制法】将川芎、茶叶入锅，加水适量，大火煮沸，改小火煎煮 40 分钟，去渣取汁即成。代茶，频频饮用，当天饮完。

【功效】活血行气，抗白血病。主治气滞血瘀型慢性白血病。

二、放化疗反应与术后调理药膳

首乌鸡丁

【组成】何首乌 50 克，净鸡肉 500 克，净冬笋 50 克，鲜辣椒 100 克，黄酒、精盐、酱油、淀粉、味精各适量。

【制法】将何首乌刷洗净，放入砂锅里煮好，滗出煎汁，待用。把鸡肉洗净，用刀切成丁字块儿，放入碗中，加入黄酒、味精、精盐、淀粉上好浆。冬笋先用温开水泡开，清水洗净，沥干水，用刀切成丁。将鲜辣椒去蒂，除籽，清水洗净，切成丁。

炒锅刷洗净后，放入油烧热，将浆好的鸡丁下油锅炸，熟后倒入漏勺待用。锅中留少许底油，加入鸡丁、黄酒、精盐、酱油以及首乌汁，快速颠炒，入味后用淀粉勾芡，出锅装盘即成。佐餐当菜，随量食用。

【功效】滋补肝肾，补气养血。主治白血病等多种恶性肿瘤化疗后头发及眉毛脱落。

归芪羊肉汤

【组成】羊肉 500 克，黄芪、党参、当归、生姜各 25 克，食盐适量。

【制法】羊肉切成小块儿，将当归、黄芪、党参装入纱布袋，用线扎好，共放入砂锅中，加水适量，小火煨至羊肉将烂时，放入姜片及少许食盐，待羊肉熟烂时即可食用。分顿随量喝汤为主，也可食肉。

【功效】益气养血，温阳暖下。主治慢性白血病放化疗后气血不足、阳气不振。

第二十五节　恶性淋巴瘤

恶性淋巴瘤是原发于淋巴结和淋巴组织较为常见的恶性肿瘤。多发于青少年，男性多于女性。恶性淋巴瘤中霍奇金病稍多，淋巴肉瘤次之，网织细胞瘤更次之。本病可以侵犯所有的淋巴组织部位，包括脾脏、骨骼与皮肤（蕈样霉菌病）。现代医学认为本病病因可能与病毒、机体免疫功能损害或缺陷、长期慢性感染、某些物理化学的长期刺激等因素有关。早期表现为表浅淋巴结肿大，也有原发于扁桃体、纵隔或腹腔淋巴结者，部分病例发于淋巴结外的器官或部位。晚期患者多伴有发热、盗汗、皮肤瘙痒、消瘦、乏力等全身非特异性症状。

本病在中医临床中多属于"石疽""失荣""阴疽""瘰核""瘰疬"范畴。祖国医学认为本病是"风热血燥"或"寒痰凝滞""寒凝气结，毒根最深""发于五脏，为里为阴""肝肾二经风热亏损所致，三焦肝胆三经怒火风热血燥而成"；内因忧思喜怒，肝郁气结，生痰化火及气滞血瘀，积而成结，日久脏腑内虚，肝肾亏损，气血两亏。

辨病施膳良方

主食类

豆芽凉面

【组成】绿豆芽150克，细面条300克，瘦肉丝75克，鸡蛋1个，黄瓜1条，蒜末少许，酱油、麻油各4~6毫升，醋、盐、葱花、芝麻酱、色拉油、冰开水适量。

【制法】面条煮熟，冰开水淋滤 2 次，加麻油拌匀放入碗中，存于冰箱中备用；芝麻酱同醋、食盐调匀，加入蒜末；瘦肉丝用色拉油、葱花炒香，加酱油和冷水，熬成肉汁；鸡蛋摊成薄皮切丝；黄瓜擦丝；绿豆芽去尾用开水略烫。将上述调料和菜放入面条中，拌匀后即可食用。喜食醋者，可加少许米醋。

【功效】清热解毒，通利三焦。本膳主要适用于淋巴肉瘤热毒盛者。

【按语】这类患者多发热不解，时有盗汗，肿物不断增大，有时皮肤瘙痒，出现硬结或红斑，口干舌燥，烦躁不安，大便干，舌质红等。绿豆芽味甘气寒，有大解热毒的作用，故可用于本症。

人参山芋饭

【组成】高丽参 15 克，糙米 250 克，韭菜 100 克，山芋 200 克，米醋、盐各适量。

【制法】将高丽参放于水碗或瓷碗中，在小蒸笼内蒸约 30 分钟。在蒸过的人参中，加入 250 毫升冷开水。将米洗涤后加 2000 毫升冷水，另将盐 10 克和人参液混合，备用。山芋去皮，加入醋水备用。将韭菜切成 5 厘米长碎片，略蒸。将韭菜散置于山芋上方。上述各料和糙米同煮成饭，即为色香味俱全的补膳。

【功效】益气健脾，强化肠胃。本膳主要适用于淋巴癌食欲丧失者。

决明子粥

【组成】炒决明子 10~15 克，粳米 100 克，冰糖少许，白菊花 10 克。

【制法】先将白菊花、决明子煎煮取汁，后放入粳米，粥将煮熟时加冰糖适量。

【功效】对肝阳上亢，目赤口干，头晕目眩，大便秘结者有效。

【来源】中国全科医学，2005，5 (5)：353-354

菜品类

腊味慈菇球

【组成】皮用料：山慈菇 600 克，澄面粉 600 克，猪油 50 克，白糖 15 克，精盐、胡椒粉、味精、麻油各适量。馅用料：去皮腊肉 250 克，香芹 75 克，生粉、糖、淀粉、料酒各适量。

【制法】山慈菇去皮蒸熟，压烂成茸。面粉加水和成面团，加入猪油、白糖、盐等混合均匀。把慈菇茸加入面团中揉匀，使成慈菇茸皮，分成 20 个剂子。腊肉蒸熟后切丁，香芹切丁。热油锅先炒香芹，再放肉丁和其他馅用料，将生粉用开水调浆倒入，拌匀成馅。每个剂子包入 15 克馅。做成慈菇形。热油炸至慈菇球呈金黄色并略起如蜂巢般小孔时即可。质地松软，香味浓郁。

【功效】消肿软坚，解毒止痛。本膳适用于恶性淋巴肉瘤疼痛者。

【按语】山慈菇为泽泻科植物。《唐本草》称其有解"百毒之功"，故对肿瘤有毒热者甚为适宜。

香菇拼盘

【组成】干香菇 12 朵，芦笋罐头 200 克，银杏 8 枚。米醋 80 毫升，色拉油 80 毫升，盐 10 克。大蒜、胡椒各少许。

【制法】香菇洗净，切除其粗糙部分。每根芦笋切为 3 段。银杏去壳，并略炒去皮。将色拉油、醋、蒜、盐、胡椒等混合，加入洗净的香菇中，在锅内同炒，熟后即可食用。

【功效】补气敛肺，健脾益胃。本膳主要适用于霍奇金病并发咳嗽不止者。

法式烩茄子

【组成】茄子 100 克，葱头 10 克，青椒 10 克，鲜西红柿 20 克，芹菜 5 克，大蒜 1 瓣，精盐 2 克，胡椒粉少许，香叶 2 片，黄油 12 克。

【制法】茄子去皮切成方块，葱头切小丁，青椒去蒂、籽，切方块。西红柿切斜角，芹菜切末，大蒜拍成碎末。煎盘中放入黄油烧融，放香叶、葱头炒香，然后放入茄子块、青椒块、西红柿块、芹菜末，一起炒闷至熟，熟后加大蒜、盐、胡椒粉调味即可。清淡鲜香，爽口益胃。

【功效】开胃健脾，消食生血。本膳主要适用于恶性淋巴肉瘤贫血严重者。

【按语】茄子和西红柿相比，蛋白质和钙含量均为后者的3倍。尤其是紫茄子，尚含有丰富的维生素P。由于维生素P对血压、血管都有保护性作用，加之其所含的龙葵碱又有抗癌效果，所以对有心血管障碍的肿瘤患者多适用。

南瓜蔗棒

【组成】南瓜300克，甘蔗3节，青葱1棵，面粉适量，盐、生菜少许。植物油750毫升。

【制法】将甘蔗每节劈为4条，将老硬南瓜去皮，去籽后擦成丝。将葱切碎拌入南瓜丝中，再加盐和面粉一起拌匀，如太干，可加少许水，但不可太稀。将每根甘蔗条裹上南瓜糊，待植物油八分热时放入锅内炸，炸至金黄色，外脆内熟即可。先用1片洗净的生菜叶将金黄色的南瓜条从甘蔗上取下，再蘸上甜辣酱，卷在生菜叶内吃，最后吃甘蔗。

【功效】清热生津，解毒护胃。本膳主要适用于恶性淋巴癌症见毒热便秘者。

【按语】《滇南本草》云："治百毒诸疮，痈疽发背，（甘蔗）捣烂敷之；蔗汁治心神恍惚，神魂不定，中风失音，冲开水下。又熬汤食，和胃更佳。"南瓜中已知含有特殊的抗癌通便成分，两者相须为用，临床上对头颈部肿瘤最为适用。

裙带菜洋芋色拉

【组成】洋芋（即土豆）2个，裙带菜20克，洋葱半个，盐、菜汤、纯植物油各少许。

【制法】土豆去皮切丝，在锅内用色拉油略炒。将裙带菜洗净，沥干水分，粗切一下。将洋葱切成细丝，与裙带菜、土豆一起放入油锅内同炒。在锅内加入适量盐、菜汤等即成。此膳用纯植物油，尽量避免使用味精、人工色素、人工香料等。

【功效】软坚荡毒，护胃通便。本膳主要用于恶性淋巴肉瘤食欲不振者。

【按语】裙带菜为海带科植物，传统上充为昆布使用，其含有碘、钙、藻胶酸、核黄素、氨基酸、维生素 B_{12}、植物甾醇等活性成分。性味咸寒，对瘰疬、瘿瘤、噎膈等症均可使用。有报道，裙带菜尚有延缓高血压发病的效果，故兼有血压高的患者亦可用之。

汤羹类

怀杞三七汤

【组成】三七 17 克，怀山药 32 克，枸杞子 26 克，桂圆肉 25 克，猪排骨 300 克，食盐、胡椒粉适量。

【制法】三七、山药等中药均用布袋扎口后，和猪排骨放在一起，加 4 大碗清水。先大火后小火，炖煮 2～3 小时。放入盐、胡椒粉调味即可。可煎煮出 3 小碗。每次 1 小碗，吃肉喝汤。每 1～2 天吃 1 次。

【功效】生血补血，开胃健脾。本膳主要适用于恶性淋巴瘤肿块增大迅速而舌有暗紫斑者。

【按语】三七中的皂苷，枸杞子中的有机锗，桂圆中的多糖等近代科学均已证明有抗癌效果。

红枣枸杞汤

【组成】红枣 10 枚，枸杞子 15g，党参 15g，鸡蛋 2 只。

【制法】红枣、党参、枸杞子加水于砂锅同煮，鸡蛋熟后去壳留蛋，再煮 10 分钟。吃枸杞子、鸡蛋，喝汤，每日 1 次。

【功效】健脾、益气、养血。

【来源】中国全科医学，2005，5（5）：353-354

第二十六节 皮 肤 癌

皮肤癌是指发生于皮肤的恶性肿瘤，多发于老年人，男多于女。好发于鼻、唇、颞、颊、头皮及龟头等部位，转移较慢。现代医学认为本病原因尚不清楚，可能与慢性皮肤病（如着色性干皮病、瘢痕疙瘩、顽固性溃疡等）和物理化学性刺激（日光、紫外线、X射线、煤焦油等）有关。鳞状细胞瘤，临床表现初期为皮肤之疣状角化斑，边缘颇硬，呈暗红色，中央部有时可见痂皮，其基底部粘连，不易剥离，或为小的淡红色或黄色小结节，表面顶端角化层脱落后破溃，形成溃疡，露出渗液或渗血的糜烂面，底部高低不平，坚硬而脆，触之易出血，并有恶臭性分泌物，常呈乳头状或菜花样。基底细胞癌，初起为粉红色或淡黄色微透明的小结节，如针尖到黄豆大，略高于皮肤表面，渐渐生长，或其旁再生小结，融合成盘形斑块，经过反复结痂脱屑。中央部发生侵蚀性溃疡，溃疡面扁平坚硬呈珍珠样外观，边缘参差不齐，并向内卷而隆起。

本病属于中医"翻花""石疔""黑疔"等范畴。中医学认为皮肤癌由风毒燥热之邪久羁留恋，内耗阴血，夺精灼液，肝血枯燥，难荣于外，肺气失调，皮毛不润，易招外邪，皮生恶疮。

一、辨病施膳良方

主食类

山苓肉包

【组成】山药面、茯苓各25克，面粉500克，猪肉250克。鸡汤、味精、姜末、花椒粉、盐、料酒、白糖、米泔水、香油各适量。

【制法】茯苓放米泔水中浸泡一夜后，洗净放蒸锅内，蒸熟后加水一起放砂锅内，煎取浓汁，纱布过滤。选七成瘦、三成肥猪肉剁烂，加入味精、姜末、花椒粉、盐、料酒、白糖适量，用鸡汤、茯苓汁搅拌成稀糊状，滴数滴香油做成馅备用。再用温水、少许茯苓汁调和山药面、面粉，充分揉匀，做成小包，旺火蒸 10 分钟即成。

【功效】健脾益智，养心安神。本膳主要适用于皮肤癌患者胃口不开者。

【按语】实验表明茯苓有良好的抗癌活性，它能与许多生物活性基团起烷化反应而直接影响癌细胞的复制；同时可以干扰癌细胞 RNA 的转录功能，使转移 RNA 肽链增长，使肽链过早释放而不能形成完整的蛋白质，从而抑制了癌细胞的增殖活性（铁道医学，1992，4：235）。

芦笋蛋饼

【组成】鲜芦笋 100 克，鸡蛋 4 个，猪油 50 克，精盐、麻油适量。

【制法】鸡蛋打入碗中，加盐打匀。待锅热时放入大部分猪油，等油热时，倒入蛋液，待一部分凝固时，把芦笋排列在蛋液之中，待全部凝固，包住芦笋时，在四周淋上剩余部分猪油，翻转煎黄。出锅时，淋上麻油，逆芦笋条方向切成长条蛋饼，即可食用。特点是外香内嫩，清口宜人。

【功效】清热润肺，健脾益胃。本膳主要适用于皮肤癌（热毒型）患者。

栀子仁粥

【组成】栀子仁 10 克，粳米 100 克。

【制法】将栀子仁碾成细末。先煮粳米为稀粥，待粥将成时，调入栀子末稍煮即可。每日分 2 次食用，平素大便泄泻者忌用。

【功效】清热泻火，解毒消痈。本膳主要适用于皮肤癌热毒内蕴者。

【按语】此癌多相当于皮肤癌合并感染，表现为溃烂翻花，分泌污汁，口苦且干，便干尿赤，舌红或有瘀斑，苔黄等。《圣济总录》云栀子仁粥"治发背痈疽，热极上攻，目涩，小便赤。"动物实验表明，栀子对小鼠腹水癌细胞有抑制作用（浙江中医学院学报，增刊号，1982，189）。

菜品类

酱香茄子

【组成】茄子 400 克，肉丝 100 克，植物油 500 克（实耗 75 克）。豆瓣酱、料酒、白糖、香醋、清汤、味精、水淀粉、葱、姜、蒜适量。

【制法】茄子去皮切成半寸长条状。炒锅放油，烧至七成热，倒入茄子炸成金黄色，捞出，随手推入肉丝滑炒后，沥起待用。锅内留油，下葱花、姜末，投入蒜泥、豆瓣酱煸出红色，放入肉丝、茄子，加料酒、白糖、香醋、清汤翻炒，撒上味精，用水淀粉勾芡，起锅即可。

【功效】清热活血，消肿止痛。本膳主要适用于皮肤癌局部肿胀灼痛者。

【按语】茄子中含有微量的龙葵碱，具有明显的抗癌作用。不仅茄肉用于肿瘤，茄子的其他部分亦然。如有报道，茄子鲜叶晒干研末治疗 50 例乳腺癌溃烂者，有效率高达 100%，一般上药后 15 分钟即可减轻疼痛，方法简捷，极易推广（福州市中草药展览资料汇编，1976，96）。

黄芪咕噜肉

【组成】黄芪 30 克，猪瘦肉 250 克，青椒 15 克，葱段 5 克，黄酒 15 克，淀粉 50 克，糖醋约 200 克，鸡蛋 1 个，蒜泥、胡椒粉、食盐、植物油适量。

【制法】黄芪切片，水煎 2 次，取煎煮液 200 毫升左右备用。猪肉切块，用刀片拍松，加盐、胡椒粉、黄酒、黄芪液腌浸 10 分钟。倾出部分腌浸液把淀粉调成水淀粉，和鸡蛋清一起再将肉块搅匀，外挂干淀粉。以热油炸肉块至熟。锅内留少许油，烧热后下青椒、蒜泥、葱段，爆香后加糖醋，水淀粉勾芡，随即倒入炸好的肉段，炒匀后即可。色泽金黄，软嫩鲜美。

【功效】健脾益气，养胃化浊。本膳主要适用于皮肤癌气虚溃烂，胃口不开者。

【按语】此膳中黄芪抗癌扶正，托毒收口，对某些重型皮肤癌都可应用；加之酸甜可口，颇有健脾开胃之功。

二、放化疗反应与术后调理药膳

金针菇什锦烩

【组成】金针菇 30 克，小竹笋 100 克，豌豆 10 克，虾仁 150克，葱 2 棵，高汤 250 毫升，盐、味精、淀粉、豆油、醋适量。

【制法】将竹笋煮沸切成薄片，虾仁抽去肠泥，洗净备用。在锅内将适量豆油烧热，加入竹笋片、葱、金针菇拌炒，再加入虾仁、豌豆炒匀，放入盐、味精和高汤。盖上锅盖，待锅中汤沸，倒入淀粉勾芡，加少许醋，即成。

【功效】健脾益气，和中宽肠。本膳主要适用于恶性皮肤肿瘤放疗期间的饮食调养。

蕺菜鲤鱼汤

【组成】蕺菜 60 克，鲤鱼 1 条，姜、葱、盐各适量。

【制法】蕺菜用 800 毫升清水浸透后用大火烧开，再用文火煎30 分钟，弃渣取澄清药液约 500 毫升。鲤鱼洗净，弃去内脏和鳞鳃，把药汁与鱼同时放入锅内，并加入适量姜、葱、盐后，用文火把鱼煮烂，即可食用。

【功效】清热解毒，利水消肿。本膳主要适用于皮肤癌放疗后局部热源性肿胀者。

【按语】蕺菜即鱼腥草系三白草科植物。有明显的抗菌、消炎和抗癌作用（Chemistry Abstract，1975，83：152250）。若同时配合食用本膳，可增强抗癌消肿的效果。